Ärztliche Kommunikation für Medizinstudierende

Jutta von Campenhausen

Ärztliche Kommunikation für Medizinstudierende

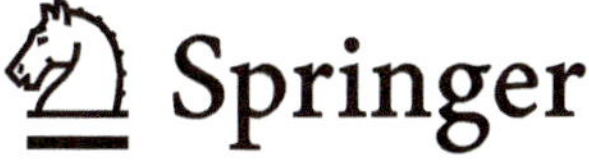

Jutta von Campenhausen
Hamburg, Deutschland

ISBN 978-3-662-61748-9 ISBN 978-3-662-61749-6 (eBook)
https://doi.org/10.1007/978-3-662-61749-6

Die Deutsche Nationalbibliothek verzeichnet diese Publikation in der Deutschen Nationalbibliografie; detaillierte bibliografische Daten sind im Internet über http://dnb.d-nb.de abrufbar.

Springer

Springer ist ein Imprint der eingetragenen Gesellschaft Springer-Verlag GmbH, DE und ist ein Teil von Springer Nature.
Die Anschrift der Gesellschaft ist: Heidelberger Platz 3, 14197 Berlin, Germany

Geleitwort

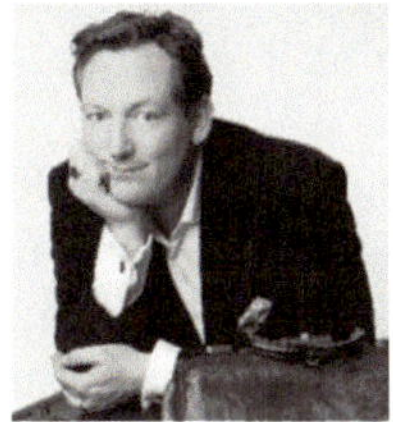

Liebe KollegInnen,
vielleicht haltet Ihr eins der wichtigsten Bücher in Eurer Aus- und Weiterbildung in der Hand zu Eurem wichtigsten Handwerkszeug: Zuhören, Fragen stellen, Informationen vermitteln und Hoffnung geben. Was Jutta von Campenhausen hier zusammengetragen hat, ist wirklich beeindruckend. Die Mischung aus Hintergrundwissen und den vielen Beispielen direkt aus dem Leben ist eine Fundgrube für jeden, der Menschen mag. Und für alle anderen gilt: bitte unbedingt auswendig lernen!

Jutta von Campenhausen und ich kennen uns seit langem, verfolgen gegenseitig unsere Aktivitäten und entdecken immer wieder viele Gemeinsamkeiten in unserem Blick auf Medizin. Aber auch viele Absurditäten, z. B. wie viel mehr die Mediziner der nächsten Generation immer noch über Pharmakologie lernen, aber nicht annähernd so viel über die Psychologie rund um die Medikamentengabe. Mit einem einzigen Satz, der den Patienten negativ beeinflusst, lässt sich die Wirksamkeit eines Schmerzmittels halbieren, mit anderen Sätzen erreicht man, dass die Patienten eine Verordnung nicht als „Befehl" erleben, sondern als das Beste, wozu man sich gemeinsam entschieden hat. Früher war es üblich, dass der Arzt sagte: „Das müssen Sie jetzt nehmen!" Ende der Diskussion und des Gesprächs. Die Patienten haben meist brav dazu genickt, gingen aus der Tür und dachten sich: „Das wollen wir doch mal sehen." Das Rezept wurde in der Apotheke vielleicht noch eingelöst, aber dann? Schätzungen zufolge wird die Hälfte aller verordneten Medikamente nicht genommen, zumindest nicht so, wie sie verordnet wurden. Doch wenn das Medikament sowieso nicht gebraucht wurde, hätte man es auch weder verordnen noch bezahlen müssen! Bei einem Budget von ca. 40 Milliarden Euro für Medikamente können erklärende Worte Milliarden Verluste verhindern!

Und Jutta von Campenhausen kennt das Gesundheitswesen nicht nur als Journalistin von außen, sondern auch als betroffene Angehörige von innen. Als Mutter eines mehrfach schwerstbehinderten Kindes hat sie alle Höhen und Tiefen der Kommunikation und Wortlosigkeit des Apparates selbst erlebt und durchlitten und weiß daher aus dem eigenen Erleben, wovon sie spricht und wie gut oft einfache Gesten und Worte tun können.

Die Zukunft der Medizin muss so aussehen: patientenzentriert, weiblich, teamorientiert und kommunikativ. Der Weg dorthin hat noch ein paar Hindernisse. Was ich in diesem Buch zwischen den Zeilen spüre: Jutta von Campenhausen hat wirklich durchdrungen, wovon sie hier schreibt. Sie kennt das Gesundheitswesen von außen und von innen sehr gut. Und wahrscheinlich könnte sie mit ihrem Wissen oft, ohne Ärztin zu sein, bessere Gespräche führen als so mancher Arzt. Sie spart auch die wunden Punkte nicht aus, z. B. „Der Arzt als Patient", „Mobbing in der Klinik" oder „Spiritual Care", sprich: die Fragen, auf die es keine einfachen Antworten gibt – geschweige denn, welche zum Ankreuzen.

Spoileralarm: Der einzige Nachteil dieses Buchs ist: Gute Gespräche lernt man nicht nur durch mehr Wissen, sondern ganz maßgeblich durch gute Vorbilder, durchs Tun und Dazulernen. Die Kunst in der Gesprächskunst und in der Heilkunst gilt es wiederzuentdecken. Und so wie jede Kunst von Meisterinnen und Meistern des Faches an die Lernenden weitergegeben wird, so gibt es auch nach wie vor viele engagierte und empathische Ärztinnen und Ärzte, die einem etwas beibringen, indem man ihnen zuhört, ausprobieren darf, Fehler machen darf, Feedback bekommt und besser wird.

In meiner Vorlesung „Warum Worte Medizin sind" frage ich regelmäßig die Studierenden nach eigenen Erfahrungen „auf der anderen Seite", also als Patient. Wann wart Ihr selber einmal krank oder als Angehörige dabei bei einem wichtigen Arzt-Patienten-Gespräch? Wie erging es Euch da, was habt Ihr da als wohltuend erlebt, und wie wollt Ihr selber nie werden?

Ihr könnt übrigens mindestens so viel von Vorbildern aus der Pflege lernen. Es ist nach wie vor für mich völlig unverständlich, dass es nicht viel mehr gemeinsame Lerninhalte in den Ausbildungen gibt. Vor allem Kommunikation, Ethik und Reflexion der Rollen in Teams wären so sinnvoll, interprofessionell gelehrt und gelebt zu werden. Denn wenn es zu Fehlern im Krankenhaus kommt, sind die Ursachen meistens „Kommunikationsfehler". Sprich: Es geht in diesem Buch nicht um „Gutmenschentum", sondern um eine gute Medizin, die mehr Nutzen zu bringen versucht als Schaden. Denn wie in dem nach wie vor lesenswerten Buch „House of God" sehr anschaulich wird: Die Kunst der Medizin besteht darin, so viel *nicht* zu tun wie möglich.

Die Ausbildung und die Bezahlungssysteme bewirken genau das Gegenteil, es wird viel getan, was aus Sicht des Patienten nicht notwendig, nicht wissenschaftlich belegt und oft auch geradewegs überflüssig und mitunter gefährlich ist. Ein Skandal, an den Ihr Euch bitte nicht schleichend gewöhnen solltet. Stattdessen solltet Ihr vor jeder Behandlung im Gespräch diese fünf Fragen klären:

1 Was ist der Nutzen?
2 Welche Risiken bestehen?
3 Wo ist der Beweis?
4 Was passiert, wenn wir abwarten und beobachten?
5 Würde ich das, was ich meinem Patienten gerade empfehle, selbst auch machen?

Ihr werdet eine Menge kommunikativer Revolutionen erleben, gerade dadurch, dass Patienten durch Recherchen im Internet zu Experten in ihrer eigenen Angelegenheit werden können. Der reine Wissensvorsprung wird damit weniger wichtig als der Beistand, das Einordnen und das gemeinsame Entscheiden. Zwei beispielhafte Projekte sind „Share to Care“ und „Open Notes“. In den USA ist „Open Notes“, der digitale Zugang von Patienten zu all ihren Untersuchungsbefunden, soeben aus der Testphase in die Versorgung gekommen. Das wird auch in Deutschland der nächste radikale Schritt werden, raus aus der Geheimhaltung und dem Herrschaftswissen, hin zu voller Transparenz des Wissens, des Nicht-Wissens und der Entscheidungsfindung. Und das ärztliche Gespräch wird dadurch nicht weniger wichtig, sondern viel zentraler noch, aber eben nicht mehr von oben herab, sondern auf Augenhöhe, als Begleiter des Patienten auf dessen Weg.

Humanmedizin hat was mit Menschen zu tun. Das klingt eigentlich selbstverständlich, ist es aber nicht. Mit meiner Stiftung „Humor hilft Heilen“ habe ich vor über zehn Jahren angefangen, gezielt etwas Anarchie und emotionale Eisbrecher auf die Kinderstationen zu schicken, in Form von speziell ausgebildeten Klinikclowns. Über die Zeit wurden mir die Pflegekräfte als zentrale Kompetenz- und Stimmungsmacher auf den Stationen immer wichtiger, und so entstanden Workshops für Teams, Module in der Pflegeausbildung und eine App, die Ideen aus der positiven Psychologie in die Anwendung bringt. Dabei geht es um viele Themen, die auch in diesem Buch präsent sind: Achtsamkeit, Selbstwirksamkeit, Seelenhygiene und Stressmanagement. Humor ist nicht Witzeerzählen, sondern eine geistige Haltung, die das Widersprüchliche, das Scheitern, das allzu Menschliche nicht abspaltet, sondern umarmt. Und als Gradmesser für Eure eigenen Gespräche lohnt es sich, darauf zu achten: Wann gab es diesen magischen Moment der inneren Verbindung, der Herzlichkeit, des gemeinsamen Lächelns und Ja-Sagens zu einer Situation, die man sich so nie ausgesucht hätte. „There is a crack in everything – that’s were the light comes in“, heißt es bei Leonard Cohen. Und das stimmt: Erst wenn man selbst sich mit seinen „Knacksen“, mit seinen eigenen Wunden und Wunderlichkeiten auseinandergesetzt hat, kann man diese auch bei anderen besser wahrnehmen, annehmen und behandeln. Licht und Leichtigkeit gehören vom Wort her nicht nur im Englischen zusammen. Worte können Schweres leichter machen und unsere innere Erzählung über uns, die Welt und den Schmerz verändern. Carl Hammerschlag hat die beste Definition dafür: „Psychotherapie bedeutet: ein neues Ende finden für eine alte Geschichte.“ Und so betrachtet, hat jedes Gespräch etwas Heilsames. Im besten Fall.

Und deshalb noch eine kleine Geschichte aus meinem Buch „Wunder wirken Wunder“ zum Schluss und zu Eurem Beginn:

Wenn ich als Kind hingefallen war, tröstete mich meine Mutter. Sie pustete und sprach die magischen Worte: „Schau mal, Eckart, da fliegt das Aua durchs Fenster!" Und ich habe es wirklich fliegen sehen. Sogar durch geschlossene Fenster. Mein ganzes Medizinstudium habe ich darauf gewartet, dass mir ein gelehrter Professor erklärt, warum das Aua fliegen kann. Denn ich wusste ja seit meinem vierten Lebensjahr, dass es geht. Diese Phänomene werden aber in der langen und teuren Ausbildung mit keiner Silbe erwähnt. Und je länger ich darüber nachdenke, desto beschränkter finde ich das. Ich bin heilfroh über alles, was es heute an Wissen und Möglichkeiten gibt, von der Schmerztablette bis zur Palliativmedizin. Aber manchmal braucht es nur jemanden, der dich einfach in den Arm nimmt und pustet!

Und selbst wenn ich als erwachsener Mensch irgendwann so aufgeklärt, so abgeklärt, so zynisch geworden bin, dass ich an die Flugfähigkeit von Schmerz nicht mehr glauben kann oder mag … Kurz gesagt: Es wäre dem Kind gegenüber immer noch eine unterlassene Hilfeleistung, aus Klugscheißerei *nicht* zu pusten!

Wissen ohne Zuwendung bleibt kalt. Und Zuwendung ohne Wissen bleibt unter unseren Möglichkeiten.

Und nun viel Freude mit allem, was in diesem Buch steckt, und nur darauf wartet, entdeckt und mit Leben gefüllt zu werden!

Euer
Eckart von Hirschhausen

Kurzfassung für Eilige

Ein guter Arzt geht auf den Patienten ein

Der beste Arzt ist nicht etwa derjenige, der heilt, sondern der, der gut mit Patienten umgeht. Bei einer Befragung an der Charité in Berlin gaben die Patienten als wichtigstes Kriterium für die Arztwahl an: Der Arzt nimmt sich Zeit, kann eine Diagnose gut vermitteln und schafft ein ehrliches Arzt-Patienten-Verhältnis. Erst auf Rang vier kommt Fachkompetenz.

Kommen Sie auf den Punkt

Gute Kommunikation ist keine Zeitfrage. Vermeiden Sie unnötigen Small-talk und verlieren Sie sich nicht ungefragt in Details. Patienten kommen nicht zum Plaudern, sie wollen keine Lateinstunde und interessieren sich selten für den molekularen Aufbau des Medikaments. Reden Sie empathisch, aber klar und strukturiert, und konzentrieren Sie sich auf's Wesentliche.

Der Patient ist ein Experte

Der Patient weiß Dinge, die Sie nicht wissen. Widersprechen Sie ihm deshalb nicht, wenn er Empfindungen äußert: „Das fühlt sich komisch an", „Das tut weh" oder „Davon merke ich nichts". Finden Sie heraus, wie er die Dinge einschätzt.

Lassen Sie Emotionen zu

Sprechen Sie an, wenn jemand wütend, ängstlich oder traurig ist. Verdrängte Gefühle erschweren ein Gespräch. Bieten Sie ihren Patienten ein Ventil.

Seien Sie ehrlich

Bleiben Sie mit allem, was Sie sagen, ganz bei sich und bei der Wahrheit. Sie müssen nicht alles sagen, was sie wissen, aber alles, was Sie sagen, muss stimmen. Immer. Wenn Sie etwas nicht sicher wissen, dann sagen Sie das. Sparen Sie sich Schönfärberei, und sagen Sie auch ehrlich, wenn etwas ungut ist.

Sagen Sie ja!

Nehmen Sie hin und nehmen Sie an, was der Patient sagt. Wenn einer an ein Wunder glaubt, sagen Sie: „Ja, das würde ich an Ihrer Stelle auch tun. Aber …" Wenn einer auf Großmutters Hühnersuppe oder Heilpraktikers Kügelchen schwört, sollten Sie das akzeptieren, wenn es nicht schadet.

Das sollte Ihnen leid tun

Ärzte verursachen ihren Patienten viele Unannehmlichkeiten. Warten, unangenehme Fragen, unliebsame Wahrheiten, sich entblößen müssen, Schmerzen, Peinlichkeiten, Nebenwirkungen. Mit einer Entschuldigung erkennen Sie an, was der Patient bei Ihnen in Kauf nimmt. Sagen Sie es!

Loben Sie

Patienten leisten viel, und sei es nur, dass sie Schmerzen oder Ungewissheit aushalten, und dass sie trotz allem, was Sie tun, meistens höflich bleiben. Das erfordert ein Lob oder ein Kompliment, das außerdem als Anerkennung die Basis einer guten Arzt-Patienten-Beziehung ist.

Haben Sie keine Angst

Verkneifen Sie sich eine gute Äußerung nicht aus Angst, etwas falsch zu machen. Mit ehrlichen Worten kann man fast alles geraderücken: Wenn Sie einen Fehler gemacht haben, entschuldigen Sie sich, ebenso, wenn Sie grob oder unhöflich waren oder jemanden verletzt haben. Wenn Sie unklar waren, erklären Sie nochmal besser.

Seien Sie offen für Kritik und Sorgen, dann können Sie gleich klären, was sonst das Arzt-Patienten-Verhältnis belastet.

Blicken Sie nach vorn

Es ist ekelhaft, wenn ein Arzt erklärt, der Kollege habe etwas falsch gemacht – oder der Patient. Es ist furchtbar zu wissen, dass man etwas früher hätte erkennen oder anders hätte behandeln müssen, denn dazu ist es zu spät. Tun Sie jetzt, was richtig ist.

Reden Sie mit Kollegen

Reden hilft nicht nur Patienten. Es verbessert den Teamgeist, die Behandlungserfolge und Ihre Psychohygiene. Wer redet, verhindert schwelende Konflikte unter Kollegen und schützt sich langfristig vor Frust und Burn-out.

Blitztutorial für Eilige:

Lernen Sie die folgenden Sätze auswendig und wenden Sie sie an, wann immer nötig und sinnvoll.

» „Entschuldigen Sie bitte, dass Sie warten mussten."
„Gut, dass Sie gekommen sind."
„Da haben Sie ja wirklich eine Menge ausgehalten."
„Das tut mir leid."
„Woher, glauben Sie, kommt das?"
„Was für eine Behandlung stellen Sie sich vor?"
„Wie schaffen Sie das?"
„Ja, da kommen Ihnen die Tränen."
„Ja, das ist wirklich schlimm."
„Wir können auch abwarten."
„Ich tue mein Bestes, das verspreche ich Ihnen."
„Das weiß ich nicht."
„Sind Sie sicher, dass Sie das wissen möchten?"
„Sind Sie einverstanden, wenn ich noch jemanden zu dem Gespräch dazuhole?"

Streichen Sie dafür folgende Sätze aus Ihrem Repertoire:

» „Ich habe die Termine nicht gemacht."
„Sie haben aber wirklich schwierige Venen."
„Da ist nichts."
„In ihrem CT ist was komisch, aber ich kann Ihnen dazu jetzt noch nichts sagen."
„Das haben Sie sich selbst zuzuschreiben."
„Wir reden jetzt schon zwei Einheiten. Das kann ich so gar nicht abrechnen."
„Es könnte auch viel schlimmer sein."
„Da hat der Kollege aber Einiges falsch gemacht."
„Als hätte ich heute nicht schon genug Stress."
„Sie müssen das positiv sehen."
„Sie brauchen keine Angst zu haben."
„Lassen Sie die Finger vom Internet, das bringt Sie nur auf falsche Fährten."

Inhaltsverzeichnis

Mit Patienten reden

Inhaltsverzeichnis

J. von Campenhausen, *Ärztliche Kommunikation für Medizinstudierende*, https://doi.org/10.1007/978-3-662-61749-6_1

1

1.1 Wie geht's uns denn?

Es ist die älteste, häufigste, effizienteste und günstigste ärztliche Behandlung überhaupt. Ein gutes Arztgespräch gleicht einer heiklen Operation: Wenn es glückt, sieht es ganz einfach aus. Es erfordert Fingerspitzengefühl, Können und Reaktionsschnelle. We nn es misslingt, sind die Folgen oft schlimm: Die Diagnose ist falsch, der Arzt verschreibt das falsche Medikament, der Patient hält sich nicht an die Therapie, er verliert sein Vertrauen, geht zum Anwalt, stirbt. Von leichtem Unbehagen wegen Achtlosigkeit, Schnodderigkeit oder Rüpeltum bis hin zum vermeidbaren Tod lässt sich viel medizinisches Unheil auf den mangelhaften Austausch zwischen Arzt und Patient zurückführen. Amerikanische Studien schätzen die Kosten durch misslungene ärztliche Kommunikation auf 73 Milliarden Dollar pro Jahr.

Gleichzeitig belegen immer mehr Studien den heilsamen Effekt eines gelungenen Dialogs zwischen Patientin und Arzt. Was aber heißt „gelungen“? Den richtigen Ton treffen, klar sein, ohne zu verletzen, und einfühlsam, ohne gefühlsduselig zu werden, nicht zu viel und nicht zu wenig sagen, die richtigen Fragen stellen und auch mal den Mund halten – das sind ärztliche Fähigkeiten, die erst langsam in den Ausbildungskatalog aufgenommen werden.

Lebenserfahrung und Herzensbildung helfen, im richtigen Moment das richtige Wort zu finden. Einsame alte Damen wollen anders behandelt werden als ein Manager, der aus Prinzip immer funktioniert. Manchen Patienten hilft mehr Zeit für Fragen, für andere muss man klar und zügig auf den Punkt kommen. Und weil Patienten so verschieden sind wie ihre Lebens- und Krankheitsgeschichten, gibt es mindestens so viele Ausnahmen wie Regeln. Die gute Nachricht aber ist: Es gibt Regeln, hilfreiche Techniken, bewährte Methoden und eine Handvoll einfacher Tipps, die die Routine des Arztgesprächs umkrempeln können.

Ein gutes Patientengespräch zu führen kann man lernen. Erfahrene Ärzte winken an dieser Stelle gern ab und sagen, dass der Klinik- oder Praxisalltag für gute Gespräche keine Zeit lasse. Das stimmt nicht. Ein gut geführtes Gespräch dauert nicht länger als ein schlechtes, im Gegenteil. Unsichere Ärzte reden mehr und vor allem mehr über das Falsche. Sie verbringen unnötig viel Zeit damit, mit Menschen zu reden, die es am wenigsten brauchen, und Dinge zu thematisieren, die nichts mit dem Arztgespräch zu tun haben. Der Smalltalk sei wichtig für die Patientenbeziehung, heißt es dann. Aber Patienten, die mit einem wichtigen Anliegen zum Arzt kommen, wollen keinen Smalltalk. Sie wollen einen Rat, eine Diagnose, eine Meinung oder einen neuen Therapiefahrplan. Sie haben oft lange auf den Termin gewartet und möchten nicht herumreden. Oft wünschen sich Patienten, ihre Ärztin könnte das Wetter, die Parkplatzsituation und den Verkehr ignorieren und zum Thema kommen.

Die meisten Ärzte meiden schwierige Themen, und wenn sie unumgänglich sind, reden unsichere Ärztinnen um den heißen Brei herum. Sie verpacken unliebsame Tatsachen bewusst oder unbewusst in schwammige Formulierungen. Dieses Sich-Winden und Herumlavieren ist nicht nur für den Patienten unangenehm, es ist auch für den Arzt selbst quälend. Niemand fühlt sich wohl in so einem Gespräch, und am Ende erfüllt es selten seinen Zweck.

► Wissen Sie nicht, dass Sie Krebs haben?

Bei der Vorbesprechung zur Operation habe ich den Stationsarzt gefragt, ob er mir sagen könnte, warum ich so schnell operiert werden müsste. Da hat er mich fast vorwurfsvoll gefragt, ob ich denn nicht wüsste, dass ich Krebs habe. Genau wortwörtlich mit dem Satz. Das vergesse ich in meinem ganzen Leben nicht: „Wissen Sie nicht, dass Sie Krebs haben?“ Das zog mir den Boden unter den Füßen weg. Das war so entsetzlich, so fürchterlich. Ich wusste es nicht!

Der Gastroenterologe hat eine Rektoskopie gemacht und dann sofort gesagt, dass ich operiert werden müsste. Innerhalb von zwei Stunden war ich von absoluter Gesundheit zur gefährlich kranken Frau geworden. Aber das Wort Krebs noch nicht gefallen. Es hieß immer nur: „Das ist eine ernste Sache und muss sofort behandelt werden." Da habe ich immer noch gedacht: Das kann alles gar nicht sein.

Auf jeden Fall musste ich am Tag drauf nochmal zum Gastroenterologen, der hat dann noch eine große Darmspiegelung gemacht. Am dritten Tag kam ich direkt ins Krankenhaus und musste zur OP – und die ganze Zeit hatte niemand den Mut, mir zu sagen, dass ich Krebs habe.

Darmkrebspatientin, 45 Jahre ◄

Im Studium lernen die angehenden Ärztinnen und Ärzte medizinische Fakten sowie ein wenig über Psychologie. Es gibt Schulungen, wie man schwierige Diagnosen vermittelt. Aber den freundlichen Blick auf den ganzen Menschen, den muss sich jeder im Laufe seines Berufslebens selbst beibringen. Viele schaffen es nie, weil sie damit beschäftigt sind, alles richtig zu machen und sich selbst zu schützen.

Wer den Arztberuf ernst nimmt, kann mit der Gesprächskultur der meisten Kliniken nicht zufrieden sein. Stellen Sie sich vor, ein Freund von Ihnen säße in so einem Gespräch. Wäre es nicht vollkommen unmöglich, einen Menschen medizinisch abzufertigen, ohne auf seine Situation, seine Person und Persönlichkeit einzugehen?

Die Psychosomatik kann hier wertvolle Hilfestellungen geben. Im Studium wird sie mit Glück gestreift. So kann der Eindruck entstehen, es wäre möglich oder gar sinnvoll, körperliche Symptome und den seelischen Zustand des Patienten unabhängig voneinander zu betrachten. Emotionen gehören bei vielen Medizinern nicht ins Untersuchungszimmer. Wenn ein Arzt körperliche Beschwerden eines Patienten nur sachlich behandelt, verursacht das beim Behandelten aber ein schwer fassbares Unbehagen. Solche Ärzte wirken – ohne es zu wollen – oft herzlos. Was sie sagen, wird häufig falsch verstanden – nicht etwa, weil zu viele lateinische Begriffe das Verständnis schwermachten, sondern weil sie den Patienten gefühlsmäßig nicht erreichen. Es entsteht kein Verstehen, weil kein Verständnis herrscht.

Ein empathischer Ansatz, der von Anfang an Emotionen zulässt und auf sie eingeht, erzielt dramatisch bessere Ergebnisse auf allen Ebenen: Der Patient bewertet den Arzt besser, er hält das Gespräch für länger als es tatsächlich war, die Therapietreue ist besser, genau wie das Behandlungsergebnis. Um den Patienten als Person, als Mensch mit Körper, Seele und Gefühlen zu behandeln, brauchen Sie keine zeitintensive Fortbildung. Es ist eine Frage der Einstellung, der Sicht auf den Menschen und ein paar Techniken in der Gesprächsführung, die gute Ärztinnen und Ärzte beherrschen.

Es lohnt sich, sich die Gesprächstechniken anzueignen und von Anfang an zu praktizieren. Ein Kind, das mit zwei Sprachen aufwächst, wechselt mühelos zwischen beiden Sprachen und hat immer die richtige zur Hand. Ein Erwachsener, der eine zweite Sprache lernen muss, tut sich ungleich schwerer und erreicht niemals die gleiche Leichtigkeit in der zweiten Sprache. Wenn Sie sich angewöhnen, Patienten immer wie Menschen und nicht wie Fälle zu behandeln, haben Sie bessere Ergebnisse: Das Vertrauen in Sie wächst, Sie erfahren mehr über den Patienten, Ihre Diagnosen sind sicherer. Probleme, die sonst erst die Psychosomatik aufdeckt, und Sorgen, die sonst erst die Klinikseelsorgerin erfährt, werden gemildert, wenn sie schon im Arztgespräch existieren dürfen und nicht ausgeblendet werden müssen.

Dazu brauchen Sie keine Ausbildung in Psychosomatik und keine psychologische Fortbildung. Es ist eine Frage der Haltung, der Sicht auf Ihr Gegenüber, und es gibt einige Regeln, die Sie zu einem besseren Kommunikator und damit einer besseren Ärztin machen.

In der psychosomatischen Grundversorgung werden sechs Techniken aufgezählt, die den Mediziner zu einem besseren und am Ende zu einem guten Arzt machen (s. Kasten unten). Für den Alltag reicht es, wenn Sie drei Regeln verinnerlichen: Ausreden lassen, Loben und eine gemeinsame Ebene finden und kultivieren. Das klingt einfach und ist es auch, wenn Sie die entsprechende Haltung zu ihrer zweiten Natur werden lassen und die dazugehörenden Äußerungen ein fester Bestandteil Ihrer Gespräche werden.

Fazit für die Praxis

Die diagnostischen und therapeutischen Fähigkeiten der eigenen Person sind kein Besitz, auf den man nur zurückzugreifen braucht. Diese Fähigkeiten täglich zu üben und zu verbessern ist eine wichtige Aufgabe. Wenn ein Arzt diese sechs Einstellungen und Techniken übt, gewinnt er die Fähigkeit, gemeinsame Wirklichkeiten mit seinem Patienten aufzubauen. So wird die somatische Medizin zu einer psychosomatischen.

Sechs Einstellungen und Techniken helfen im Erstgespräch, eine gute Arzt-Patienten-Beziehung herzustellen:

- Innehalten, Geduld haben, abwarten
- Zuhören
- Offene und gezielte Fragen stellen
- Die Person des Arztes als diagnostisches Instrument wahrnehmen
- Die Person des Arztes als Medikament einsetzen
- Aufbau einer zumindest teilweise gemeinsamen Wirklichkeit mit dem Patienten

(Aus Kurt Fritzsche, Werner Geigges, Dietmar Richter und Michael Wirsching [Hrsg.]: Psychosomatische Grundversorgung. Springer Verlag Berlin, Heidelberg 2003, S. 48)

1.2 Ausreden und ausreden lassen

Heute zeigen Studien: In einem guten Diagnosegespräch kommen Sie als Ärztin schneller zu einem Ergebnis als mit Herumgerede. Einfühlsames Sprechen macht ein zielführendes Gespräch mit einem ängstlichen, schüchternen, traurigen oder verzweifelten Patienten erst möglich. Und auch das umstrittene „Ausredenlassen" stiehlt dem Arzt kaum Zeit: Im Schnitt reden Patienten, wenn man sie lässt, rund 90 Sekunden, die wenigsten füllen drei Minuten. Allerdings unterbrechen Ärzte oft vorher, Studien zufolge sogar nach 20–30 Sekunden.

Es ist ein seltenes Glück, ausreden zu dürfen. Es ist nicht nur ein erhebender, beruhigender Moment für den Patienten, wenn er ungestört loswerden darf, was er auf dem Herzen hat; es zeigt auch eine Wertschätzung, die die Atmosphäre des ganzen Gesprächs positiv beeinflusst. Ein Arzt, der seinem Patienten aufmerksam zuhört, nimmt ihn offenbar ernst, respektiert das, was der Patient sagt, und findet es wichtig.

Auch der Arzt profitiert. Wer nur seinen inneren Fragenkatalog abhakt, stellt Suggestivfragen. Sie fragen nach Symptom a oder b. Was aber, wenn weder a noch b den Patienten leiden lassen?

Eine 51-jährige Patientin mit Darmkrebs kommt in die onkologische Praxis, in der sie nach der OP ihre Chemotherapie erhält. Sie möchte die Behandlung abbrechen, sie könne nicht mehr. Es ist naheliegend, dass die Übelkeit, die Müdigkeit ihr zu schaffen machen, denn darüber hatte sie schon beim letzten Besuch geklagt. Außerdem beginnen ihr nun doch die Haare auszugehen. Die Patientin sieht elend aus und weint. Die meisten Ärzte würden jetzt viel Zeit und Einführungsvermögen, Nerven und Atem verschwenden, um zu trösten, zu motivieren, zu erklären. Doch der Onkologe ist klüger. Er wartet ab, hält die Pause aus und lässt die Dame erzählen.

Schließlich erzählt die Patientin von der Chemotherapie, was Ärzte sich nicht klarmachen: Mehrere Patienten sitzen zusammen in einem Raum beisammen, jeder mit einer Infusion am Port oder im Arm. Sie sitzen dort über Stunden, schweigen sich an oder machen Smalltalk, starren an die Decke oder schütten sich das Herz aus. Unter anderen sitzt dort eine 37-jährige Mutter zweier Kinder mit einem unheilbaren Hirntumor. Die Chemotherapie soll ihr Sterben hinauszögern. Die Darmkrebspatientin ist alleinerziehende Mutter einer 12-Jährigen mit ungewisser Zukunft. Die Sorgen einer sterbenden Mutter anzuhören, ihre Gegenwart auszuhalten und übers Wetter zu sprechen ist der einfühlsamen Frau unerträglich. So sehr, dass sie lieber ihre eigene, möglicherweise lebensrettende Therapie abbrechen würde als dieses Leid auszuhalten.

Die Praxisstruktur des niedergelassenen Onkologen ließ keine Trennung der Krebspatienten zu, keine Privatheit, keine Ruhe, keinen seelischen Schutz. Eine Lösung ließ sich trotzdem finden: Die Darmkrebspatientin ging für die nächsten 4 Zyklen ihrer 2-wöchentlichen Chemotherapie stationär ins Krankenhaus in ein Einzelzimmer. Diese Lösung war möglich, weil der Arzt die Patientin hat ausreden lassen. Sonst hätte er über Nebenwirkungen und Compliance gesprochen, der Frau gut zugeredet und ihr kein bisschen geholfen.

Als Ärztin kennen Sie medizinische Fakten: Sie wissen, dass die Chemotherapie starke Nebenwirkungen hat, und können sich vorstellen, dass ihre Patientin darunter leidet. Machen Sie sich klar, dass die medizinischen Tatsachen nicht das Gleiche sind wie Bedeutungen, die sie für Patienten haben können. Patienten leiden nicht unter etwas, was ist, sondern unter etwas, was *für sie* so ist. Wenn Sie sie nicht reden lassen, werden Sie nie erfahren, was Ihren Patienten wirklich beschäftigt.

Erstaunlicherweise ertragen Krebspatienten die Nebenwirkungen einer Chemo tapfer, wenn sie sich klarmachen, dass es den Krebszellen in ihrem Körper dabei noch viel schlechter geht. Orthopädische Patienten können oft gut mit Schmerzen umgehen, die sie für Anzeichen der Besserung halten. Verspannte Menschen grunzen ja auch wohlig, wenn es bei der Massage richtig weh tut – in der Gewissheit, dass dieses „Wohlweh" anzeigt, dass der schmerzende Punkt gefunden ist und eliminiert wird. Behandlungen, die keine nennenswerten Nebenwirkungen haben, unterstellen viele auch keine nennenswerte Wirkung. Was für einen Patienten schlimm ist, weiß nur der Patient selbst. Sie mögen ein Experte in Ihrem medizinischen Fachgebiet sein; aber für das, was Ihrem Patienten zu schaffen macht, ist nur er selbst Experte. Es wäre extrem unklug, auf diese Expertise zu verzichten!

Hüten Sie sich deshalb davor, Ihrem Gegenüber im Gespräch auf die Sprünge zu helfen, Sätze zu beenden oder das Gespräch auf das Naheliegende zu lenken. Worunter Patienten leiden, wissen nur die Patienten selbst. Wenn Sie sie nicht ausreden lassen, verspielen Sie die Chance, es zu erfahren. Also reißen sie sich zusammen und hören Sie zu, bevor Sie Ihren Senf dazu abgeben.

So geht's: Wie Momo zuhören konnte

Was die kleine Momo konnte wie kein anderer, das war das Zuhören. Das ist doch nichts Besonderes, wird nun vielleicht mancher Leser sagen, zuhören kann doch jeder. Aber das ist ein Irrtum. Wirklich zuhören können nur ganz wenige Menschen. Und so wie Momo sich aufs Zuhören verstand, war es ganz und gar einmalig.

Momo konnte so zuhören, dass dummen Leuten plötzlich sehr gescheite Gedanken kamen. Nicht etwa, weil sie etwas sagte oder fragte, was den anderen auf solche Gedanken brachte, nein, sie saß nur da und hörte einfach zu, mit aller Aufmerksamkeit und aller Anteilnahme. Dabei schaute sie den anderen mit ihren großen, dunklen Augen an, und der Betreffende fühlte, wie in ihm auf einmal

Gedanken auftauchten, von denen er nie geahnt hatte, dass sie in ihm steckten.

Sie konnte so zuhören, dass ratlose oder unentschlossene Leute auf einmal ganz genau wußten, was sie wollten. Oder dass Schüchterne sich plötzlich frei und mutig fühlten. Oder dass Unglückliche und Bedrückte zuversichtlich und froh wurden. Und wenn jemand meinte, sein Leben sei ganz verfehlt und bedeutungslos und er selbst nur irgendeiner unter Millionen, einer, auf den es überhaupt nicht ankommt, und er ebenso schnell ersetzt werden kann wie ein kaputter Topf – und er ging hin und erzählte alles das der kleinen Momo, dann wurde ihm, noch während er redete, auf geheimnisvolle Weise klar, dass er sich gründlich irrte, dass es ihn, genauso wie er war, unter allen Menschen nur ein einziges Mal gab und dass er deshalb auf seine besondere Weise für die Welt wichtig war.

So konnte Momo zuhören!

(Aus Michael Ende: Momo [1])

► **Es fühlt sich einfach gut an**

Wie soll ich das erklären? Ich habe das Gefühl, es ist nicht so sehr das, was er tut, als das, was er nicht tut. Er wird nicht ungeduldig. Ich habe ihn noch nie gereizt oder kühl erlebt. Wenn ich so drüber nachdenke, ist das in meiner Erfahrung zu 90 Prozent das Problem in der Medizin. Von der Aufnahme über die Schwestern bis zu den Spezialisten – die haben alle keine Zeit für Dich. Deshalb ist Dr. S. das Gegenteil. Dabei hat er tierisch viele Patienten und wirklich viel zu tun. Man hat gar nicht so viel Zeit. Aber ich schätze, das, was er in der Zeit macht, das zählt, und das ist so besonders an ihm. Dr. S. ist wirklich wichtig, wie es dir geht. Er erinnert sich daran, was du durchgemacht hast. Es fühlt sich einfach gut an, bei ihm zu sein. Manchmal fühle ich mich schon besser, wenn ich nur am Telefon mit ihm spreche. Die Symptome, die Schmerzen werden weniger, wenn er zuhört und ich es ihm erzähle.

Brustkrebspatientin, 49 über ihren Hausarzt [2] ◄

1.3 Kommunikation ist Stimmungssache

Als Arzt können sie nur gut oder schlecht kommunizieren. Nicht zu kommunizieren ist dagegen unmöglich, denn selbst wenn sie schweigen, sendet das eine beruhigende, alarmierende oder irritierende Botschaft. Schweigen kann für den Patienten bedeuten: „Ich bin mit dem Verlauf zufrieden, wir lassen das auf uns zukommen, ich bin zuversichtlich, der Patient gefällt mir, er wird bestimmt wieder gesund." Oder eben: „Was soll ich da noch sagen, es gibt nichts Gutes zu erzählen, es hat eh keinen Zweck." So wie alle dramatischen bis banalen Abstufungen dazwischen. Besonders ärgerlich ist es, wenn Ihre Äußerungen und nonverbalen Signale missverstanden werden. Das passiert leicht, wenn Sie nicht klar genug formulieren oder nicht alles aussprechen, was für den Laien zum Einordnen Ihrer Nachricht nötig ist.

Natürlich ist es wichtig, was Sie sagen und wie Sie es sagen. Wie es ankommt, hängt aber auch davon ab, was ihre Patientin erwartet, wie sie sich fühlt, und damit, wie sie Ihre Äußerung einordnet und wertet. Das klingt abstrakt, ist aber fast banal. „Das ist schon Dein drittes Glas Wein." Dieser Satz kann je nach Situation und Stimmung wie ein Vorwurf klingen: Ich beobachte dich, weil ich den Verdacht habe, dass du zu viel trinkst, und offenbar bestätigt sich meine Sorge. Dann ist dieser Satz für den angesprochenen verletzend, peinlich und unangenehm. Er setzt ihn unter Rechtfertigungszwang, und womöglich wird er trotz der netten Runde den Wein nicht mehr mit Ihnen austrinken, sondern verstimmt gehen. Der gleiche Satz kann – in der entsprechenden Stimmung – aber auch gedeutet werden als: Eigentlich wolltest Du nach Hause, aber offenbar fühlst du dich hier doch sauwohl, und das freut mich.

Wie Ihr Satz ankommt, können Sie nur bedingt beeinflussen. Sie können dafür sorgen, dass die Erwartungshaltung eine freundliche, wohlmeinende ist, in der grundsätzlich eine positive Konnotation vermutet wird. Noch sicherer ist es, wenn Sie wenig Raum für Deutungen lassen und die freundliche zugewandte Grundhaltung in Worten ausdrücken. Wenn Sie das nicht für nötig halten, verwirken Sie eine Chance!

Unterschätzen Sie nicht, wie extrem sensibel die Antennen eines Patienten sind, der Monate auf den Termin gewartet hat oder seit Wochen auf das Gespräch mit Ihnen hingefiebert hat, in dem Sie Untersuchungsergebnisse besprechen wollen. Sie glauben nicht, wie dünnhäutig eine Patientin ist, die die letzten drei Nächte wegen Schmerzen nicht geschlafen hat. Ein Klinikpatient, der sich das ganze Wochenende lang in seinem Bett gelangweilt, gequält oder gesorgt hat, nimmt bei Ihrer schnellen Chefvisite mehr Zwischentöne wahr, als sie je in Ihre drei Sätze hineingelegt haben.

► Selbstmitleid

Ich habe lange auf die Diagnose warten müssen und bekam sie dann am Telefon. Die Ärztin sagte knapp: „Ja, hallo, sorry, aber Ihr Befund ist bösartig, Sie haben Krebs. Alles Weitere erfahren Sie dann von Ihrem Gynäkologen." Der Termin war aber erst eine Woche später, und ich habe schlimme Ängste entwickelt. Woraufhin mir dann der Gyn als Erstes sagte, ich solle nicht so in Selbstmitleid zerfließen, das würde mir auch nicht helfen. Dann könne ich auch gleich vom Michel springen, dann hätte ich es hinter mir.

Brustkrebspatientin 36 Jahre ◄

Wenn Sie das nicht glauben, machen Sie einen einfachen Test. Fragen Sie gute Bekannte (bitte keine Mediziner), ob sie sich an ein Arztgespräch erinnern. In der Regel kommt wie aus der Pistole geschossen ein Satz, den ein Arzt mal gesagt hat. Es sind oft Sätze, die im Zusammenhang nicht absurd geklungen haben dürften. Aber im Herzen des Adressaten führen sie ein Eigenleben. „Frisch geborene Jungs sterben öfter als Mädchen" wird verstanden als: Ihr Baby stirbt. Aus „Wir sollten überlegen, was sinnvoll ist" wird „Bei Ihnen lohnt die Behandlung nicht mehr". Selbst lockere Sprüche können kränkend wirken, wenn sie so vollkommen an der Wirklichkeit der Patientin vorbeigehen.

Was Sie als Ärztin oder Arzt sagen, krönt eine oft lange und intensive Warte- oder Leidenszeit. Wenn Sie die medizinisch möglicherweise unspektakuläre Situation lapidar kommentieren, ist das für den Patienten enttäuschend, verletzend und irritierend. Es ist schön, wenn Sie am Ende des Termins fragen: „Haben Sie noch Fragen?" Wenn darauf nichts kommt, kann das heißen, dass der Patient zufrieden nach Hause geht. Es kann aber auch heißen, dass der Termin bei Ihnen ihn so verunsichert, verängstigt, verwirrt oder geärgert hat, dass er lieber geht, dass ihm nichts mehr einfällt oder dass er sich nicht traut. Ein Patient, der nichts (mehr) sagt, ist nicht unbedingt ein zufriedener Patient!

1.4 Lob statt Tadel

Die einfachste, schnellste und zuverlässigste Methode, eine positive Gesprächsatmosphäre zu schaffen, ist ein Lob. Früher klebte auf manchen Autos ein Aufkleber mit der Aufschrift „Haben Sie Ihr Kind heute schon gelobt?". Eigentlich müssten alle Ärztinnen und Ärzte der Welt ein entsprechendes Schild in ihren Behandlungsräumen aufhängen: „Lob für den Patienten nicht vergessen!". Warum? Dass Patienten nicht nur Diagnosen, Fälle oder Probleme sind, haben Sie bereits gehört. Wie jeder Mensch auf der Welt, hungern sie nach einem freundlichen Wort. Ein Mensch will wohlwollend gesehen, anerkannt und wahrgenommen werden. Sie sollen dazu weder kritiklos alles gut finden, noch Selbstverständlichkeiten über den grünen Klee zu loben.

Sie sollen sich auf den Patienten einlassen, sodass Sie wahrnehmen und würdigen, was positiv ist. Und genau das sagen Sie ihm – nicht nur, weil jeder gern etwas Freundliches hört, sondern auch, weil es zeigt, dass Sie ihn und das, was er auf seine Weise leistet, offensichtlich wie ein guter Arzt wahrnehmen und würdigen.

Dazu gehört grundsätzlich, dass es gut ist, in die Praxis zu kommen. Auch wenn Sie keine bedrohliche Diagnose stellen müssen, heißt das nicht, dass der Besuch unnötig ist. Woher soll ein Nicht-Mediziner wissen, ob seine Empfindungen Symptome eines behandlungsbedürftigen Zustands sind? Welcher Laie weiß schon, ob ein Erysipel, eine Thrombose oder eine harmlose Überbelastung das Bein schmerzen lassen? Selbst wenn Sie eine Patientin für wehleidig, übervorsichtig oder ängstlich halten, so sollten Sie das niemals aussprechen, sondern würdigen, dass sie das Urteil Ihnen, der Fachfrau, überlässt.

Kommt ein Patient mit unnötig manifesten Krankheitssymptomen, so dürfen Sie sagen, dass es gefährlich sein kann, ernste Erkrankungen zu verschleppen. Sie sollten aber keine Standpauke darüber halten, dass manche Menschen sich für unverwundbar hielten und deshalb immer erst zum Arzt gingen, wenn es zu spät sei. Würdigen Sie, dass er überhaupt zu Ihnen gekommen ist.

Immer richtig ist der Satz: „Gut, dass Sie gekommen sind.“. Gut, denn so können wir sicherstellen, dass nichts Schlimmes vorliegt, und der Patient kann beruhigt nach Hause gehen, oder gut, denn es ist allerhöchste Zeit, etwas zu tun.

Wer je ein Kind oder einen Hund erzogen hat, weiß es: ein geprügelter Hund, ein getadeltes Kind verschließen sich, nehmen nichts auf, nichts an und wenig wahr. Da ein Arztgespräch nur gelingt, wenn der Patient mitmacht, ist Schimpfen, Tadeln und Kritisieren der sichere Weg, die therapeutisch effektive Atmosphäre nachhaltig zu zerstören. Auch wenn Sie den Befund für harmlos halten, sollten Sie immer zeigen, dass Sie wertschätzen, dass ein Patient zu Ihnen kommt. Das ist ein Vertrauensbeweis, den Sie würdigen sollten, auch wenn es Ihr Job ist, dauernd Leute zu verarzten, die Ihnen ihr Vertrauen schenken. Für Sie mag es der 15. Patient dieses Tages sein: Sie sind der erste und einzige Arzt, den der Patient heute und vermutlich den ganzen Monat sieht. In Ihre Hände legt er sein Wohlergehen. Achten Sie das nicht gering!

Eine modische Formulierung für das Finden einer guten Gesprächsebene heißt „Menschen abholen.“. Das ist ein schönes Bild für den Wissens- und Erfahrungsvorsprung, dank dem Sie auf einem insgesamt anderen Niveau unterwegs sind als Ihre Patienten. Wenn Sie jetzt ein Stück Wegs gemeinsam gehen wollen, müssen Sie Ihrem Patienten entgegenkommen, denn umgekehrt wird es auf die Schnelle schwierig. Sie sollen sich als Arzt aber nicht nur auf ein fachlich angepasstes Niveau begeben, in dem Sie z. B. weniger Latein verwenden. (Merke: Nur weil ein Patient kein Mediziner ist, ist er weder begriffsstutzig noch doof!) Der Patient ist vor allem emotional ganz woanders.

Wenn Sie Ihren Patienten also da abholen wollen, wo er ist, heißt das nicht nur, dass Sie sich mit der Fachsprache zurückhalten sollen; Sie müssen ihn vor allem emotional mitnehmen. Hat er sich überwunden herzukommen, hat er Schmerzen oder Sorgen oder eigentlich gar keine Zeit? War die Entscheidung oder der Weg beschwerlich? Vielleicht hat der Patient Ihnen gerade etwas anvertraut, was nicht einmal seine Frau weiß. Vielleicht wird er Ihnen eine wichtige Information anvertrauen, wenn Sie ihm zeigen, dass Sie das schätzen. Denn das heißt, dass der Patient und das, was er sagt, bei Ihnen gut aufgehoben sind. All das lässt sich innerhalb von Sekunden erledigen, wenn Sie sich angewöhnen, zu Beginn ein lobendes Wort loszuwerden.

1.5 Was man alles loben kann (und sollte)

Kommt ein Patient nicht nach der vereinbarten Zeit zur Kontrolle, sondern später, so sagen sie nicht: „Ich habe Ihnen doch gesagt, dass sie sich nach drei Wochen wieder vorstellen sollen. Sie kommen reichlich spät!" Ein Patient, mit dem Sie so umgehen, kommt nächstes Mal gar nicht mehr. Besser ist: „Gut, dass Sie kommen, denn hier sollten wir keine Zeit verlieren."

Kommt eine redselige Patientin dauernd wegen Lappalien in die Praxis, so sagen Sie: „Frau Plapper, ich sehe, dass Sie wirklich gewissenhaft auf diese Veränderungen achten. Das ist toll. Es wäre gut, wenn Sie mit dieser Sorgfalt und Aufmerksamkeit ein Verdauungs-/Schlaf-/Schmerz-Tagebuch führen. Ich traue Ihnen zu, dass Sie gut einschätzen können, wenn etwas kritisch wird. Wir telefonieren in drei Wochen darüber, und Sie machen bitte jetzt schon einen Termin für in drei Monaten, wo wir uns das Ganze in Ruhe ansehen."

Sie dürfen sicher sein, dass kein Diabetiker gern extrem schwankende Blutzuckerwerte hat. Wenn Sie das Messgerät auslesen und Über- wie Unterzuckerungen sehen, ist es absolut unnötig, einen alten Herren deswegen zu tadeln. Loben Sie ihn für den guten Umgang mit der gefährlichen Unterzuckerung, für seine Offenheit, für seine Fragen, für seine Geduld und Bereitschaft, es künftig anders zu versuchen.

Wenn Sie sich vornehmen, jedem Patienten ein lobendes Wort zu sagen, werden sie staunen, wie leicht das geht. Voraussetzung ist, dass Sie wahrnehmen, was der Patient leistet. Er kommt, (lange) bevor es zu spät ist. Oder er kommt, obwohl er viel früher hätte kommen müssen und sich schämt, zu spät zu sein. Er hat den Arzt nicht gewechselt. Oder er hat den Arzt gewechselt, ist aber zu Ihnen (zurück)gekommen. Er hat nicht aufgegeben. Er hat sich um den Termin gekümmert. Er hat bis zum Termin ausgeharrt. Er hat geduldig in ihrem Wartezimmer gewartet und kein tadelndes Wort darüber verloren. Er sieht Sie freundlich an. Er reißt sich zusammen, obwohl er Schmerzen hat. Oder er reißt sich nicht zusammen, sondern verrät Ihnen, wie er sich wirklich fühlt. Er lässt sich klaglos von Ihnen unterbrechen (tun Sie das nie wieder!). Er entblößt sich vor Ihnen – körperlich und möglicherweise auch seelisch. Er ist ehrlich, und wenn nicht, versucht er ein gutes Bild zu vermitteln. Er ist tapfer. Er hat an alle Unterlagen gedacht. Oder er gibt ehrlich zu, dass er die Unterlagen verschlampt hat, sodass Sie neue auf den Weg bringen können, anstatt Zeit zu verplempern, in der er vergebens sucht.

Die Liste lässt sich endlos fortsetzen. Entscheidend ist, dass Sie den Patienten mit dem, was Sie da sehen, anerkennen und ein nettes, erhebendes oder anerkennendes Wort dazu sagen. Sie wissen doch, wie sehr Sie selbst sich über ausgesprochene Wertschätzung freuen. Im Zweifel wissen Sie heute noch, welcher Kollege Ihnen nach Ihrem Kurzvortrag auf einem Kongress vor zwei Jahren ein richtig nettes Kompliment gemacht hat, und sind heute noch stolz über ein ehrliches Lob eines glücklichen Patienten. Das hat nichts mit Eitelkeit zu tun, sondern mit der menschlichen Natur. Der Frühmensch, der aus der Gruppe ausgeschlossen wird, weil er nervt, stirbt. Nur die Gruppe sichert das Überleben, deshalb versichern wir uns immer noch der Anerkennung der Mitmenschen.

► Gut, dass Sie hier sind

Ich hatte schon so viele Ärzte gesehen, die mich nicht ernst nehmen mit meinen Schmerzen – ich könnte Bücher mit dummen und verletzenden Sprüchen füllen. Aber mein jetziger Arzt sagte, als ich ihm meine Probleme geschildert hatte: „Das ist ganz richtig, dass Sie hier hergekommen sind." Das hat mir so gutgetan! Obwohl er mir die Schmerzen auch nicht nehmen konnte, habe ich mich sofort besser gefühlt.

Schmerzpatientin, 63 Jahre ◄

1.6 Experten unter sich

Die dritte unentbehrliche Grundfertigkeit nach dem Zuhören und dem Loben ist das Schaffen einer gemeinsamen Ebene. In der patriarchalischen Arzt-Patienten-Beziehung der letzten Jahrhunderte waren die Rollen klar verteilt, und das Gespräch hatte ein klares Gefälle: oben der Experte für Medizin, unten das Objekt, der Patient. Es ist müßig, die vielen guten Gründe aufzulisten, warum das heutzutage keine gute Ausgangslage ist für ein diagnostisches oder gar therapeutisches Gespräch. Zahlreiche Studien belegen, dass das Ergebnis einer ärztlichen Behandlung auch davon abhängt, wie sehr der Patient sich als Experte wahrgenommen fühlt.

„Experte" heißt hier ernst zu nehmender Gesprächspartner auf Augenhöhe, dessen Wissen und Meinung ebenso zählt wie die der Ärztin oder des Arztes. Natürlich lassen sich Gesprächspartner gegenseitig ausreden, und um ihre Wertschätzung auszudrücken, haben Sie auch schon ein lobendes Wort für irgendetwas Passendes gefunden. Damit steht einem guten Gespräch nicht mehr viel im Wege. Es hilft aber, wenn Sie sich zusätzlich klarmachen, dass einzig und allein der Patient weiß, wie es ihm geht.

Vorbei sind die Zeiten, in denen Ärzte aufs Röntgenbild gucken und der Patientin sagen: „Sie müssen Schmerzen haben." Oder noch schöner: „Das Röntgenbild ist tadellos. Sie haben nichts. Sie bilden sich das nur ein."

Nur der Patient weiß, wie er sich fühlt, und oft hat er auch eine Idee, warum das so ist. Am Ende entscheidet der Patient, welche Behandlung er durchzuhalten willens ist, wie experimentierfreudig, wie engagiert, wie leidensfähig oder pragmatisch er mit seinen Problemen umgehen möchte. Das ist eine starke Position, die Sie nicht nur respektieren, sondern auch nutzen sollten, damit Sie gemeinsam zu einer guten Entscheidung kommen (siehe ► Kap. 8 Entscheidungen fällen).

► Glaube dem Patienten

Mein Rat für Ärzte: Glaube dem Patienten. Wenn ein Patient sagt: „Das fühlt sich so komisch an", dann fühlt sich das komisch an. Oder wenn er sagt: „Da ist ein Schmerz, der war vorher noch nicht", glaubt ihm das. Ich habe meine beiden Metastasen gespürt. Man entwickelt einen ganz sensiblen Sinn für den eigenen Körper. Auch bei einfachen Sachen. Wenn einer schon zig Infusionen gekriegt hat und er sagt: „Diese Vene ist zu". Stecht doch nicht drin rum. Der Patient kennt seinen Körper sehr, sehr gut. Also glaubt dem Patienten.

Ein Chirurg hat sich ziemlich ratlos meinen Bauch angeguckt und gesagt: „So was habe ich noch nie gesehen. Ich versuche mal, was ich kann. Aber ich kann Ihnen nichts versprechen." Das fand ich sehr wohltuend. Das war so eine wohlwollende Offenheit, eine wohlwollende Ehrlichkeit. Man soll dem Patienten die Wahrheit nicht um die Ohren hauen, aber der Patient muss die Wahrheit erfahren. Aber bitte wohlwollend.

Eigentlich finde ich diese Wünsche als Botschaft an die Ärzte richtig: Glaubt dem Patienten. Und wenn Ihr was sagt, sagt es mit wohlwollender Ehrlichkeit.

Patientin mit Magenkrebs, 61 Jahre alt ◄

1.7 Ich muss hier gar nichts

Zum Gespräch auf Augenhöhe gehört auch, dass nichts befohlen wird. Altmodische Ärztinnen und Ärzte, die versuchen, klar und deutlich zu sein, sagen ihren Patienten gern, was sie müssten. Das funktioniert nicht nur bei pubertierenden Kindern nicht. Es würde auch Ihnen nicht gefallen. Dabei geht es nicht nur um ungeliebte Inhalte. Natürlich müsste man mehr Sport machen, Gemüse essen, weniger trinken, nicht den Aufzug nehmen, sondern die Treppe, die trockenen Stellen eincremen, Stress vermeiden, zu den Vorsorgeuntersuchungen gehen und abnehmen. Solche Weisheiten machen niemanden froh, sind selten neu und bringen erfahrungsgemäß wenig.

Aber selbst, wenn der Inhalt klug und sinnvoll ist, haben Sie verloren, wenn Sie das Hilfsverb „müssen“ verwenden. Sie können den Esel zum Wasser führen, aber sie können ihn nicht zwingen zu trinken. Sie können den Patienten gute Handlungsanweisungen, Ratschläge und Empfehlungen geben, aber wenn Sie möchten, dass sie umgesetzt werden, dann formulieren Sie das bitte motivierender als mit einem Muss. Wie gefällt es Ihnen, wenn Ihnen jemand mitteilt, was Sie jetzt zu tun, zu denken oder gar zu empfinden hätten? Streichen Sie deshalb bitte folgende Formulierungen (und all die anderen mit „müssen“) aus Ihrem Repertoire:

» Sie müssen das so sehen.
Sie müssen jetzt stark sein.
Da müssen Sie durch.
Sie müssen mal ausschlafen.
Das müssen Sie verstehen.
Sie müssen keine Angst haben.
Sie müssen jetzt positiv denken.
Sie müssen sich schonen.

Müssen, müssen, müssen. Natürlich sollte man die operierte Hand ruhigstellen, Alkohol nach der Lebertransplantation meiden, das Antibiotikum regelmäßig und zuverlässig einnehmen und den dicken Fuß hochlegen. Aber genau wie Sie selbst lassen sich Patienten nicht gern sagen, was sie angeblich müssen. Das liegt daran, dass die Formulierung einen Sprachmodus anzeigt, den Sie meiden sollten. Sie ist eine Grenzüberschreitung, denn Sie verlassen damit das Gespräch auf Augenhöhe und setzen sich über den Patienten.

Sie dürfen anregen, empfehlen, raten, vorschlagen. Am einfachsten verpacken Sie Ihre Empfehlung in eine klare Aufforderung: „Legen Sie das Bein hoch, versuchen Sie auszuschlafen.“ Aber Sie können einen erwachsenen Menschen nicht zwingen. Vor allem Emotionen lassen sich nicht befehlen. Weder können Sie positives Denken und Stärke anordnen noch Angst wegbefehlen. Wenn Sie Patienten sagen, was sie zu tun oder zu denken haben, ist das nicht nur sinnlos. Das kann Menschen verärgern, weil es zeigt, dass Sie auf der falschen Gesprächsebene unterwegs sind. Das führt manchmal zu Trotzreaktionen.

1.8 So geht es allen besser

Ein guter Arzt ist kein ewig verständnisvoller Weichling, der jeden uferlos reden lässt, um nachher sanft eine Therapie vorzuschlagen. Zur Gesprächskultur gehört eine Haltung, die verständnisvoll und freundlich, aber bestimmt, verlässlich und gerade ist. Davon profitiert dann nicht nur der Patient, der sich vertrauensvoll öffnet und der Therapie treu folgt. Auch Sie als Ärztin oder Arzt leben unendlich besser, wenn Sie es verstehen, gute Gespräche zu führen.

Und führen heißt hier, dass Sie bestimmen, wie das Gespräch verläuft. Gerade jungen, unerfahrenen Ärzten hilft es, sich klarzumachen, dass nichts schiefgehen kann. Man kann tatsächlich über alles reden, wenn man es in angemessenem Ton tut. Wenn etwas unklar war, können Sie es klären. Wenn etwas unfreundlich klang, können Sie das zurechtrücken. Wenn Ihnen ein Fehler passiert, so können Sie sich entschuldigen. Wenn Sie vom Thema abgekommen sind, können Sie darauf zurückkommen.

Anders als Ausrutscher mit dem Skalpell sind Ausrutscher im Gespräch leicht zu korrigieren. Ihre Patientin wird sich lieber über Ihre Anstrengung freuen, sich zu korrigieren, als sich zu ärgern, weil sie das unterlassen haben. Sie haben es in der Hand, ob die Atmosphäre stimmt und ihre Botschaft ankommt. Mit etwas Übung dauert das nicht einmal lange.

Anfangs kann das noch frustrierend sein: In einer Gemeinschaftspraxis sehen Sie sehr deutlich, wer sich Zeit für ein vernünftiges Patientengespräch nimmt. Ihre Kollegin schleust in der gleichen Zeit möglicherweise doppelt so viele Patienten durch wie Sie. In der Klinik steigt der Druck, wenn ungeduldige Patienten und Kollegen drängeln, weil

Sie sich zu viel Zeit nehmen und damit den ganzen Betrieb aufhalten. Doch wenn Sie üben, auf Patienten einzugehen, im richtigen Moment schweigen statt herumzuraten und reden, wenn es zielführend ist, dann kommen Sie schneller und besser auf die richtige Fährte als die Kollegen, die ihre Patienten kurz abfertigen.

Vor allem aber geht es Ärzten nachweislich besser, wenn sie gute Gespräche zu führen wissen. Wer eine gute Gesprächskultur hat und deshalb befriedigende Patientengespräche führt, ist selbst zufriedener, gesünder und damit langfristig besser vor Frust und Burn-out geschützt.

Dass einfühlsames Reden messbare Vorteile hat, zeigt eine kanadische Studie. In Kanada werden die kommunikativen Fähigkeiten der Medizinstudenten seit 1993 in einem eintägigen Test bewertet. Die Studie begleitete 3424 Mediziner im Berufsleben [3]. Ergebnis: Über diejenigen, die in der Kommunikationsprüfung die wenigsten Punkte erhalten hatten, gab es 170 Beschwerden oder Klagen mehr als im Durchschnitt zu erwarten waren. Diese Werte sind unabhängig von Geschlecht und Herkunft der Ärztinnen und Ärzte. Der Hauptautor der Untersuchung, Robyn Tamblin von der McGill University, sagt dazu: „Es ist wie eine Dosis-Wirkungs-Beziehung: Je höher die Kommunikationswerte, desto weniger wahrscheinlich sind Beschwerden."

Gesprächsführung

Inhaltsverzeichnis

J. von Campenhausen, *Ärztliche Kommunikation für Medizinstudierende*, https://doi.org/10.1007/978-3-662-61749-6_2

2.1 Szene mit verteilten Rollen

Je nach Fachgebiet ist ein Arzt ein Drittel bis zur Hälfte seiner Arbeitszeit mit Reden beschäftigt. Unabhängig von der wachsenden Zahl technikgestützter Untersuchungen stehen nach einem Anamnesegespräch 70 % der Diagnosen. Nach Gespräch und körperlicher Untersuchung werden 90 % der Diagnosen richtig gestellt. Für die Diagnose, aber auch für die Therapie ist das Gespräch das wichtigste medizinische Instrument, das wir kennen, und das grundlegende Handwerkszeug. Deshalb lohnt es sich, das Redehandwerk zu lernen und zu üben.

Dazu hilft es, sich über die Rollenmuster klar zu werden, die ein herkömmliches Arztgespräch prägen. Typisch für die Ärztin oder den Arzt ist oft immer noch Folgendes:

Der Mediziner übernimmt nach kurzer Zeit die Führung. Er hat keine Zeit für ein längeres Gespräch und sagt auch nicht vorher, wie viel Zeit er hat und wie das Gespräch ablaufen soll. Er bestimmt die Themen und stellt dazu Fragen, die mit Ja oder Nein beantwortet werden können (geschlossene Fragen). Er legt Antworten nahe (Suggestivfragen). Er lässt emotionalen Äußerungen des Patienten keinen Raum und geht auch nicht auf sie ein. Er verwendet seinen Fachjargon und neigt zum Dozieren. Er fragt nicht nach, ob der Patient verstanden hat, und räumt ihm keine Gelegenheit ein, ihn zu korrigieren oder das Thema zu wechseln.

■ Für den typischen Patienten gilt:

Er wünscht sich einen geduldigen, offenen Zuhörer, dem er sich anvertrauen kann. Dazu möchte er wissen, wie viel Zeit er hat und was er in diesem Rahmen besprechen kann. Er möchte nicht unterbrochen werden und sich dem Arzt nicht unterordnen. Er hat viele Fragen, deren Beantwortung Zeit erfordert. Er versteht nicht alles auf Anhieb. Er möchte auch emotionale Belange ansprechen können.

Das mag klingen wie ein Klischee, ist aber doch sehr realistisch. Es anders zu machen ist nicht schwer. Dabei hilft zum einen die Grundhaltung, die dem Patienten als Persönlichkeit mit dem gebotenen Respekt, mit Höflichkeit und Zuwendung begegnet und ihn als Experten für die eigene Person ernst nimmt und auf Augenhöhe behandelt. Zum anderen ist das Reden wie die Auskultation oder Blutabnehmen Handwerk. Man kann es lernen, üben und perfektionieren.

2.2 Keine Frage der Zeit

Mittlerweile zeigen viele Studien, welche Faktoren im Arztgespräch eine Rolle spielen für Patientenzufriedenheit, Entscheidungskompetenz, Informationsfluss und Therapietreue. Ein maßlos überschätzter Faktor ist die Zeit. „Keine Zeit" ist die einleuchtendste und liebste Erklärung für mangelhafte Kommunikation bei Ärzten. Natürlich ist Zeit ein wichtiges Thema. Unzufriedene Patienten bemängeln stets, der Arzt habe sich nicht genug Zeit genommen. Eine Studie an niederländischen Ärzten zeigt, dass diejenigen Mediziner, die Zeitmangel empfinden, eher unnötige Rezepte schreiben. [4] Eine kanadische Studie zeigt, dass diejenigen Hausärzte, die besonders viele Medikamente verschreiben, auch die mit den meisten Patienten und Terminen waren. [5] Ebenfalls nachgewiesen ist ein direkter und deutlicher Zusammenhang zwischen Gesprächszeit und der Häufigkeit von Beschwerden und Klagen über den Arzt: Je kürzer das Gespräch, desto unzufriedener ist der Patient – so scheint es zumindest.

Studien, die ins Detail gehen, stellen allerdings fest, dass die Zufriedenheit der Patienten nicht allein von der tatsächlichen Dauer des Termins abhängt. Dauert das Gespräch länger als eine Viertelstunde, so spielt die Qualität eine weit größere Rolle als die Quantität. „Die Studien zeigen, dass es nicht die Zeit ist, die tatsächlich mit dem Arzt verbracht wird, die den Ausschlag für die Patientenzufriedenheit gibt, sondern das, was in dieser Zeit passiert", schreiben Mediziner der Universität von Washington in einer großen Meta-Analyse zu Zeitmanagement und Arzt-Patienten-Verhältnis. „Die produktivste Technik zum Zeit-Management ist die ärztliche Kommunikationsfähigkeit zu verbessern."[6]

Dazu hilft ein patientenzentrierter Ansatz. Ärzte, die geschult wurden, ihre Patienten als ebenbürtige Experten wahrzunehmen, offen nach der Krankheitserfahrung zu fragen und gut zuzuhören, hatten deutlich zufriedenere Patienten.

Die neu erlernte Gesprächsführung kostete die Ärzte nicht einmal mehr Zeit als die gewohnte, wenn sie folgende Strategie anwandten: Früh im Gespräch klären, was besprochen werden soll.

So verhindert man, dass wichtige Punkte erst ganz am Ende oder nebenher angesprochen werden. Wenn der Patient spricht, nicht unterbrechen, sondern mit aktivem Zuhören (Nicken, „Hm-m", „Gibt es noch etwas, was Ihnen wichtig ist?") die Erzählung befördern, anstatt sie mit Nachfragen zu unterbrechen und gleich ins Detail zu gehen. Dieser Prozess dauert selten länger als zwei oder drei Minuten.

▪ Die Gefühle ihres Patienten berücksichtigen

Dazu muss man aktiv und sehr genau zuhören, wenn der Patient seine Geschichte erzählt. Offene Fragen erleichtern es dem Patienten, den emotionalen Kontext mitzuliefern.

▪ Empathie zeigen

Das geht am einfachsten, indem Sie die Gefühlsebene ansprechen („Das muss ein furchtbarer Schreck für Sie gewesen sein"; „Ich kann mir vorstellen, dass das für Sie eine enorme Belastung ist"). Das hilft dem Patienten, das Gefühl zu entwickeln, dass er hier therapeutische Unterstützung hat.

▪ Einordnung des Patienten einfordern

Fragen wie: „Haben Sie eine Erklärung dafür, wie es dazu kommen konnte?", „Was glauben Sie, passiert da?" helfen, das Gespräch auf die Erwartungen des Patienten zuzuschneiden. Das kann viel Zeit sparen, wenn Sie merken, was der wichtige Punkt und die bestimmende Sorge ist (Etwa: „Heißt das, ich habe Krebs?").

▪ Gemeinsam Ziele für weitere Behandlung setzen

Das gilt für jeden Patienten. Es sollte klar sein, wann der nächste Arztbesuch sein soll, was dann gemacht werden soll und was der Patient in der Zwischenzeit tun soll (Ernährung umstellen, Pflegedienst suchen, Tagebuch schreiben, regelmäßig eincremen …?).

► Mann, Du hast ja keine Ahnung!

Ich musste nach sechs Wochen in die Universitätsklinik zum großen Bluttest. Da haben sie meine Akte schon gar nicht mehr gefunden. Daraufhin habe ich einen lustigen Spruch losgelassen. Da sagte der Arzt: „Wenn Sie solche Witze reißen, können Sie ja nicht so krank sein." Mann, hab ich gedacht, was weißt denn Du! Du hast ja keine Ahnung, wie es bei mir aussieht!

Multimorbide Patientin, 58 Jahre ◄

2.3 Reden Sie verständlich

Die vielen Untersuchungen machen deutlich: Die Art und Weise, wie eine Ärztin oder ein Arzt redet, sind genauso wichtig wie das, was gesagt wird. In 16 von 21 Studien, die Anamnese- und Therapiegespräche unter die Lupe nahmen, beeinflusste die Qualität der Kommunikation zwischen Arzt und Patient das Therapieergebnis. Dazu gehört, dass Patienten weniger unsicher und verängstigt sind, wenn sie ermutigt werden, ihre Fragen und Sorgen zu äußern. Und wer nicht verängstigt ist, hört besser zu, versteht besser und merkt sich mehr. Das verbessert die Therapietreue.

Das rein inhaltliche Verstehen ist eine Frage von Intellekt, Sprachkompetenz und Vorbildung – allesamt Eigenschaften von Patienten, die Ärzte nicht ändern können und berücksichtigen müssen. Das heißt nicht, dass Sie mit Patienten reden müssen wie mit einem zurückgebliebenen Kind. Es hilft schon, wenn Sie normal sprechen. Sie machen sich vermutlich nicht klar, dass die Sprache, die sie mit Kollegen sprechen, zwar deutsch ist, aber die Art und Weise, wie sie Worte gebrauchen und was sie damit meinen, einem Nicht-Mediziner oft unklar sind.

Natürlich sollen Sie lateinische und griechische Worte meiden. Sie streuen ja auch keine finnischen oder vietnamesischen Begriffe ein. Auch wenn ein Patient Ihnen mit einem Fachbegriff kommt, heißt das nicht, dass er ihn versteht. Der Krankenhausdirektor der Emory School of Medicine in Atlanta berichtet von einer Patientin, die von ihrem überweisenden Hausarzt gesagt bekommen hatte, sie habe eine Pelvis-Fraktur. „Stimmt, Sie haben einen Knochenbruch in ihrem Becken", bestätigte der aufnehmende Arzt. Die Patientin war entsetzt: „Ich habe einen gebrochenen Knochen?" Auch hierzulande halten viele „Fraktur" für einen Schrifttyp.

Befragungen zeigten, dass Laien Wörter wie Kolon, Polyp, Wachstum, Tumor, Screening, Mammogramm oder Zervix nicht richtig einordnen können. Sie verwechseln Prostata und Kolon und glauben, ein Pap-Test wäre eine Untersuchungsmethode, um jeden Krebs zu finden.

Die meisten Menschen halten positive Ergebnisse für etwas Gutes. Wenn ein Krebs- oder AIDS-Test positiv ausfällt, so müssen Sie also deutlich machen, dass das eine schlechte Nachricht ist. Wenn ein Tumor unter Chemotherapie und Bestrahlung stabil bleibt, ist das weniger gut, als es klingt. Im englischsprachigen Raum scheitern Patienten am Verständnis von „stabil", weil das Wort „stable" auch Stall heißt.

Die Liste teils komischer, aber oft auch tragischer Missverständnisse lässt sich lang fortsetzen. Die Botschaft ist einfach: Reden sie in Umgangssprache. Nennen Sie die Dinge beim Namen. „Bösartige Neubildung" oder „Raumforderung" sind merkwürdige Umschreibungen des ungeliebten, aber klaren Wortes Krebs. Und unter „Herd" versteht ein Hausmann etwas anderes als eine Onkologin.

▪ Sparen Sie sich unnötige Details

Auf die Frage: Was ist ein Auto? Erklären Sie nicht den Verbrennungsmotor und den Katalysator, sondern dass man Menschen und Dinge damit transportieren kann. Fangen Sie also nicht mit komplizierten Details an, sondern mit dem Essenziellen, Verständlichen, Nutzbaren: Es fährt los, wenn man aufs Gaspedal tritt, und bringt Sie ohne Anstrengung dahin, wohin Sie wollen. Wer es genauer wissen möchte, darf nachfragen.

Die Patienteninformation einer Pharmafirma über die Alzheimer'sche Krankheit beginnt mit einem Artikel zu Aufbau und Bedeutung von Amyloid-Plaques. Ob die Macher des Heftchens wirklich glauben, dass das Menschen interessiert, die gerade erfahren haben, dass ihr Körper ihren Geist überleben wird? Was für eine absurde Vorstellung: Arzt: „Leider hat der Test ergeben, dass Ohr Mann an Alzheimer leidet." „Oh, dann würde ich gern mal ein Molekülmodell von Amyloiden dazu sehen."

Es ist schön, dass Sie wissen, wie der Wirkmechanismus eines Medikamentes ist. Aber muss der Patient das wissen? Patienten wollen weniger wissen als glauben, dass es gut ist (siehe ▶ Kap. 12). Beschränken Sie sich auf sinnvolle Informationen. Es ist komplett überflüssig, wenn Sie mit unnützem Angeberwissen oder irrelevanten Nebenaspekten aufwarten. Sie brauchen nicht zu erzählen, was sie gemacht hätten, wenn der Test anders ausgefallen wäre oder wenn der Patient zehn Jahre jünger wäre.

Ganz besonders unangenehm sind Selbstverherrlichungsanekdoten, eine Spezialität von manchen Chefärzten. Auch wenn Sie gern erzählen, dass Ihnen diese Detektivarbeit schon immer besonders gut gelungen ist oder wie sie ihre Kollegen auf dem letzten Kongress staunen gemacht haben oder dass Ihnen Ihre zwei Stunden Celloüben an Tag heilig sind, weil Sie bald mit dem Ärzteorchester auftreten. Was Sie sagen, sollte Gewicht haben. Versetzen Sie sich in den Patienten, was möchte er, was braucht er? Streichen Sie alles Unnötige aus dem Gespräch – Sie werden staunen, wie viel Zeit Sie gewinnen!

Wenn Sie Patienten mit geringem Gesundheitsverständnis vor sich haben, sollten Sie sich auf ein Thema konzentrieren. Es hat keinen Sinn, jemanden mit Informationen zu überschütten, wenn er damit nicht umgehen kann.

Überprüfen Sie, was angekommen ist

Stellen Sie sicher, dass Ihr Gegenüber versteht, was Sie gesagt haben, und zwar nicht erst am Ende. Sonst haben Sie sich möglicherweise den Mund vergebens fusselig geredet. Dazu fragen Sie nicht: „Haben Sie das alles verstanden?" Denn darauf nicken ratlose, verunsicherte und inhaltlich abgehängte Menschen artig. Sicherer ist die „Teach-Back"-Methode. Dazu bitten Sie die Patientin oder den Patienten, mit eigenen Worten zu wiederholen, was Sie gesagt haben. Sagen Sie, dass Sie ihre Erklärung verbessern möchten und sichergehen wollen, dass Sie verständlich waren. Es muss klar sein, dass der Patient Ihnen einen Gefallen tut, wenn er zeigt, was angekommen ist. Er darf sich nicht vorgeführt vorkommen wie ein unaufmerksames Schulkind. „Ich möchte gern sichergehen, dass ich Ihnen das richtig erklärt habe. Könnten Sie mir bitte einmal sagen, was Sie jetzt machen, wenn Sie nach Hause gehen?" Warten Sie damit nicht, bis der Termin fast rum ist und ihre Patientin vollkommen verloren. Dem Patienten zeigt das, dass Sie nicht einfach Text abspulen, sondern wirklich wissen wollen, was wie beim Patienten ankommt. Und Sie können einen Gang zulegen oder zurückschalten, wenn Sie merken, dass das nötig ist. Wenn Sie Ihr Sprechniveau anpassen, mag das Zeit kosten, es erspart Ihnen aber dafür später klärende Telefonate, Fehler und erneute Termine zum gleichen Thema.

Eine Studie an Hausärzten im Gespräch mit Diabetikern zeigte, dass die 12 % der Termine, in denen die „Teach-Back"-Methode Anwendung fand, nicht länger waren als die Termine ohne diese Rückmeldung. [7]

Verwenden Sie Bilder

In einem Krankenhaus in Michigan bekamen Wundpatienten die Pflegeanleitung nach Hause mit. Die Hälfte der Patienten bekam eine reine Textversion, die andere Hälfte eine bebilderte Variante. Anschließend wurden die Patienten angerufen und zu den Anweisungen befragt. 46 % derjenigen, die die illustrierte Version hatten, beantworteten die Fragen richtig. Unter denen, die die reine Textversion hatte, waren es nur 6 %. Bilder sind eine extrem wirksame Gedankenstütze!

Nehmen Sie sich ein Blatt Druckerpapier (die ganz guten Ärzte haben dafür einen Stapel farbiges Papier in der Schublade – das finden auch chaotische Patienten immer wieder!) und machen Sie einfache Skizzen. Nummerieren Sie ihre Bildchen. Strichmännchen und kleine Kreise als Pillen reichen, um zu verdeutlichen, worum es geht. Hier gilt das Gleiche wie fürs Reden: Nur das Wichtigste gehört auf den Zettel.

Wenn jemand unter der Medikation nicht Auto fahren sollte, malen sie ein Kästchenauto und streichen es durch. Wenn jemand keine Milchprodukte mit dem Antibiotikum nehmen sollte, dürfen Sie eine Strichkuh krakeln und durchstreichen – das reicht, um in Erinnerung zu rufen, worüber Sie geredet haben.

Helfer einbeziehen

Wenn Sie merken, dass jemand mit seinem Krankheitsmanagement überfordert ist, sollten Sie versuchen, Angehörige oder andere Bezugspersonen einzuschalten. Stellen Sie sicher, dass die verstanden haben, worum es geht.

2.4 WWSZ-Techniken

Die sperrige Abkürzung WWSZ steht für die wichtigsten Techniken der patientenzentrierten Gesprächsführung: Warten, Wiederholen, Spiegeln und Zusammenfassen. Die drei ersten öffnen dem Patienten den Raum, den er zum Reden braucht. Die Zusammenfassung dient vor allem der Ärztin oder dem Arzt – Mediziner kontrollieren so, ob alles gesagt ist und verstanden wurde, außerdem hilft es, das Gespräch zu strukturieren. Die WWSZ-Techniken sind vor allem beim patientenzentrierten Teil des Gesprächs wichtig. Sie werden angewandt, solange und damit der Patient spricht.

Warten, Wiederholen und Spiegeln sind nützliche Instrumente, um ein Gespräch in Gang zu bringen und in Gang zu halten. Sie ermuntern und unterstützen den Patienten beim Reden und helfen Ihnen, das hervorzulocken, was wichtig ist. Das heißt nicht, dass Sie sich ein Gesprächsschema zurechtlegen können, das Sie standardmäßig abarbeiten (so wie Kliniken Arztbriefvorlagen haben). Es gibt keine Reihenfolge, und es muss nicht jede der Techniken zur Anwendung kommen. Sie zu beherrschen ist nicht schwierig; es reicht, wenn Sie sich klarmachen, wie man sie einsetzt, um im richtigen Moment das Richtige zu tun.

▪ Warten

Das Richtige zu tun heißt in der Medizin auch manchmal: nichts zu tun. Schon im ersten Kapitel wird das Ausredenlassen thematisiert. Es gehört zum essenziellen Handwerkszeug eines guten Arztes. Aber woher weiß man, wann der Patient wirklich ausgeredet hat und nicht gerade Mut und Spucke sammelt, um gleich mit etwas unendlich Wichtigen herauszurücken?

Niemand kann vorhersagen, ob der Patient noch etwas preisgibt, wenn die Gesprächsatmosphäre ihn dazu einlädt. Keine Ärztin hat in der Sprechstunde Zeit, sich anzuschweigen, um es auszuprobieren. Deshalb lautet die Regel: Halten Sie inne und warten Sie kurz ab. Eine Pause von bis zu drei Sekunden wird nicht als unangenehm empfunden. Das ist eine Zeitspanne, die nur gewohnheitsmäßig eiligen Ärzten ewig vorkommt. Im Gespräch ist das gerade so lang, dass keine Verlegenheit oder Beklemmung aufkommt, und genug, um neu anzusetzen.

Damit die Patientin diesen Moment des Innehaltens als Einladung zum (Weiter-)Reden versteht, müssen etwas tun. Sie gucken bitte nicht an die Decke oder auf Ihre Fingernägel, sondern konzentrieren sich auf den Patienten, aufmerksam und offen. Halten Sie Augenkontakt. So schaffen Sie einen Zustand, in dem der Patient sich entfalten kann und den Arzt so auf vorher nicht ersichtliche Wege weisen kann.

Nichts lähmt ein Gespräch mehr als drückende Stille. Wenn der Patient die Chance, noch etwas zu sagen, nicht wahrnimmt, so heißt das nicht etwa, dass Sie ihn weiter anschweigen oder zum Reden animieren sollten, sondern dass er fertig ist. Jetzt sind Sie dran.

Pausen haben noch eine weitere Funktion. Sie sind nicht nur die Chance zum Reden, sondern auch als Zäsuren wichtig. Pausen verleihen dem Gesagten Gewicht – und zwar sowohl dem eben Ausgesprochenen als auch dem Satz, der als Nächstes kommt.

Das wird besonders deutlich, wenn die Pause fehlt. Ärztin: „Ich kann nachempfinden, dass das eine sehr schwere Entscheidung für Sie ist." „Wie vertragen Sie denn die neuen Tabletten?" Fehlt zwischen den beiden Sätzen die Pause, so entwertet der zweite den ersten Satz und degradiert ihn zur unglaubwürdigen Floskel.

Rhetoriker predigen gern das Lob der Pause, weil sie Ihnen Zeit gibt, den nächsten Satz vorzudenken, sodass Sie sich nicht verhaspeln oder „äh" einschieben. Der innere Punkt hilft beim Denken und Sprechen und verbraucht kaum Zeit.

Wiederholen

Oft macht man eine Pause, um dem Gesprächspartner eine Chance zum Reagieren zu geben. Die Lücke heißt also nicht, dass alles gesagt ist, sondern eher, dass jetzt der Moment ist, nachzuhaken oder zu ermuntern. Das Wiederholen macht genau das.

Beispiel:

Patientin: „Naja, und da habe ich mich gefragt, ob das nicht was mit dem Herzen zu tun haben könnte."

Arzt: „Mit dem Herzen?"

Patientin: „Bei meinem Mann war es auch so. Der hatte auch so ein Kältegefühl im Unterkiefer und auch Druck in der Brust, und nachher war es ein Herzinfarkt."

Die schlichte Wiederholung zeigt der Patientin, dass der Arzt zuhört und gern mehr wissen will. Daraufhin präzisiert sie.

Spiegeln

Das Spiegeln heißt so, weil damit ein Signal, das der Patient sendet, benannt und zurückgegeben wird. In der Regel geht es nicht um Faktenfragen, sondern um Emotionen. Sie spiegeln dem Patienten, welchen unausgesprochenen Subtext Sie verstanden haben.

Beispiel:

Arzt: „Sie machen sich Sorgen, dass es etwas Schlimmes sein könnte."

Patientin: „Ja. Als meine Mutter in meinem Alter war, hatte sie einen Herzinfarkt und musste aus den Ferien mit dem Flugzeug nach Deutschland in die Klinik gebracht werden."

Wenn Sie dem Patienten spiegeln, was Sie hören, öffnen Sie den Raum für Emotionen. Der Patient kann jetzt präzisieren, und Sie können – möglicherweise – Ängste nehmen.

Auch wenn es in manchen Seminaren des Medizinstudiums so klingt, heißt Spiegeln in diesem Zusammenhang nicht das stumpfsinnige Wiederholen dessen, was die Patientin sagt. Das kann idiotisch wirken und ist nicht hilfreich.

Zusammenfassen

Während vorher der Patient Informationen geliefert hat, zeigt der Arzt in seiner Zusammenfassung, was davon angekommen ist und wie. Sie müssen dafür nicht wie bei einem Schulaufsatz alles aufzählen, was gesagt wurde, sondern geben eine kurze Essenz dessen. Auch wenn eine Patientin Ihnen lange und ausführlich über die Belastungen ihres Berufs und den Stress mit den Kollegen berichtet hat, können Sie das zusammenfassen, indem Sie sagen: „Und noch dazu sind Sie beruflich gerade unter Druck." Wenn ein Patient detailliert über seine Schlafprobleme und ihre Entwicklung referiert hat, kann Ihre Zusammenfassung lauten: „Sie schlafen schon seit drei Monaten schlecht."

Mit Ihrer Zusammenfassung zeigen Sie Ihrem Patienten, was Sie aus dem Gespräch mitnehmen und wie Sie es werten. Der Patient hat jetzt die Chance zu nicken, weil alles richtig ist, oder zu korrigieren, wenn etwas missverstanden wurde.

Dass Sie zusammenfassen, muss aber nicht heißen, dass das Gespräch beendet ist. Wenn Sie die Gesprächsführung übernehmen wollen, können Sie das mit einer Zusammenfassung tun: „Herr Meier, darf ich Sie an dieser Stelle unterbrechen? – Ich habe verstanden, dass Sie sich sehr erschrocken haben, als Sie zusammengebrochen sind. Ich habe jetzt noch einige Fragen zu ihren Beschwerden: …".

Nutzen Sie die frische Zusammenfassung, indem Sie sie in der Akte notieren, nachdem der Patient gegangen ist.

▶ Das können Sie sich sparen

Ich war wegen Fieber und Schlappheit beim Arzt. Er fragt: „Brauchen Sie eine Krankmeldung?" Ich: „Ja, das wäre evtl. gut für die Uni." Da nennt er mich „opportunistisch". Entweder ich brauchte eine oder eben nicht – und was das für ein Arzt-Patienten-Verhältnis sei, in dem der Patient nicht ehrlich äußert, was er will. Er unterstellt, die Krankmeldung wäre alles, was ich wolle, und als ich ihm widerspreche, fragt er mich nochmal, was ich habe. Fieber und Gliederschmerzen. Wie hoch? 38,5–39,3. Oh, da müsse man ja was machen. Sonst nichts? Nein. Er schaut mir in den Rachen und sieht meine Mandeln. Und schreit mich an, dass er sich ja schon gedacht hätte, dass das eine Entzündung im Rachenraum wäre und ich ihm Informationen vorenthalten hätte. Zum Schluss hat er sich dann irgendwann zusammengerissen, mir ein entzündungshemmendes Mittel und ein Rachenspray aufgeschrieben und gesagt: „Gut, dieses Gespräch nimmt heute sowieso kein gutes Ende mehr.“ Ich hab ihn gefragt, ob ich zur Sicherheit ein Antibiotikum bekommen könnte, falls es übers Wochenende schlimmer würde, daraufhin meinte er: „Das ist jetzt Ihr Versuch, mit mir zu kooperieren. Aber das können Sie sich jetzt sparen.“

Studentin über ihren Hausarzt ◀

2.5 Arztzentrierte Gesprächsführung

Als Ärztin oder Arzt sind Sie für den Ablauf und die Struktur des Gesprächs verantwortlich. Es reicht natürlich nicht, den Patienten ausführlich zu Wort kommen zu lassen und das Verstandene zusammenzufassen. Üblicherweise beginnt ein Patientengespräch arztzentriert, dann kommt der patientenzentrierte Teil, und zum Schluss schließt der Arzt das Gespräch ab. Die ganze Zeit haben Sie in der Hand, dass das Gespräch im Zeitrahmen bleibt und dass alle wichtigen Punkte abgearbeitet werden. Beides, Zeit und Inhalt, sollten Sie ankündigen. „Wir haben jetzt ca. 10 Minuten Zeit. Ich würde jetzt gern mit Ihnen darüber reden, wie Ihnen das neue Medikament bekommt. Wenn wir damit nicht hinkommen, komme ich heute Abend nochmal zu Ihnen.“

Im Krankenhaus sind Störungen nicht immer zu vermeiden – der Piepser geht, das Telefon klingelt oder ein Kollege kommt mit einer dringenden Frage herein. Auch in der Praxis gibt es Unterbrechungen. Auch wenn Sie die Störung minimal halten und sich gleich wieder auf den Patienten konzentrieren, so ist dieser leicht irritiert und häufig gekränkt. Kündigen Sie mögliche Störungen vorher an. „Es kann sein, dass ich angepiepst werde und kurz ans Telefon muss.“ Dann wird die Unterbrechung nicht als Irritation wahrgenommen.

Das Gleiche gilt für das Ende des Gesprächs. Es ist unangenehm, wenn das Gespräch abgebrochen werden muss, obwohl der Patient noch nicht das Gefühl hat, fertig zu sein. Wenn Sie rechtzeitig sagen, dass die Zeit bald um ist, kommt das Ende nicht so gefühlt abrupt. „Ich möchte Sie daran erinnern, dass wir nur noch einige Minuten haben. Ich schlage vor, dass wir nächstes Mal über dieses Thema sprechen und jetzt lieber auf den Medikamentenplan schauen. Sind Sie damit einverstanden?“ An eine solche Passage kann sich auch eine kurze Zusammenfassung anschließen sowie eine Rückversicherung, dass alles verstanden wurde.

Versichern Sie sich durch Fragen, dass kein wichtiger Aspekt vergessen wurde:

- „Gibt es Beschwerden, die Sie noch nicht erwähnt haben?“
- „Gibt es noch etwas, was Sie beschäftigt?“
- „Haben Sie noch etwas bemerkt, als die Symptome zum ersten Mal auftraten?“
- „Ist Ihnen noch etwas unklar?“

Wenn Sie diese Arzt-Fragen vergessen, werden Sie womöglich beim Verabschieden in ein Türrahmengespräch verwickelt. „Ach, was ich noch sagen wollte …“

2.6 Es wird nicht emotional – es ist schon emotional

Patienten sind immer emotional, weil sie Menschen sind und keine Maschinen. Deshalb ist es unsinnig, Emotionales und Sachliches zu trennen. Es ist dagegen sinnvoll, sich klarzumachen, welche Rolle Emotionen spielen können, und gut zu wissen, wie man damit umgeht. Damit ist hier nicht gemeint, dass ein Patient mit der Krebsdiagnose hadert oder weint, weil er wegen eines Gefäßverschlusses sein Bein verlieren wird, sondern die kleinen allgegenwärtigen Ärgernisse, Sorgen und Freuden des medizinischen Alltags.

Beispiel: Der Stationsarzt muss einem Patienten mit schlechten Venen Blut abnehmen, die Ellenbogenbeuge ist schon geschwollen, der Patient wird grantig. Arzt: „Das ist wirklich nicht gut. Ich kann mir vorstellen, dass es für Sie sehr unangenehm ist, so mit der Nadel traktiert zu werden." Zum Erstaunen des Arztes besänftigt das den Patienten. Interessiert fragt er: „Wird das jetzt ein blauer Fleck?"

Emotionen kann man nur verarzten, indem man sie ernst nimmt. Dazu hilft es, sie einfach zu benennen. Der Patient hätte vermutlich weniger entspannt reagiert, hätte der Arzt gesagt: „Keine Sorge, das tut gleich nicht mehr weh." Oder: „Keine Ahnung, warum das bei Ihnen nicht klappt." Sie müssen nicht abwiegeln, nicht relativieren – es reicht oft, die Gefühle des Patienten zu benennen: „Es ist für Sie unangenehm." Damit zeigen Sie, dass Sie sehen, wie es um ihn steht, und das berücksichtigen.

Auch wenn der Patient nichts sagt, Sie aber erkennen, dass er verärgert, verängstigt, besorgt oder unglücklich ist, hilft es, das anzusprechen. „Ich habe den Eindruck, dass Sie verärgert sind." Oder: „Kann es sein, dass Sie etwas bedrückt?" Damit öffnen Sie ein Ventil. Sie brauchen nicht zu fürchten, dass Sie nun einen langen Vortrag über die Seelenlage Ihres Gegenübers abwürgen müssen. In der Regel entspannt es die Situation, wenn das Gefühl erkannt und benannt ist. Der Patient ist jetzt eher gesprächsbereit und aufnahmefähig, als wenn er sich damit beschäftigt, Emotionen unterm Deckel zu halten.

Auch fehlende emotionale Äußerungen oder unklare Gesprächsverläufe sind eine Frage wert: „Diesen Sprung in ihrer Schilderung verstehe ich nicht." Oder: „Sie wirken auf mich sehr gefasst." Sie können einem Menschen, der nicht über seine Gefühle spricht, auch mit einer Spiegelung helfen. „Ich stelle mir vor, wie es für mich wäre, wenn ich so lange auf den Eingriff warten müsste und nach Hause möchte. Ich glaube, ich wäre sehr ärgerlich und frustriert."

Auf keinen Fall sollten Sie das Reden über Emotionales forcieren. Wenn jemand eine emotionale Äußerung macht, so müssen Sie darauf eingehen; wenn jemand emotionale Signale sendet, so sollten Sie sie ansprechen. Wenn jemand aber pragmatisch und sachlich mit seinen medizinischen Belangen umgeht und damit gut fährt, so dürfen auch Sie gern pragmatisch und sachlich bleiben. Erst wenn Sie den Eindruck haben, dass Gefühle Ihre Patientin oder Ihren Patienten beschäftigen, absorbieren oder beeinträchtigen, sollten Sie sie ansprechen.

Das NURSE-Modell

Gern wird für den Umgang mit Emotionen, das sogenannte NURSE-Modell bemüht. Das Akronym steht für:

Naming - Emotionen benennen

Understanding - Verständnis für die Emotion zeigen

Respecting - Respekt oder Anerkennung formulieren, loben!

Supporting - Dem Patienten Unterstützung anbieten

Exploring - Weitere Aspekte zu den Gefühlen des Patienten herausfinden

Naming entspricht dem Spiegeln. Es ist nicht nötig, wenn der Patient selbst sagt: „Ich habe Angst." Nur wenn Ihnen das Gefühl unverständlich ist und irrational zu sein scheint, müssen Sie nachfragen, bis Sie zum „Understanding", dem Verständnis, kommen. Anerkennung und Lob hilft immer (siehe unter 1.4 Lob). Natürlich bieten Sie Hilfe an, wo das sinnvoll und möglich ist. Exploring meint das Herauskitzeln nicht benannter Emotionen und weiterer Aspekte der Gefühlslage.

2.7 Die Visite

Im Krankenhaus ist die tägliche Visite die Gelegenheit, bei der sich Arzt und Patient treffen – und oft eine große Enttäuschung. Selten gelingt ein Gespräch oder überhaupt nur ein Austausch mit dem Patienten.

Immer wieder stoppen und protokollieren Wissenschaftler die Äußerungen bei der Visite, und immer wieder sind die Ergebnisse solcher Untersuchungen ernüchternd: Im Schnitt ist eine Visite 3,5 Minuten lang. In der Regel redet der Arzt 60 % der Zeit, der Patient 30 (den Rest füllen die anderen Teammitglieder). Dabei bestehen die Patientenäußerungen zu 80 % aus Antworten auf Fragen des Arztes. Auf sechs bis elf Arztfragen kommt eine Patientenfrage. Immer noch jeder fünfte Patient berichtet, dass das medizinische Personal über seinen Kopf hinweg miteinander redet, und mehr als 13 % erleben sich ohnmächtig in Bezug auf Entscheidungen. Besonders schlimm läuft die Visite bei Schwerkranken ab. Wenn Moribunde eine Frage stellen, so beantwortet der Arzt sie in 92 % der Fälle ausweichend oder gar nicht.

Dieser Befund ist ein Skandal – wenn auch verständlich. Den Medizinern dient die Visite als kurzer Check, ob alles läuft wie geplant – bzw. zum Absprechen eines Richtungswechsels. Sie ist der Ort von Fachdiskussionen über Diagnose und Therapie. Außerdem werden bei der Gelegenheit den Pflegekräften Anordnungen gegeben und gleichzeitig noch Medizinstudenten ausgebildet. Ärzte erwarten also in der Regel keinen Input des Patienten und wünschen kein Gespräch, das den Ablauf stört und die Runde verzögert.

Dass Patienten auch Interessen haben, wird gern vergessen. Sie fiebern der Visite oft entgegen, weil sie sich Antworten erhoffen auf Fragen, die sie möglicherweise seit Stunden im Kopf wälzen. Die Erwartungen sind hoch und damit auch die Aufgeregtheit. Das macht es Patienten schwer, das loszuwerden, was ihnen wichtig ist.

Dazu kommt, dass die medizinischen Teams bewusst oder unbewusst verschiedene Abschottungs- und Abweisungsstrategien entwickelt haben. Sie helfen ihnen, die Visite sachlich zu halten und effizient und zielgerichtet die wichtigen Punkte abzuhandeln. Sie wollen nicht unterbrochen und gestört werden. Ein Fazit der verschiedenen Analysen von Arztvisiten lautet: „Die Behandlung von Patienteninitiativen zeigt, dass eine personenbezogene Arzt-Patient-Information nur in Minimalform vorliegt und im Wesentlichen nur erfolgt, um die Patientencompliance zu sichern." [8]

Sicher ist nicht jede Arztvisite eine Demütigung für den Patienten. Eine Enttäuschung ist sie allerdings meistens. Da kommt die ganze Truppe von Weißkitteln ins Zimmer geschwebt, baut sich ums Bett auf, redet Jargon, man zwinkert sich zu und lässt zwischendurch gnädig eine Frage zum Befinden fallen, deren Antwort niemand hören will. Im besten Fall nickt der Arzt, als wolle er sagen: „Ja, das hatte ich mir eh schon gedacht." Im schlechtesten Fall redet er mit seinem Kollegen noch über den Fall aus dem vorherigen Zimmer. Eine Atmosphäre, die einen wirklichen Austausch zulässt, entsteht selten.

Dabei übersehen die Medizinerinnen und Mediziner gern, dass ihr Expertentum nicht die Hälfte wert ist, wenn sie den Patienten aussparen. Denn nur er ist der Experte für seinen Zustand. Nur er weiß, was sich wie anfühlt, wann und möglicherweise warum etwas schlimmer oder besser wird. Nur, wenn er seine Sorgen, Nöte und Bedürfnisse angemessen mitteilen kann, wird klar, was den Heilungsprozess bremst oder was ihn fördern könnte.

Machen Sie vor Ihrer nächsten Visite ein Gedankenexperiment: Stellen Sie sich vor, Sie wären Patientin. Sie wissen, dass Sie hier auf unbestimmte Zeit festgesetzt sind, in diesem merkwürdigen Zimmer mit der ewig nörgelnden und nachts schnarchenden Zimmernachbarin, die permanent den Fernseher laufen lässt. Sie haben gestern den ganzen Nachmittag auf dem Flur vor der Röntgenabteilung wartend verbracht. Neben Ihnen parkte ein Klinikbett mit einem schwer atmenden Alten mit einem Hämatom auf der linken Wange. Die Tatsache, dass das für den Armen noch entwürdigender war als ihr Herumsitzen im Nachthemd, war ein zweifelhafter Trost. Als die Röntgenaufnahmen gemacht waren, verlor niemand ein Wort darüber, was drauf ist. Sie wissen nicht, wie der Befund lautet, Sie wissen nicht, wann sie nach Hause dürfen. Und ob Ihre Tochter wirklich daran denkt, die Hortensientöpfe zu gießen, weiß auch kein Mensch. Seit Sie hier sind, konnten Sie nicht mehr richtig aufs Klo, Sie haben Rückenschmerzen und abends beim Einschlafen schreckliches Herzklopfen, von dem Sie nicht wissen, ob es gefährlich ist und ob es von den neuen Medikamenten oder der Anspannung stammt. Heute morgen wurden Sie um 6:00 Uhr mit halbaufgetauten Brötchen geweckt, und seitdem warten Sie auf die Visite, die seit 90 Minuten „gleich" kommt. Und nun ist sie da. Sie recken das Kinn, um den Herrschaften in die Gesichter zu sehen, die sich an Ihr Bett drängen. Wie fühlen Sie sich?

Sicher erkennen Sie, dass sich etwas ändern sollte an der herkömmlichen Visite. Optimal wäre Folgendes:

- Die Visite sollte ein Gespräch auf Augenhöhe sein. Dazu setzt sich der leitende Arzt auf einen Stuhl neben dem Bett. Der Rest des Teams hält einen höflichen Abstand und beobachtet das Gespräch vom Fußende des Bettes aus und hört zu. Die Besprechungen innerhalb des Teams finden auf dem Flur statt.
- Die Visite sollte ein Dialog sein, also ein Wechselgespräch, kein Frage-Antwort-Spiel, in dem der Patient nur reagiert.
- Der Arzt macht Pausen, sodass der Patient nicht um das Wort kämpfen muss. Vor allem schwerkranke Patienten sollten nicht benachteiligt werden.
- Der Arzt spricht deutlich und verwendet möglichst wenig Jargon. Er achtet darauf, verstanden zu werden. Er weicht Fragen nicht aus.
- Der Arzt stellt offene Fragen und hakt bei kurzen Antworten nach. „Ihnen geht es gut, sagen Sie? Gibt es etwas, was Sie gern besser hätten?"
- Die Visite dient nicht nur der Informationsvermittlung über körperliche Vorgänge, sondern bezieht das „psychosoziale Lebensumfeld" mit ein. Solche Gespräche entscheiden maßgeblich darüber, wie gut sich ein Patient aufgehoben fühlt.

In manchen Kliniken gleicht die Visite einer Besichtigung der Patienten. Wie bei einer Museumsführung werden die einzelnen Kranken exponiert, erklärt und angesehen. Das mag praktisch sein, degradiert aber die Menschen, für die der ganze Klinikbetrieb doch da ist. Besonders unangenehm ist es, wenn die leitende Ärztin jemanden anweist, die Decke zurückzuschlagen, um dann mit hochgezogenen Augenbrauen die frische Narbe zu besehen. Wenn Sie den Patienten ansehen wollen, dann reden Sie bitte mit ihm und entblößen Sie gemeinsam die Stelle, die Sie sehen wollen. Nutzen Sie diese Gelegenheit, den Patienten anzufassen.

Natürlich sollen Sie nicht auf die frische Narbe fassen oder Keime verteilen, aber wenn Sie den geschienten, geschwollenen Arm ansehen, dann sollten Sie ihn auch halten. Wenn es um Bewegungseinschränkungen geht, so sollten sie bei der Bewegung Hand anlegen. Wenn es etwas zu tasten gibt, so benutzen Sie bitte Ihre Hände. Das kostet Sie keine Zeit, denn Sie können dabei ja reden oder den Patienten reden lassen. Berührungen verändern nicht nur die Atmosphäre der Visite, sie verändern auch die Art und Weise, wie der Patient Ihren Besuch wahrnimmt. Er wird ihm länger vorkommen und als wertschätzender empfunden. Mehr dazu steht in ▶ Kap. 4 – Anfassen!

Das Anamnese-Gespräch

Inhaltsverzeichnis

J. von Campenhausen, *Ärztliche Kommunikation für Medizinstudierende*, https://doi.org/10.1007/978-3-662-61749-6_3

3

3.1 Ich sage Dir, wo's weh tut, und Du sagst mir, wer Du bist

Für den US-amerikanischen Fernsehdoktor Gregory House ist die Anamnese eine Knobelaufgabe. Es ist im Grunde egal, wer da vor ihm sitzt und wo es demjenigen weh tut. Laut House lügt jeder Patient ohnehin, deshalb zählen nur Symptome, Labordaten und diagnostizierte Krankheiten. Patienten sind Fälle, interessante medizinische Puzzles, die es zu lösen gilt. Anteilnahme, Einfühlungsvermögen oder Empathie kommen in der beliebten Arztserie kaum vor. Das ist unterhaltsam, aber extrem realitätsfern.

Wie keine andere noch so raffinierte medizinische Untersuchungsmethode liefert ein gutes Anamnesegespräch eine Flut von Informationen, Wertung und Wichtung inklusive. 90 % aller Diagnosen können nach einem guten Anamnesegespräch richtig gestellt werden. Der Termin dient aber nicht nur der Diagnosefindung. Die Anamnese ist in der Regel der erste Kontakt, den eine Ärztin mit einer Patientin hat. Das Gespräch ist ein Prozess, bei dem Arzt und Patient gemeinsam die Krankheitsgeschichte aus der Erinnerung des Patienten rekonstruieren und dabei – wenn es gut läuft – eine vertrauensvolle Basis für die Zusammenarbeit schaffen.

Schließlich ist die Anamnese die Begegnung zweier Unbekannter, die sich ohne Zeugen auf ein vertrauliches Gespräch einlassen, und damit eine sehr besondere Situation. Stimmung, Herkunft, Bildungsgrad, Gemütslage und Weltanschauung machen beide Teilnehmer individuell und beeinflussen den Gesprächsverlauf, die Wertung, das Vorgehen und damit auch die Frage, ob aus der Arzt-Patienten-Begegnung eine tragfähige Arzt-Patienten-Beziehung wird.

Es geht deshalb auch um Wertschätzung, ums Ernstnehmen, Wahrnehmen, und zwar auf beiden Seiten. Während Sie als Ärztin für sich entscheiden, wie sie den Patienten einschätzen, macht sich der ein Bild von Ihnen: Sind Sie vertrauenerweckend und vertrauenswürdig? Kann man sich vor Ihnen entblößen, sollte man Ihrem Rat folgen oder lieber eine Zweitmeinung einholen? Sollte man Ihre schmerzhafte Diagnostik ertragen oder einer von Ihnen angesetzten Therapie folgen, auch wenn sie unangenehm ist?

Das klingt schwieriger als es ist. Für Sie als Ärztin oder Arzt bedeutet das Anamnesegespräch Handwerk. Bisweilen entpuppt sich das als intensive Übersetzungs- und Beziehungsarbeit: Sie übersetzen die Erinnerung des Patienten in diagnose- und therapierelevante Informationen, und Sie schaffen mit Ihrer Haltung, Ihrer Zuwendung, Ihrem Verhalten und Ihrer Ausstrahlung ein tragfähiges Arbeitsbündnis. Diese beiden Aspekte der Anamnese sind eng miteinander verknüpft.

Als vertrauensbildende Maßnahme reicht ein sachliches, zielorientiertes Gespräch vollkommen aus, bei dem Sie offen, aufmerksam und freundlich sind. Nichts anderes erwarten Ihre Patienten. Sie müssen also weder Smalltalk machen noch launige Anekdoten aus Ihrem Leben erzählen, um eine gute Gesprächsebene zu schaffen, im Gegenteil. Je besser das Gespräch läuft, desto gradliniger kommen Sie an die Informationen, die Sie benötigen.

Dazu brauchen Sie genau die Gesprächstechniken, die im vorherigen Kapitel beschrieben wurden. Ihre Haltung sollte empathisch, akzeptierend und – im passenden Maße – authentisch sein; die Sprache angemessen und die Fragen passend.

Was genau das im Detail heißt, lässt sich nicht verallgemeinern. Jede Anamnese ist einmalig. Das zeigt sich schon darin, wie unterschiedlich lang sie sind. Manchmal ist nach wenigen Minuten alles Wichtige gesagt, manche Krankengeschichte will über mehrere Termine entwickelt werden. Selbst wenn sie die wichtigsten Fragen geklärt haben, ist eine Anamnese nie „fertig“.

3.2 Auf der Suche nach dem „Narrativ"

Narrativ ist ein Modewort für die Tatsache, dass man viele Fakten und Deutungen am besten in einer Erzählung verknüpft, weil so Zusammenhänge deutlich werden. Als die Briten sich in einer Abstimmung mehrheitlich für einen Austritt aus der Europäischen Union aussprachen, forderten die übrigen EU-Länder „ein neues Narrativ" für Europa. Natürlich bleibt die politische Konstruktion der EU die gleiche, aber die Art und Weise, wie man sie beschreibt, kann nervige Bürokratie thematisieren oder den großen internationalen Markt der Möglichkeiten, z. B. für Forschung und Lehre, herausstellen. Wie man von und über die EU erzählt, sollte zeigen, was der Staatenbund bedeutet, was er kann und wofür er steht.

In der medizinischen Anthropologie sammeln Forscher ebenfalls Narrative. Sie lassen sich erzählen, was die Menschen unter Gesundheit und Krankheit verstehen, welche Modelle von Heilung sie kennen und wünschen und welche Rolle Gesundheit und Krankheit für sie in Gesellschaft und Familie spielt. Arthur Kleinman, Anthropologe und Psychiater an der Harvard-Universität sagt: „Jeder Patient bringt dem Arzt eine Geschichte. Diese Geschichte webt die Krankheit in ein Netz aus Bedeutungen, die nur im Kontext mit diesem bestimmten Leben einen Sinn ergeben."

In der Anamnese berichtet eine Patientin oder ein Patient, worunter sie oder er leidet, und stellt in diesem Bericht in der Regel automatisch einen Zusammenhang her. Der wird manchmal klar ausgesprochen, manchmal muss der kluge Arzt ihn herausarbeiten helfen.

Sicher ist: Wer in der Anamnese einen Katalog präziser Fragen abarbeitet und dem Patienten nur kurze Antworten lässt, bringt sich um die wichtigsten Informationen. Denn die Tatsache, dass ein Symptom auftritt, erzählt noch nichts darüber, woran der Patient leidet. Erst in der Erzählung wird klar, was etwas bedeutet, welche Rolle es spielt und was es mit dem Menschen macht.

Jeder, der eine fordernde Bergtour gemacht hat, weiß, dass Anstrengung, Ausgelaugtsein, Herzklopfen und Muskelreißen großartige Gefühle sein können und nicht immer auf behandlungsbedürftige Leiden hinweisen. Die Symptome könnten aber auch auf eine gefährliche Herzmuskelentzündung hinweisen. Erst im Zusammenhang, im Großen und Ganzen wird klar, welche Zustände ein Mensch als störend, besorgniserregend oder quälend empfindet und welche Ursachen für eine Deutung infrage kommen.

Wann genau bestimmte Symptome auftreten, ist keine Frage einer präzisen Uhrzeit, sondern des Zusammenhangs: nach Anstrengung, bei Ärger, nach dem Essen, nach einer Phase der Bewegungslosigkeit? Wenn Sie auf der Suche nach Ursachen, Diagnosen und möglichen Therapiewegen sind, so kann Ihnen der Patient viel Mühe abnehmen, wenn Sie ihm sein Narrativ entlocken. Gerade alte, multimorbide Patienten können präzise priorisieren, was sie beeinträchtigt und wo sie in welcher Form eine Linderung oder eine Therapie wünschen. Wenn Sie bei der Anamnese Fragen stellen, so sollten Sie die Antworten als Mosaiksteinchen zum Narrativ sehen und nicht ihren inneren Fragebogen abhaken.

Wenn Sie verstanden haben, welche Vorstellung von Krankheitsentstehung Ihr Patient hat, so können Sie genau darauf eingehen: Nein, Sie sind nicht schuld daran, dass Ihr Kind behindert ist; nein, Sie können Ihren Krebs nicht aushungern, sondern sollten darauf achten, dass Sie gut essen. Wenn Sie das Gefühl haben, dass Luftveränderung Ihnen hilft, dann sollten Sie losfahren.

Fragen Sie auch danach, was für eine Therapie sich Ihr Patient wünscht und wie er sich vorstellt, dass es bergauf geht. Lassen Sie ihn möglichst konkret werden und beschreiben, wie sich Besserung anfühlen soll. Eine solche Visualisierung hilft enorm. Arbeiten Sie zur Verstärkung mit dem Narrativ des Patienten und verwenden Sie die Bilder, die er damit vorgibt. Wenn Sie sich aus der Erzählung Ihres Gegenübers ein Gesamtbild gemacht haben, sind Sie nämlich selbst dran mit Ihrem Narrativ, das die Therapie schlüssig erzählt.

Was genau Sie als behandlungsbedürftiges Problem sehen, welchen Namen Sie dem Gesamtkunstwerk geben, das vor Ihnen sitzt, und wie Sie beide damit umgehen wollen – all das lässt sich als Narrativ begreifen. Machen Sie eine Geschichte mit weitem Horizont und der Möglichkeit eines Happy Ends daraus!

► Als wäre man doof

Manchmal sagen Ärzte einem Sachen, die sind, als würden die einem mit einer Dachlatte einen überziehen. Ich war z.B. bei der dermatologischen Nachuntersuchung, da war eine ganz junge Ärztin. Das Erste, was sie so im Vorbeigehen zu mir sagte, war: „Sie müssen abnehmen!" Ich sagte ihr: „Ich bin wegen meiner Haut hier, und nicht wegen Abnehmen. Aber sagen Sie mir doch mal bitte, wie ich abnehmen soll oder wie ich abnehmen kann." Darauf die Ärztin: „Darauf bin ich nicht spezialisiert, ich bin hier schließlich Hautärztin." „Na also, dann gucken Sie auch bitte auf meine Haut." Ich weiß nicht, warum die einen immer behandeln, als wäre man doof. Ich habe auch immer das Gefühl, ich erzähle einem Doktor etwas, und der tut so, als würde man denen irgendwas erzählen und hätte gar nichts.

Diabetikerin, 51 Jahre ◄

3.3 Bausteine der Anamnese

Das Gespräch mag patientengeleitet oder arztgeführt sein, die Fragen umfassend oder symptomzentriert, die Gesprächsrichtung beziehungs- oder handlungsorientiert, der Ablauf schematisch oder flexibel-kreativ. Bestimmte Komponenten sollten immer vorkommen:

▪ Begrüßung

Schauen Sie unbedingt ins Krankenblatt, *bevor* Sie einen Patienten begrüßen. Prägen Sie sich den Namen ein und rufen Sie den Patienten oder die Patientin mit Anrede auf („Herr Meier?" nicht „Meier!!"). Wenn Sie nicht wissen, wie ein schwieriger Name ausgesprochen wird, so fragen Sie nach, zur Not auch mehrmals, bis Sie den Namen richtig sagen können. Machen Sie sich eine Notiz, auf der sie die Aussprache phonetisch festhalten – fürs nächste Mal! Oder Sie lassen sich die entsprechende Notiz von der Sprechstundenhilfe neben den Namen schreiben. Von ihr, aus dem Patientenfragebogen oder aus der Akte sollten Sie auch ungefähr wissen, wen Sie vor sich haben und warum er heute hier ist.

Zur Eröffnung des Gesprächs geben Sie die Hand, schauen den Patienten offen und freundlich an, begrüßen ihn mit Namen und stellen sich vor („Guten Tag, Frau Müller. Ich bin Dr. Superschlau. Setzen Sie sich bitte."). Bevor Sie den Ring freigeben, sollten Sie ankündigen, was jetzt kommt. Sie möchten zunächst mit der Patientin sprechen, um mehr über sie zu erfahren bzw. ihre Krankengeschichte aufzunehmen. Anschließend möchten Sie sie körperlich untersuchen.

Auch wer wenig deutsch kann, wird gesiezt, ebenso wie Teenager ab 16. Wenn sie das nicht möchten, sagen sie selbst: „Sie können ruhig noch du sagen." Aber wenn Sie mit „Ich darf doch noch Du sagen, oder?" in die Offensive gehen, wird kaum ein Teenager es wagen, nein zu antworten. (Wenn Sie einen Teenager schon seit dem Krabbelalter kennen, können Sie allerdings beim Du bleiben.)

▪ Eröffnen

Eröffnen Sie das Gespräch mit einer offenen Frage und lassen Sie den Patienten ohne Unterbrechung vortragen. So erfahren Sie nicht nur, wo es zwickt, sondern bekommen auch gleich einen Eindruck von seinem Wissensstand, seiner Redefähigkeit und seinem Verständnis in Bezug auf seine Beschwerden. Aus Zwischentönen erfahren Sie, ob der Patient der Medizin skeptisch gegenübersteht, ob er schlechte Erfahrungen mit Ärzten gemacht hat, ob er die Therapie fürchtet oder auf sie hofft, ob er Angst hat, ob er Ihnen gegenüber vorsichtig, misstrauisch oder vertrauensvoll ist.

Die klassische Eröffnungsfrage lautet: „Was führt Sie heute zu mir?“, „Wie kann ich Ihnen helfen?“ oder „Welche Beschwerden haben Sie?“.

Symptomanamnese: Nachfragen und Präzisieren

Wenn Ihre Patientin ausgeredet hat, können Sie mit gezielten Fragen nachhaken. Seit wann? Wo genau? Wann tritt es auf? Strahlt es aus? Wie ist es nachts? Usw. Achten Sie dabei auf Präzision. Geben Sie sich nicht mit „oben“ oder „im Bauch“ zufrieden, sondern lassen Sie sich die Stellen zeigen. Auch Begriffe wie „Zucker“; „Herzanfall“ oder „Rheuma“ sollten Sie präzisieren. Oft verstehen Patienten etwas anderes darunter als sie. Auch, was „oft“, „ein wenig“ oder „manchmal“ für die Patientin bedeuten, müssen Sie erfragen.

Manchmal ist es hilfreich, dem Patienten mehrere Begriffe zur Auswahl zu geben: „Ist der Schmerz stechend oder dumpf?“ Aber nicht zu viele, denn sonst wird es verwirrend. Also nicht: „Hatten Sie in den letzten Monaten Übelkeit, Erbrechen, Durchfall, Verstopfung, Blut im Stuhl, Bauchschmerzen, Sodbrennen oder Aufstoßen?“ Wenn Sie Vorschläge geben, dann bitte nicht mehr als drei Wahlmöglichkeiten.

Achten Sie auf verständliche Sprache. Verwenden Sie deutsche Begriffe statt lateinischer Termini (Lungenentzündung statt Pneumonie) und meiden Sie Abkürzungen oder klinikinternen Jargon.

Machen Sie sich klar, dass z. B. das Wort Tumor für Sie eine harmlose Wucherung bedeuten kann, aber der Patient denkt an Krebs.

Wenn Sie bestimmte Krankheitsbilder gut im Kopf haben und abklären wollen, so können Sie das zügig mit gezielten, geschlossenen Fragen tun. Aber seien Sie vorsichtig mit Suggestivfragen! Wenn Sie so entschlossen Fragen abarbeiten, geben Sie Patienten leicht das Gefühl, dass, wenn er zum Kribbeln in den Beinen schon Ja gesagt hat, dann die Sehstörungen auch dazu gehören. Auch wenn er sich nicht recht erinnern kann, dass sie ihm aufgefallen wären, sagt der Patient dann auch dazu Ja.

Wenn Sie merken oder vermuten, dass Ihr Gegenüber eher Ihre (vermuteten) Erwartungen erfüllen will, als dass er aus der eigenen Erinnerung antwortet, so sollten Sie eine offene Frage einschieben, die das Bild oft wieder korrigiert. „Können Sie beschreiben, wie sich das äußert?“

Es ist vollkommen normal, dass man beim Reden manchen Dingen mehr oder weniger Gewicht gibt, einfach dadurch, dass man ausführlicher oder kaum darüber redet. Räumen Sie Ihrem Patienten immer Möglichkeiten ein, ein schiefes Bild geradezurücken. Etwa so: „Was Sie über Augenprobleme sagen, klingt nicht besorgniserregend. Wenn Sie einverstanden sind, stellen wir die hinten an und konzentrieren uns auf die Fehlempfindungen in den Beinen. Sind Sie damit einverstanden?“

Allgemeine Krankheitsanamnese und Risiko- und Systemanamnese, Medikamentenanamnese, Familienanamnese

Es hat sich bewährt, eine ganze Reihe von Standardfragen mit einem Fragebogen vorzulegen. Im Wartezimmer hat der Patient Zeit, seine Kreuzchen zu setzen, und Sie haben mit einem Blick auf den Bogen einen schnellen Überblick über wichtige Vorerkrankungen, mögliche erbliche Krankheitsneigungen, Allergien und den aktuellen Medikamentenplan. Der Fragebogen kann aber niemals das Gespräch ersetzen. Oft fällt Patienten erst im Behandlungszimmer angesichts der Narbe ein, dass sie vor sechs Jahren eine Hüft-OP hatten. Wer Blutdrucksenker nimmt, gibt gern an, normalen Blutdruck zu haben – schließlich ist der ja gut eingestellt. Und ältere Diabetiker geben gern an, keine Medikamente zu nehmen, weil ihre Insulin-Routine für sie Alltag ist und die Spritze nicht als Medizin zählt. Fragen Sie also lieber nach und korrigieren Sie den Zettel.

Wenn Ihre Sprechstundenhilfe genug Zeit hat, lohnt es sich übrigens, das Ausfüllen des Fragebogens an sie zu delegieren. Wenn sie den Patienten ansieht und ihm die Fragen stellt, denkt er anders nach und antwortet zuverlässiger, als wenn er die Fragen selbst überfliegt und nein-nein-nein-keine-nein-nicht bekannt ankreuzt. So ist auch sichergestellt, dass alle Fragen verstanden werden.

▪ Psychosoziale Anamnese und Berufsanamnese

Wie ein Mensch lebt, was er arbeitet und was er gerne tut, erzählt viel über ihn. Deswegen sollten Sie einige Informationen darüber abfragen. Das muss nicht systematisch passieren. Ein Lehrbuch der psychosomatischen Grundversorgung (Fritzsche et al. 2003 [9]) listet folgende Fragen als psychosomatischen Werkzeugkasten. Es sind keine Fragen, die Sie explizit stellen müssen, sondern welche, die Sie im Hinterkopf haben sollten, um sich ein gutes Bild von Ihrem Patienten zu machen und die Sie durch das ganze Gespräch begleiten:

> » Wer ist der Mensch, der ins Krankenhaus oder in die Arztpraxis kommt?
> Wie tritt er auf, wie verhält er sich?
> Worüber klagt er?
> Warum kommt er gerade jetzt?
> Gibt es neben seinen Beschwerden noch etwas, was er mir sagen möchte?
> Welche Vorstellung von seinen Beschwerden und von einer möglichen Behandlung hat er?
> Wie reagiere ich auf ihn?
> Was muss ich noch von ihm erfahren, um eine Diagnose zu stellen?
> Welche diagnostischen und therapeutischen Schlussfolgerungen ziehe ich?
> Was kann ich dem Patienten als Behandlung anbieten?
> Was kann der Patient davon annehmen?
> Wie einigen wir uns auf ein gemeinsames Behandlungsziel und einen gemeinsamen Behandlungsplan?

▪ Klärung offener Fragen

Auch wenn Ihre Patientin die ganze Zeit artig genickt hat, sollten Sie sichergehen, dass nichts offengeblieben ist. „Haben Sie noch Fragen?“, „Gibt es noch etwas, das wir besprechen sollten?“, „Habe ich etwas vergessen?“ – diese Fragen sind keine Floskeln und sollten nicht im Türrahmen fallen, sondern in Ruhe und im Sitzen. Erst wenn Ihre Patientin selbst sagt, dass Sie keine Fragen mehr hat, ist das Gespräch zu Ende.

Patientenfragen sollten Sie bis zum Ende aufmerksam hören. Oft verbirgt sich hinter einer Sachfrage eine andere, unausgesprochene Frage, eine emotionale Botschaft oder ein wichtiger Hinweis auf bisher Ungesagtes. Fragt der Mensch, weil er Informationen erhalten möchte oder weil er Zuwendung braucht? Schwingt Kritik mit, oder ist die Frage ein versteckter Hilferuf? Will er mit der Frage von einem sensiblen Thema ablenken? Meint er mit „Dauert das lange?“ vielleicht eigentlich: „Werde ich daran sterben?“. Wiederholt ein Patient eine Frage, weil er Ihre Antwort nicht verstanden hat, weil er eine andere Antwort hören möchte oder weil er an Gedächtnisverlust leidet?

▪ Festlegen des weiteren Vorgehens und Verabschiedung

Auch wenn der Grund für den Arztbesuch noch so banal und harmlos war, ist die Behandlung mit dem ersten Termin nie vorbei. Sie sollten immer klar sagen, wie es weitergehen soll. Wenn es einen Therapieplan gibt, so besprechen Sie den und geben ihn am besten schriftlich mit: Wie lange wie viel von welchem Medikament, Vorstellen bei welchem Facharzt und wann einen neuen Termin ausmachen? Wenn alles gut ist, dann sehen Sie sich in einem halben Jahr wieder.

Wenn Sie gute Sprechstundenhilfen haben, so können Sie sie anweisen, zwischendurch telefonisch anzufragen, wie es geht, und dann nach Bedarf einen schnellen oder fernen Termin festmachen. Das spart unter Umständen unnötige Arztbesuche und wird als ungeheuer aufmerksam und fürsorglich empfunden. Wenn Befunde ausstehen, so sollten Sie anrufen, wenn der Bericht da ist und besprochen werden soll. Bei schwerwiegenden Befunden sollten Sie einen Termin ausmachen, an dem Sie ihn mit dem Patienten in der Praxis besprechen. Bis dahin dürfen Sie den Patienten aber nicht auf die Folter spannen. Wer auf Tumormarker oder das Ergebnis eines AIDS-Tests wartet, sorgt sich. Wenn Sie Entwarnung geben können, so sollten Sie das unbedingt schnellstmöglich tun. Viele Patienten trauen sich nicht konkret zu fragen, weil Sie Angst vor der Antwort haben. „Wir haben Einiges zu besprechen, denn es gibt vieles, was wir tun können und sollten. Ich würde Sie deshalb gern bald sehen." Das ist zwar nicht beruhigend, aber fair.

Wenn es schnell gehen muss: Notfallanamnese

Bei Notfällen bleibt keine Zeit für ein ausführliches Gespräch. Dann orientieren Sie sich an der Eselsbrücke **SIMPLE**:

Sie erfragen die **S**ymptome, Allergien (**I**mmunreaktionen), **M**edikamente, die **P**atientengeschichte, den **l**etzten Eingriff/die **l**etzte Medikamenteneinnahme und das **E**reignis, das zum Notfall geführt hat. Währenddessen beginnen Sie bereits mit der Notfallversorgung: Stabilisieren die Patienten, stillen Blutungen oder was immer nötig ist. Alle weiteren Angaben zur Anamnese holen Sie später ein, wenn die akute Gefahr gebannt ist.

3.4 Schwierige Situationen

Es lässt sich manchmal nicht vermeiden, dass ein Gespräch mühsam, zäh oder unerfreulich wird. Wenn die Situation ungemütlich wird, sollten Sie besonders aufmerksam auf Ihr eigenes Empfinden achten: Versuchen Sie nicht Emotionen unterm Deckel zu halten, sondern sagen Sie, was gerade mit Ihnen passiert („Ich bin irritiert, dass Sie das erst jetzt sagen."). Lassen Sie auch die Emotionen der Patientin zu und benennen Sie sie. Eventuell sollten Sie sie explizit thematisieren („Ich habe den Eindruck, dass das Thema Sie zornig macht.").

Schwierige Gespräche sprudeln selten. Pausen sind dagegen normal und oft nützlich. In der Schweigezeit können sich beide Gesprächspartner sortieren, Zwischenbilanz ziehen und sich weitere Fragen ausdenken. Erst wenn sich eine Pause zu einem gähnenden Loch auswächst und das Gespräch zu ersticken droht, sollten Sie sie brechen. Das geht wunderbar neutral, indem Sie zusammenfassen, was Sie bisher verstanden haben. Sie können den Patienten auch nach seinem Empfinden fragen. Je nachdem, wohin Sie steuern möchten, können Sie an das vorherige Thema anknüpfen („Ich würde gern noch einmal auf Ihren ersten Anfall zurückkommen.") oder zu einem neuen Thema wechseln („Ich möchte das Thema für heute gern so stehen lassen und jetzt mit Ihnen die Behandlung planen.").

Die meisten Situationen, die Ihnen in dem Moment schwierig zu sein scheinen, sind es gar nicht. Es hilft, wenn Sie sich klarmachen, dass nichts schiefgehen kann. Wenn Ihnen ein Patient unangenehm wird, so können Sie das Gespräch beenden. Wenn Sie nicht weiterwissen, reicht es, wenn Sie das kommunizieren („Das ist eine gute, nicht ganz einfache Frage. Ich würde dazu gern einen Kollegen fragen/etwas recherchieren.").

Niemand kann alles wissen. Während unreflektierte Schnellantworten Schaden anrichten können, ist es nie falsch, eine Frage offenzulassen, um sie zu gegebener Zeit fundiert und richtig beantworten zu können. Das dürfen Sie bei Bedarf auch genau so sagen: „Ich möchte nicht riskieren, Sie hier auf eine falsche Fährte zu setzen. Ich würde diese Frage gern mit Kollegen klären./Ich möchte dazu gern die Fachliteratur ansehen."

3.5 Logorrhoe

Geben Sie einem Patienten nie den Eindruck, Sie stünden unter Zeitdruck, auch wenn Sie das vermutlich tun. Reden Sie also nicht im Stehen, im Gehen oder gar, während Sie etwas im Computer nachsehen. Tatsächlich überträgt sich der sichtbare Zeitdruck auch auf Ihr Gegenüber, das dann mehr und schneller redet, dem eilig noch etwas und noch etwas einfällt und anschließend mit dem unguten Gefühl Ihr Zimmer verlässt, dass man nicht genügend Zeit hatte, weil alles so eilig besprochen werden musste. Ein solches Gefühl entsteht erwiesenermaßen vollkommen unabhängig davon, wie viel Zeit Sie den einzelnen Themen gewidmet haben. Studien zeigen, dass das Gefühl des Zeitmangels sich unabhängig von der Länge des gesamten Arztgespräches einstellt. Wenn Sie in den letzten Minuten eilig oder gar ungeduldig wirken, erscheint im Rückblick das ganze Arztgespräch gehetzt.

Was aber tun, wenn die Zeit drängt? Behalten Sie einen kühlen Kopf, bleiben Sie rational und werden Sie nicht emotional – denn das merkt man Ihnen an. Natürlich sollten Sie nicht genervt gucken, „Jaja" sagen oder mit den Füßen scharren. Sie dürfen und sollen Ihre Patienten aber führen, wenn es nötig ist.

Verschiedene Studien haben gezeigt, dass Patienten im Schnitt eineinhalb bis eindreiviertel Minuten reden, bis sie den Arzt fragend ansehen und einen Kommentar, eine Antwort oder eine neue Frage erwarten. Nur in seltenen Fällen redet jemand mehr als zwei Minuten. Diese Zeit sollten Sie Ihrer Patientin zugestehen.

Wenn Sie allerdings jemanden vor sich haben, der sich in unwesentlichen Details verliert oder ins Schwätzen kommt, so müssen Sie handeln. Weisen Sie freundlich darauf hin, dass Sie leider nur noch fünf Minuten haben und deshalb gern diese und jene Frage klären möchten, dann zur Untersuchung kommen möchten. Während der körperlichen Untersuchung haben Sie immer noch Gelegenheit zum Reden und Zuhören. Wenn es gut läuft, beschränkt sich das Reden dabei aber auf das Wesentliche (siehe ► Kap. 4 Anfassen).

3.6 Häusliche Gewalt

Einer Umfrage zufolge haben 37 % der Frauen in Deutschland mindestens einmal im Leben häusliche Gewalt erlebt. Solche Gewaltopfer kommen möglicherweise wegen körperlicher Verletzungen in Klinik oder Praxis. Trotzdem bekommen sie selten die dringend nötigen psychosozialen Hilfen, weil die Ursache nicht angesprochen wird. Die Mehrzahl der Betroffenen wünscht sich, in einem geschützten Umfeld offen über die Gewalterfahrung sprechen zu können. Warum kommt es trotzdem so selten dazu? Die Patientinnen fürchten zum einen, dass das Gespräch nicht vertraulich bleibt. Zum anderen vermuten sie, dass der Arzt keine Zeit oder kein Interesse an einem solchen Gespräch hat.

Wenn Sie den Verdacht haben, dass Sie ein Gewaltopfer vor sich haben, stellen Sie eine sichere Gesprächssituation her. Das heißt nicht nur, dass Sie einen ungestörten Ort sowie einen vernünftigen Zeitrahmen brauchen; Sie müssen auch sensibel mit der Begleitperson umgehen, die unter Umständen der Täter ist. Separieren Sie Patientin und Begleitung für eine Untersuchung.

Viele Gewaltopfer befinden sich im permanenten Ausnahmezustand, der vor allem von Angst und Scham geprägt ist. Oft geben sie sich selbst die Schuld an ihrer Situation und schämen sich dafür, dass sie sich nicht selbst daraus befreien können. Ihre Ängste sind nicht irreal, denn die Erfahrung zeigt ja, dass ihnen etwas passieren kann. Oft bedroht sie eine Aussage wie „Wenn Du das jemandem erzählst, mache ich Dich fertig.“. Entsprechend wichtig und schwierig ist es, auf die Emotionen einzugehen (hilfreich ist das NURSE-Modell, siehe unter 2.6).

Sprechen Sie Ihren Verdacht aus, aber nicht konfrontierend. Also nicht: „Was Sie erzählen, passt aber gar nicht zu ihren Verletzungen.“ Sondern offen und vorsichtig: „Könnte es sein, dass noch etwas anderes zu diesen Verletzungen geführt hat?“ Oder: „Ich habe hier manchmal verwundete Patientinnen, die von jemandem verletzt wurden, der ihnen nahesteht.“

Die Begriffe häusliche oder sexuelle Gewalt sind sehr abstrakt. Werden Sie lieber konkret: „Kann es sein, dass Sie gestoßen worden sind?“ Oder: „Hat Ihnen Ihr Freund schon einmal gedroht, Dinge zu tun, von denen er weiß, dass Sie das nicht wollen?“

Stärken Sie die Patientin. Möglicherweise glaubt sie, die Gewalt provoziert oder gar verdient zu haben. Da hilft es, wenn Sie klarmachen, dass das, was ihr passiert ist, unrecht ist („Niemand hat das Recht, Sie seelisch oder körperlich zu verletzen!“).

Häusliche Gewalt passiert vor allem in Beziehungen mit asymmetrischen Machtverhältnissen. Sich aus einer solchen abhängigen Beziehung zu lösen, ist schwer und dauert lange. Setzen Sie Ihre Patientin deshalb nicht unter Druck. Eine Auflösung der dysfunktionalen Beziehung ist nicht Ziel des Arztgesprächs! Das wäre eine Überforderung für alle Beteiligten.

Realistischer ist die Vorstellung, dass eine Trennung ein langer Prozess ist. Bieten Sie Kontakte an, die helfen können. Dafür sollten Sie die Nummern des Weißen Rings, des Hilfetelefons, des Frauenhauses, der Polizei und des Jugendamtes parat haben. Nur wenn Gefahr im Verzug ist, sollten Sie selbst Polizei oder Behörden einschalten, um das Gewaltopfer zu schützen.

Es ist möglich, dass Ihre medizinischen Befunde, aber auch protokollierte Gesprächsinhalte in einem Gerichtsverfahren verwendet werden – möglicherweise erst viel später. Deshalb ist es wichtig, dass Sie solche Fälle sorgfältig dokumentieren und rechtsmedizinische Standards kennen und einhalten. Unter ► www.signal-intervention.de finden Sie vorgefertigte Bögen, mit deren Hilfe Sie häusliche und sexuelle Gewalt gegen Erwachsene und Kinder rechtssicher dokumentieren können.

3.7 Alkohol

Ärztinnen und Ärzte sollen Verbündete des Patienten sein, deshalb ist es heikel, ein mögliches Suchtproblem anzusprechen. Alkoholiker sind leicht kränkbar und fühlen sich schnell diskriminiert. Und selbst wenn ein Patient ein Alkoholproblem eingesteht, heißt das noch lange nicht, dass das Problem damit gebannt, weil erkannt wäre. Wenn Sie Alkoholismus diagnostizieren, können und dürfen Sie ihn nicht mehr ignorieren: Ein Arzt, der glaubt, die Sucht durch gute Gespräche lösen zu können, ohne Abstinenz zu fordern, ist kontraproduktiv, krankheitsverlängernd und damit ko-abhängig.

Es ist eine Gratwanderung, einerseits Verständnis für den Patienten aufzubringen und andererseits auf Abstinenz zu pochen. Die richtige Mischung aus Strenge und Verständnis ist auch für erfahrene Ärzte schwierig. Einfacher ist es, eine mögliche Alkoholabhängigkeit zu ignorieren oder zu bagatellisieren.

Hilfreich ist es, folgende Definition im Kopf zu haben:

„Ein Alkoholiker ist ein Mensch wie jeder andere auch – mit dem einzigen Unterschied, dass er nicht mehr normal, d. h. kontrolliert, Alkohol trinken kann. Wenn er zu trinken angefangen hat, kann er nicht wieder aufhören, bis er extrem viel getrunken hat, obwohl er dies eigentlich gar nicht vorhatte. Dieser weitgehende oder völlige Kontrollverlust ist typisch für alle Suchtformen.“ [9]

Vier Fragen aus dem CAGE-Test helfen, Alkoholismus zu erkennen:

- Haben Sie erfolglos versucht, Ihren Alkoholkonsum zu reduzieren?
- Ärgern Sie sich über kritische Bemerkungen Ihrer Umgebung wegen Ihres Alkoholkonsums?
- Haben Sie Schuldgefühle wegen Ihres Alkoholkonsums?
- Brauchen Sie Alkohol, um richtig leistungsfähig zu werden?

Anfassen! Die körperliche Untersuchung

Inhaltsverzeichnis

J. von Campenhausen, *Ärztliche Kommunikation für Medizinstudierende*, https://doi.org/10.1007/978-3-662-61749-6_4

4

4.1 Tuchfühlung als vertrauensbildende Maßnahme

Der amerikanische Arzt und Autor Abraham Verghese erzählt eine Begebenheit, die ihm zu denken gab [10]: Bei einer Freundin wurde Brustkrebs entdeckt. Sie hatte Glück. Der Tumor war klein. Nachdem sie operiert worden war, informierte sich die Patientin intensiv und sorgfältig, welches das beste Brustkrebszentrum sei, und ging schließlich für die Nachsorge dorthin. Nach wenigen Monaten traf Verghese die Freundin wieder in ihrer Heimatstadt, wo sie sich von einem niedergelassenen Onkologen behandeln ließ. Warum? Das Brustkrebszentrum sei phantastisch gewesen, erzählte die Freundin, gut ausgestattet, schön gelegen, perfekt organisiert, die Menschen freundlich und kompetent. Aber: „Sie haben meine Brust nicht angefasst."

Die Ärzte des Zentrums haben nichts falsch gemacht. Sie kennen die Bilder und den OP-Bericht, sie wissen, welche Rezeptoren und Oberflächenmerkmale der Tumor hatte, zu welchem Subtyp er gehört und auf welche Medikamente er reagiert. Für die erfolgreiche Behandlung von Brustkrebs ist es nicht notwendig, Brüste anzufassen.

Doch für die Patientin war es essenziell. Für die Untersuchung angefasst zu werden war ihr sogar so wichtig, dass sie sich gegen das „beste" Brustkrebszentrum entschied und zu ihrem Arzt ging, der jedes Mal, wenn sie kam, beide Brüste abtastete, dazu Achselhöhle und Leiste kontrollierte.

Es gibt viele Berichte dieser Art. Ärzte fassen Patienten heute kaum noch an, weil es nicht nötig ist. Maschinen liefern Bilder, das Labor liefert Daten. In der Regel tastet die Technik den Patienten ab, selten eine warme Hand. Damit vergeben sich Ärzte ein essenzielles Instrument. Die Berührung liefert nicht nur auch heute noch diagnostisch wichtige Informationen; sie schafft eine belastbare Basis einer Ärztin-Patienten-Beziehung.

Kein Erwachsener würde ein Kind unberührt lassen, das weinend mit einem Wehwehchen kommt. Zur korrekten Behandlung gehören nicht nur ein Bonbon, Trösten und Pusten, sondern als Erstes Ansehen und Anfassen. Erst wenn die Stelle auf Druckschmerz geprüft (tut es hier weh?) und gestreichelt, manchmal auch fest gerubbelt ist, fühlt das Kind, dass der Schmerz ernst genommen und wahrgenommen wurde. Erst dann ist sichergestellt, dass die Behandlung (Pusten und evtl. Pflaster) auch zur Diagnose passt, und nur dann wirkt sie auch wie erwartet und erhofft.

Erwachsene reagieren genauso. Wer nicht angefasst wird, fühlt sich nicht gut behandelt. Der Tastsinn ist der erste Sinn, den ein Mensch entwickelt, und wenn ein Kind nicht berührt wird, entwickelt es sich nicht richtig. Intuitiv wissen wir, dass eine Berührung beruhigen und beschwichtigen, trösten, erfreuen und auch aktivieren kann. Das ist keine Einbildung.

► Das war ein wunderbarer Start

Als ich in die rheumatologische Reha kam, war es etwas ganz Besonderes. Noch nie hat mich jemand so gründlich untersucht, wirklich von Kopf bis Fuß. Die Ärztin hatte auch schon alle Unterlagen von mir. Wie der Zufall so will, war diese Ärztin, eine Deutschtürkin, in meiner Gegend geboren und hatte dort lange gelebt. Als sie an der Postleitzahl gesehen hat, dass ich aus der Gegend komme, hat sie gesagt: „Oh, Sie dürfen bei mir alles." Dadurch war es schon ein besonderes Verhältnis. Aber dann hat sie mich so sorgfältig untersucht. Sie hat sich wirklich Zeit genommen und hat mir genau erklärt, was sie macht und warum. Das war einfach ein wunderbarer Start für den Klinikaufenthalt.

Patientin mit chronischer Polyarthritis ◄

4.2 Anfassen heilt

Dass Anfassen Stress reduzieren, Entspannung fördern, Kortisolspiegel und Blutdruck senken kann, gehört mittlerweile zum Allgemeinwissen. Das „Touch Research Institute" in Miami konnte zeigen, was Berührungen medizinisch vermögen: Sie senken den Glukosespiegel bei Diabetes, steigern die Lungenkapazität bei Asthma und die Anzahl natürlicher Killerzellen bei HIV und Krebs. Außerdem beschleunigen Streicheleinheiten die Wundheilung und lindern Schmerzen.

Vergheses Anekdote will aber nicht belegen, dass Berührungen heilsam und wichtig sind, weil sie Menschen guttun, zumal es in der ärztlichen Praxis nicht um Streicheleinheiten geht. Das Abtasten ist ein Ritual, eine spürbare Manifestation der Arzt-Patienten-Beziehung. Deshalb wertet das Anfassen den gesamten Arztbesuch auf.

Das ärztliche Anfassen ist eine ernste Sache. Eine körperliche Untersuchung ist selten angenehm. Das meiste ist ungewohnt und unangenehm, manches schmerzhaft, vieles peinlich. Ärzte sollten niemals glauben, dass Patientinnen es besonders genössen, wenn ein fremder Mann mit Latexhandschuhen auf ihren Brüsten herumdrückt und in die Achselhöhlen fasst. Vergheses Freundin hat ihr Ärzteteam sicher nicht gewechselt, weil sie sich bei dieser Untersuchung wohlig entspannte und die Berührung genoss, sondern einzig und allein, weil das Ritual der körperlichen Untersuchung ihr etwas bedeutet: Es macht für sie körperlich spürbar, dass sie wirklich angesehen und wahrgenommen wird. Dass der Arzt sie berührt, ist für sie ein Zeichen, dass er wirklich involviert ist, er ist an ihr dran. Nicht umsonst will ein Patient sich „in guten Händen" wissen, nicht in einem gut geführten Maschinenpark. Auch wenn die Therapie des ersten Onkologen am Ende bestenfalls die gleiche ist wie die im Brustkrebszentrum, so hat er sich mit der körperlichen Untersuchung die Glaubwürdigkeit erworben, sie zu verabreichen.

Verghese berichtet auch, wie er sich den Ruf erwarb, ein Experte für das „Chronic Fatigue Syndrom" zu sein. Patientinnen und Patienten mit so schwer fassbaren Syndromen zu behandeln ist kein Vergnügen. Sie haben oft eine lange Ärzte-Odyssee hinter sich. Niemand konnte sie heilen, sie sind unzufrieden, fühlen sich unverstanden und kommen zum Arzt in der Erwartung, ein weiteres Mal enttäuscht zu werden – schlimmstenfalls als Simulanten gedemütigt, bestenfalls mit einem ratlosen Schulterzucken entlassen.

Verghese ließ diese Patienten einen Termin lang erzählen. Er sagte ihnen, wie viel Zeit er für sie habe, und ließ sie so lange die ganze Leidensgeschichte ausbreiten – ohne sie zu unterbrechen. Den zweiten Termin setzte er für die Untersuchung an. Er berichtet, wie die Patienten auch da zunächst weiterreden und dann langsam verstummen. Während der Arzt den Puls fühlt, die Hände ansieht, die Wirbelsäule abfährt, Lymphknoten tastet, Augenlider hebt, klopft, drückt und fühlt, schweigt der Patient. Es ist ein Ritual. Am Ende dieses Rituals gibt Verghese genau die gleichen Behandlungsempfehlungen wie viele Kollegen vor ihm, aber in den Patientenforen wird seine Behandlung als wirksamer beschrieben. Verghese selbst sagt: „Ich hatte das Gefühl, dass die Patienten die Suche nach dem magischen Doktor, der magischen Behandlung aufgaben und sich mit mir auf den Weg zur Besserung einließen. Und das geschah kraft der Tugend der körperlichen Untersuchung."

4.3 Das ist berührend

Im 19. Jahrhundert gelangte der schottische Arzt Joseph Bell zu Berühmtheit, weil er so sorgfältig, aufmerksam und scharfsinnig das Auftreten und die Körper seiner Patienten las. Er erkannte an den Tätowierungen der Seeleute, wo sie unterwegs gewesen waren, und an den Schwielen an den Händen die Profession seiner Patienten. Ein Blick reichte aus, um zuverlässig einen Trinker zu erkennen. Der Arzt Arthur Conan Doyle setzte seinem Lehrer ein Denkmal, indem er den genialen Beobachter Sherlock Holmes nach Bells Vorbild beschrieb. Der Deerstalker, heute Inbegriff der Detektiv-Mütze, war die typische Kopfbedeckung des Chirurgen Bell.

Doch heute muss niemand mehr das Schwielenmuster auf den Handflächen anfassen. Die Patienten geben ihren Beruf bereits auf dem Fragebogen bei der Aufnahme an. Detektivische Fähigkeiten werden selten gebraucht, und wenn, dann eher beim Verknüpfen verwirrender Symptome zu einem seltenen Syndrom. Komplexe Diagnosen fußen selten auf körperlichen Untersuchungen.

Unter den Abermillionen medizinischer Fachartikel gibt es keine Studie, die wissenschaftlich untersucht und belegt, dass die körperliche Untersuchung heutzutage einen nennenswerten Nutzen hätte. Wie wahrscheinlich ist es, dass Sie beim Herumdrücken auf der Leber eines gesunden Menschen eine Krankheit entdecken, die die Anamnese dieses Menschen nicht bereits nahegelegt hätte? Haben Sie je etwas Nützliches herausgefunden, als sie den Atemgeräuschen eines gesunden Patienten lauschten? Wann immer Sie bei einem Beschwerdefreien bei einer Routineuntersuchung eine ernste Abweichung von der Norm feststellen, sind die Chancen größer, dass es sich um einen Irrtum handelt als um ein Symptom einer Krankheit. Einen unentdeckten Krebs finden Sie vermutlich nicht mit den Händen. Ist die körperliche Untersuchung, der sich ganze Lehrbücher widmen, nur eine Streicheleinheit für die Psyche der Patienten?

Die New Yorker Ärztin und Buchautorin Danielle Ofri beschreibt, wie sich die Atmosphäre schlagartig ändert, als sie eine Patientin nach einem gründlichen Gespräch doch noch auf die Untersuchungsliege legt. Eigentlich ist alles gesagt, der für 15 Minuten geplante Besuch ist fast herum, aber die Patientin ist unzufrieden. Ein wenig genervt entschließt sich Ofri, die Dame abzuhorchen, und siehe da: „Obwohl ich weiß, dass ich kaum eine Chance habe, etwas zu hören, was auf eine ernste Erkrankung hinweist, beruhigen die vertrauten Rhythmen mein Ohr. Wir sprechen weiter, als ich das Abdomen abtaste, und es ist eine spürbare Veränderung in der Art unserer Interaktion wahrnehmbar. Der höfliche, geschäftsmäßige Ton unseres Gesprächs ist weggeschmolzen. Selbst Frustration und Ärger, das Timbre unserer vorherigen Interaktion weichen auf. Es ist fast unmöglich, gelangweilt oder schroff zu sein, wenn Haut auf Haut liegt. Vielleicht ist das die Crux. Berührung ist naturgemäß so menschlich, und für die Arzt-Patienten-Beziehung braucht es eine Ebene jenseits der geschäftsmäßigen Interaktion, es braucht Vertrauen auf beiden Seiten. Die elementarste Art, Vertrauen zu schaffen, ist Berührung. Darum wirkt ein Arzttermin ohne körperliche Untersuchung immer unvollständig. Es ist ein essenzieller Bestandteil der Arzt-Patienten-Beziehung und kann gar nicht hoch genug geschätzt werden. Um das zu zeigen, braucht es keine wissenschaftliche Studie."

Zum Glück brauchen Sie nicht einen ganzen Termin lang ihre Hände an ihrem Patienten zu haben, um vom Effekt des Berührens zu profitieren. Sie sollten aber darauf achten, dass Sie eine Gelegenheit finden, mit ihrem Patienten auf Tuchfühlung zu gehen. Manche Ärzte fühlen routinemäßig den Puls, andere messen den Blutdruck, ohne dass das wirklich nötig wäre. Der wahre Grund für die Untersuchung ist, dass sich die Kommunikation ändert, wenn kein Tisch und kein Computer mehr zwischen Ärztin und Patientin steht.

Wer es erlebt hat, kennt das Phänomen. Am Tisch läuft das Frage-Antwort-Spiel routiniert und sachlich. Wenn die Ärztin sich direkt neben die Patientin setzt, um die Blutdruckmanschette anzulegen, oder wenn sie das Stethoskop in den Blusenausschnitt schiebt, um das Herz anzuhören, während eine Hand auf der Schulter liegt, entsteht eine eigene Intimität. Im besten Fall ist es eine konzentrierte Nähe, die einen besonderen Zauber birgt. Oft kommen dann Sorgen und Fragen zur Sprache, die am Tisch niemals erwähnt wurden. Der Gesprächston, der Duktus ändert sich, und im Gespräch mit Körperkontakt sprechen beide Seiten anders. Der Austausch wird persönlicher, vertrauter, emotionaler. Erst hier erfahren Sie von kleinen, möglicherweise peinlichen oder unangenehmen Unregelmäßigkeiten, von Sorgen oder Ängsten.

Auch das, was Sie sagen, wird anders aufgenommen. Nach dem physischen Kontakt kommt auch Ihre ärztliche Botschaft anders an. Patienten nehmen sich Dinge „zu Herzen", wenn Sie vorher Gelegenheit hatten, ihr Herz zu öffnen. Das verbessert die Compliance.

Machen Sie nicht den Fehler, unangenehme Situationen bei der körperlichen Untersuchung mit Geplauder über das Wetter zu erleichtern. Das braucht der Patient nicht, und Sie lenkt es nur ab. Manchmal hilft es, wenn Sie sich und dem Patienten erzählen, was sie tun und was Sie daraus lesen („Ich sehe mir Ihre Haut an. Die ist gut durchblutet, rosig, warm, aber sehr trocken." Oder: „Ich taste jetzt Ihre Schilddrüse ab. Sie lässt sich gut verschieben, hat keine Knoten. Tut das weh?"). Je weniger Sie reden, desto eher stellt sich eine arbeitsame, konzentrierte, andächtige Stille und auch Ruhe ein, die der Untersuchung ebenso nützt wie der Arzt-Patienten-Beziehung.

Selbst wenn Sie eine Patientin nur zu einem kurzen Gespräch sehen und keine Notwendigkeit besteht, sie zu untersuchen, sollten Sie sie nicht unberührt gehen lassen. Eine Studie konnte zeigen, dass Patienten die Länge eines Arztgesprächs deutlich überschätzen, wenn sie dabei am Unterarm berührt wurden.

1–2 Sekunden reichen

Über 20 Jahre Forschung belegen, dass bereits eine sanfte Berührung von ein oder zwei Sekunden an Arm oder Schulter einen messbaren Effekt hat: Es provoziert eher ein erwünschtes Verhalten. Studien belegen, dass der kurze Stups Menschen veranlasst, sich eher auf eine Umfrage einzulassen oder Geld zu spenden. Berührt ein Kellner den Gast, steigert das das Trinkgeld; Grundschulkinder stören weniger und konzentrieren sich besser, wenn der Lehrer sie kurz anfasst. Menschen im Altersheim essen mehr, wenn sie durch Anfassen motiviert werden. Der französische Sozialpsychologe Nicolas Guéguen zeigte in einer Studie, dass Studenten sich eher trauen, eine schwierige Aufgabe an der Tafel vorzurechnen, wenn der Dozent ihren Arm berührt. Berührt der Arzt bei der Verschreibung eines Antibiotikums den Unterarm des Patienten, so steigt nachweisbar die Wahrscheinlichkeit, dass der seine Pillen zuverlässig nimmt.

4.4 Gegen die unerträgliche Leichtigkeit

Wenn Sie Patienten anfassen, so brauchen Sie nicht zögerlich oder zart zu sein, im Gegenteil. Leichte, flatterige Schmetterlingsberührungen sind oft kaum spürbar und werden eher als irritierend wahrgenommen. Natürlich möchte man seine Patienten nicht grob anpacken, aber zaghafte Berührungen sind kitzelig, unentschlossen und damit oft unangenehm.

Wer sich gestoßen, geklemmt oder äußerlich verletzt hat, kennt das dringende Bedürfnis, die betroffene Stelle fest zu reiben. Der Druck aktiviert die Tiefenwahrnehmung und wirkt damit angenehm, beruhigend und ausgleichend.

Manchmal muss es ein fester Druck, ein schweres Gewicht sein, das den richtigen Reiz gibt. Die amerikanische Autistin Temple Grandin (bekannt aus Oliver Sacks' Buch „Eine Anthropologin auf dem Mars") tolerierte als Kleinkind keinen Körperkontakt, weil sie übersensibel auf jede Berührung reagierte. Trotzdem sehnte sich das Mädchen danach, gehalten, gedrückt zu werden. Ihre Angst vor Berührungen wuchs sich zu manifesten Panikattacken aus. Als 18-Jährige konstruierte Grandin, die heute als Professorin für Viehhaltungsanlagen spezialisiert ist, eine Quetschmaschine (▶ http://www.grandin.com/inc/squeeze.html), in der gepolsterte Bretter maschinell einen starken Druck auf den ganzen Körper ausübten. Grandin: „Nach einer Viertelstunde in der Maschine verschwanden die Angstsymptome anfangs für bis zu einer Stunde." Mit 25 entspannte die Menschenmangel Grandin so, dass sie locker und ausgeglichen aus der Presse kam. Ein Versuch an gesunden Studenten zeigte, dass knapp zwei Drittel den Druck als angenehm und entspannend empfanden.

Natürlich werden Sie Ihre Patienten nicht quetschen. Sie wissen aber selbst, dass der spitze Schmerz nach dem Blutabnehmen verschwindet, wenn man den Tupfer auf die Stelle presst. Denken Sie daran, wie sie angefasst werden mögen, und richten Sie sich danach: Wann immer Sie jemanden anfassen, tun Sie es beherzt, eher schwer als leicht und eher langsam als schnell – und bitte stets mit warmen Händen.

► Wie ich untersucht werde, macht mich unzufrieden

Wegen meinem Diabetes mache ich ein Disease-Management-Programm. Da werden alle drei Monate die Extremitäten, also besonders die Füße und Beine, untersucht. Ich sage meiner Ärztin, was ich selber feststelle, und sie guckt sich das an und sagt: Da ist nichts auffällig, kein Anlass zur Sorge. Gut.

Durch Gespräche mit anderen Betroffenen weiß ich aber, man kann so eine Untersuchung auch ganz anders durchführen. Wenn ich dann höre, wie andere Diabetiker untersucht werden, bei der gleichen Untersuchung, was dort alles angeschaut wird und vor allen Dingen, wie, dann frage ich mich schon, wie ist die Qualität? Ich muss sagen, über der Art, wie ich untersucht werde, bin ich sehr unzufrieden.

Diabetiker, 46 Jahre alt ◄

4.5 Wen haben wir denn da?

Die Bezeichnung „körperliche Untersuchung" beschreibt nur unvollständig, was passiert, wenn der Arzt seine Hände als diagnostisches Werkzeug einsetzt. Schließlich ist es weit mehr als nur ein Körper, den der Untersucher vor sich hat. Ein Patient, der Gewicht verloren hat und an einer unklaren Schwäche leidet, oder jemand, der unbestimmte Schmerzen hat, unterscheidet sich sehr von jemandem, der ein Attest für den Tauchsport möchte oder eine Begutachtung braucht, weil sein Lastwagenführerschein verlängert werden muss. Wer eine private Krankenversicherung abschließen will und dafür ein Gesundheitsattest vorlegen muss, ist ein anderer Mensch als einer, der vom Sozialgericht zur Begutachtung geschickt wurde, weil seine Frühverrentung verhandelt werden soll. Die zu untersuchenden Körper sind nicht von der Seele, ihren Erwartungen, Hoffnungen und Ängsten zu trennen.

Im Studium lernen Mediziner zur „Erhebung des Ganzkörperstatus" die körperliche Untersuchung als technische Fertigkeit. In den Kursen konzentriert man sich auf die korrekte manuelle Durchführung – möglichst so, wie sie für die OSCE-Prüfung gefordert wird. Es geht um das Lernen und Üben praktischer Fähigkeiten der medizinischen Routine. Das ist gut, aber nicht ausreichend. Es lohnt sich, einige Gedanken darauf zu verwenden, wohin die Untersuchung führen soll und was das für den Vorgang heißt.

Die im Folgenden beschriebene Extremsituation ist zwar selten, aber nicht unrealistisch: Sie werden gebeten, die Haftfähigkeit eines Festgenommenen zu beurteilen. Je nach Situation wird Ihr Gegenüber herunterspielen oder aufbauschen, und Ihre Aufgabe ist es, klug zu beurteilen, ob Sie es gutheißen, dass dieser Mensch die Nacht – oder länger? – auf der Wache oder im Gefängnis verbringt. Sollte man ihn vor der Bande schützen, die ihn verfolgt, oder vor dem rauen Umgang im Knast? Wem liefert man ihn aus? Was hier wünschenswert für den Untersuchten sowie für die Gesellschaft ist, hängt ganz extrem vom Einzelfall ab. Wenn Sie in so einem Fall eine körperliche Untersuchung beginnen, wollen Sie nicht wirklich wissen, wie das Herz klingt und wo die Leber sitzt, sondern was die richtige Einschätzung ist.

Nachdem Ärzte reihenweise Flüchtlingen bescheinigten, dass sie aus gesundheitlichen Gründen nicht in ihre Heimatländer abgeschoben werden dürften, sind Ärzte in den Verruf geraten, die Untersuchung zur Farce zu machen, die allein dem vorbestimmten Zweck dient. Die Wahrheit liegt wie immer in der Mitte: Machen Sie Ihre Untersuchung sorgfältig und objektiv, aber behalten Sie den ganzen Menschen mit seinem Anliegen im Blick. Überlegungen, was Ihre Untersuchung im Ergebnis bezwecken soll, sollten sie immer anstellen – nicht nur, wenn es um Gefängnis oder Ausweisung geht.

Wer zu einer Früherkennungsuntersuchung kommt, ist eigentlich gar kein Patient, sondern ein Gesunder, der sich wünscht, dass Sie nichts Bedrohliches finden. Ihre Rolle ist es, für Sicherheit und Beruhigung zu sorgen. Sollten Sie fündig werden, ist das eine extreme Belastung für die Arzt-Patienten-Beziehung. Meist kommt bald die Frage auf, ob man das mit mehr Sorgfalt nicht hätte früher merken müssen.

Wer sich für die Frühverrentung untersuchen lässt, wird vermutlich Symptome hochspielen. Wer sich für die Lebensversicherung begutachten lässt, spielt Leiden eher herunter und verbirgt körperliche Probleme. Und Sie als Ärztin oder Arzt sollen objektiv sein. Es ist aber klug, sich klarzumachen, dass diese Objektivität sich dem Ziel und Zweck der Untersuchung unterordnet. Sie müssen Ihre Wahrnehmung immer werten. Es ist besser, wenn Sie das bewusst und zielgerichtet tun als unbewusst.

4.6 Berühren verboten: Kulturunterschiede

Jeder Mensch kennt Scham. Wo die Schamgrenzen des Einzelnen liegen, ist nicht nur eine Frage der Persönlichkeit, sondern extrem kulturabhängig. Im Islam spielen Ehre und Schande eine große Rolle. Dazu gehört ein starkes Schamgefühl, das verletzt wird, wenn gegen die Regeln körperlicher Unversehrtheit und Intimität verstoßen wird. Schon der Händedruck zwischen nicht verheirateten oder verwandten Männern und Frauen gilt manchen Muslimen als Intimitätsverletzung.

In der Arztpraxis oder Klinik ist die körperliche Untersuchung und Berührung kaum vermeidbar. Das ist mit dem Koran insofern vereinbar, als bei Krankheit andere Regeln gelten. Not kennt kein Gebot. Weil die Auslegung muslimischer Verhaltensvorschriften sehr verschieden gehandhabt wird, ist es nicht sinnvoll, in der Praxis oder in der Klinik Regeln aufzustellen. Grundsätzlich gilt: Fragen Sie, was Sie beachten sollten. Kündigen Sie an, was Sie machen möchten und warum – und zwar *bevor* Sie Ihr Gegenüber anfassen oder auffordern sich auszuziehen. Wann immer möglich, sollten muslimische Patientinnen von Frauen und Patienten von Männern verarztet und gepflegt werden. Das erleichtert schon vieles. Wenn das nicht möglich ist, gilt das Rechtsprinzip: Die Notlage macht Verbotenes erlaubt. Krankheit gilt ausdrücklich als Ausnahmesituation und ermöglicht deshalb auch die Behandlung durch einen Mediziner anderen Geschlechts.

Oft entspannt es die Situation für alle Beteiligten, wenn Sie den Ehemann, Vater, Bruder hinausschicken, wenn Sie eine muslimische Patientin behandeln. Gerade die Erklärung, dass das aus Respekt-, Scham- und Anstandsgründen geboten sei, ist oft hilfreich. Wenn Sie mit der Patientin allein sind, können Sie freier sprechen und unkompliziert untersuchen.

Sie sollten im Hinterkopf haben, dass manche Patienten Schmerzen oder Probleme verschweigen, um sich nicht entblößen zu müssen. Wenn Sie einen Verdacht haben oder sichergehen wollen, sollten Sie deshalb lieber auch angeblich symptomfreie Bereiche sorgfältig untersuchen.

Patienten aus anderen Kulturkreisen haben nicht nur andere Vorstellungen von

Scham und Intimität; sie bringen oft grundsätzlich andere Vorstellungen von Gesundheit und Krankheit mit. Nicht alles, was wir als Risikofaktor oder Problem sehen, bewerten auch die Patienten negativ. Wichtig ist es auch, zu wissen, was die Krankheit einem Patienten bedeutet. Ist sie Strafe oder Sühne, ist sie selbst verursacht oder dem bösen Blick oder der ungesunden Ernährung geschuldet? Denn daraus ergeben sich auch wichtige Hinweise für die Therapie. Klären Sie also vorher, was Sie untersuchen und warum, was sie mit dem Befund anfangen wollen und welche Therapie der Patient erwartet, wünscht und mitträgt.

4.7 Scham

Scham ist etymologisch mit dem Wort Schande verwandt. Es ist ein starkes Gefühl, das mit vegetativen Reaktionen wie Erröten und Herzklopfen einhergeht, aber gelernt wird. Schon kleine Kinder lernen, was „man“ nicht tut, nicht zeigt und nicht anguckt. Alle Gesellschaften kennen Scham, und jeder Mensch kennt das Gefühl. Bei manchem wird bereits eine vegetative Reaktion ausgelöst, wenn er merkt, dass er Petersilie zwischen den Zähnen hat, bei Amazonas-Indianern ist es möglicherweise das Verrutschen der Hüftschnur. In der Arztpraxis geraten Patienten und Patientinnen regelmäßig in beschämende Situationen, weil sie sich ausziehen müssen, nach Alkoholkonsum gefragt werden, weil sie gezwungen sind, mit gespreizten Beinen auf dem Gynäkologenstuhl zu sitzen, oder weil eine Ärztin über den Anus die Prostata abtastet. Manche Menschen schämen sich ihrer Gefühle und meiden deshalb emotional wichtige Themen.

Je mehr eine Wunde nässt und möglicherweise riecht, desto weniger traut man sich, sie vorzuzeigen. Schamgefühle hindern viele Menschen daran, wichtige Vorsorgeuntersuchungen wahrzunehmen. Sie lassen Patienten beim Arzt lügen. Patienten verschweigen Leiden, weil es peinlich ist, dass sie sie haben, oder weil sie es eher hätten sagen müssen. Sie lügen über ihre Therapietreue, weil sie sich schämen, dass sie den schwergängigen Deckel nicht aufbekommen haben oder vergessen haben, was sie wann nehmen sollten. Es gibt viele Ebenen, auf denen Scham ein Problem mit ernst zu nehmenden medizinischen und therapeutischen Folgen ist. Vor allem aber beeinträchtigt Scham das Arzt-Patienten-Verhältnis. Deshalb ist es wichtig, Patienten nicht ohne Not in beschämende Situationen zu bringen. Die größte Rolle spielt die Scham bei der körperlichen Untersuchung.

Das Englische kennt den schönen Begriff „empathetic embarrassment“, der für eine freundliche Art des Fremdschämens steht, eine Art anteilnehmendes Mitschämen. Natürlich sollen Sie als Arzt sich nicht auch noch schämen, aber versetzen Sie sich doch in die Lage Ihrer Patientin. Machen Sie ihr die Untersuchungssituation so leicht wie möglich.

- Fragen Sie, ob bestimmte Dinge jemandem unangenehm sind. Die Scham schwindet, wenn man darüber reden darf.
- Finden Sie Wege, beschämende Situationen zu reduzieren. Etwa, indem der Patient sich nicht ganz nackt ausziehen muss, sondern erst obenrum, dann untenrum angezogen bleibt.
- Wenn Sie eine Praxis haben, dann besorgen Sie eine Decke, die Sie bei Untersuchungen über den Patienten legen können. Machen Sie den Teil frei, den sie brauchen. Am besten eine sauber bezogene, leichte Steppdecke.
- Machen Sie niemals eine Bemerkung über Aussehen oder Figur, selbst wenn sie freundlich gemeint ist. Also auch nicht: „Mensch, sind Sie braun geworden. Ich sehe den Rand der Badehose.“ Bleiben Sie sachlich!
- Lassen Sie den Patienten reden, das lenkt ihn von der Scham ab.
- Machen Sie klar, was genau Sie angucken und warum. Damit wird klar, dass

Sie nicht auf die Figur, die Schönheit oder auf Makel gucken, sondern dass Sie sich ganz und gar auf die sachliche Suche nach verdächtigen Leberflecken konzentrieren.

- Verkneifen Sie sich ironische oder witzige Bemerkungen, wenn der angespannte Patient in einer für ihn schambehafteten Situation ist.
- Lassen Sie niemals Dritte in den Raum kommen, in dem jemand entblößt steht, wenn der nicht sein Einverständnis gegeben hat.
- Loben Sie den Patienten dafür, dass er mitgemacht hat. Fragen Sie, ob es unangenehm war, und zeigen Sie Verständnis. „Ich weiß, dass eine proktologische Untersuchung unangenehm ist. Ich kann gut verstehen, dass man versucht, sie zu vermeiden, aber …“. Wenn Sie nochmal betonen, dass die Untersuchung gut, schnell, vernünftig und undramatisch war, hört der Patient hoffentlich die Wertung: War gar nicht so schlimm. Aber Achtung: Ein einfaches „Na also, geht doch! Da muss man sich doch nicht so anstellen!“ bewirkt das Gegenteil.

Scham ist ein gelerntes Gefühl, deshalb kann man sie auch ablegen. Das ist ein langer Prozess. Sie können ihn unterstützen, indem Sie dem Patienten helfen, seine Gefühle zu reflektieren. Fragen Sie nach, was genau für unangenehme Gefühle sorgt, warum und inwiefern. Möglicherweise sind es Banalitäten, wie unrasierte Damenbeine. Da können Sie relativieren: „Darauf habe ich gar nicht geguckt, keine Sorge. Aber wenn Sie wüssten, was ich hier in der Klinik manchmal zu sehen bekomme! Manche sind so schmutzig, dass ich die Stellen, die ich sehen will, erst mit einem feuchten Tuch abreiben muss.“ Vergessen Sie nicht, sich für das Vertrauen zu bedanken und zu loben, dass der Patient Ihnen seine Gefühle anvertraut (auch zu sagen, dass man sich schämt, ist mit Scham behaftet). Fragen Sie auch, was Sie tun können, um die Situation zu vereinfachen, und wenn es realistisch und realisierbar ist, dann tun Sie es auch. Es spricht nichts dagegen, bei einer Ultraschall-Untersuchung der Brust die Strickjacke anzulassen. Und natürlich ist es unschön zu sehen, dass Sie sich angesichts des Nackten vor Ihnen demonstrativ Handschuhe anziehen.

► Ich fühlte mich wie ein Ausstellungsstück

Wenn ich mich ausziehen muss und bis zur Nacktheit entblößt dastehe, ist da als Erstes Scham. Scham, wie ich aussehe. Und wenn ich mich dann auch noch ganz nackt exponieren muss! Ich schäme mich, wenn die Schwester und der Doktor mich angucken. Ich schäme mich, weil ich nicht normal bin, nicht wie die anderen und natürlich sowieso, weil, wann zieht man sich schon vor anderen Leuten aus? Aber in der Klinik sind die Schwestern und Ärzte so extrem unsensibel. Manchmal unterhalten sie sich, während ich nackt vor ihnen stehe. Ich fühle mich unwohl, wenn eine Frau meine Haut anguckt.

Einmal rief der Arzt eine Gruppe Medizinstudenten herein. Das war das Schlimmste! Ich fühlte mich wie ein Ausstellungsstück oder wie der Elefanten-Mann. Ich hätte am liebsten mein Gesicht versteckt. Es waren auch zwei oder drei Frauen in der Gruppe, nur ein paar Jahre älter als ich. Mann, das war schrecklich.

Ich dusche ja schon nicht in der Dusche beim Sport, wenn da noch jemand ist. Ich will nicht, dass jemand sieht, wie anders ich bin und wie hässlich! Und dann musste ich vor den Medizinstudenten stehen wie ein Ding, das alle mal anglotzen können. Ich hasse den Doktor dafür, dass er mir das angetan hat. Der hat doch nie darüber nachgedacht, wie ich mich fühle. Für den bin ich nur ein interessanter Fall.

Student mit Neurodermitis, 19 Jahre [11] ◄

Umarmen

In Artikeln über Empathie liest man oft, wie schön es sei, wenn der Arzt anteilnehmend einen Patienten umarmt – womöglich nachdem er ihm eine schlimme Diagnose mitgeteilt hat. Es mag Situationen geben, in denen eine Umarmung ihren Platz hat, sei es als Ausdruck von Sympathie, Freude, Trauer oder Trost. Gerade einsame oder alte Menschen werden selten im Arm gehalten und gedrückt, und manche empfinden eine Umarmung als Wohltat.

Eine Umarmung gehört aber, streng genommen, nicht zum Kodex ärztlichen Verhaltens. Sie ist eine Grenzüberschreitung, die beiden Seiten unangenehm sein kann. Gerade weil eine Ärztin qua Beruf ihren Patienten praktisch überall berühren darf, sollte sie mit Berührungen sensibel und überlegt umgehen.

Wenn Ihnen ein Patient schluchzend in den Arm fällt, ist klar, dass Sie den Trostbedürftigen halten, umarmen, streicheln, drücken. Das Wissen um die Vorzüge von Berührungen soll Sie aber nicht dazu animieren, Ihre ärztliche Distanz aufzugeben. Umarmungen gehören zum Verhaltensrepertoire von Familie und Freunden. Als Ärztin oder Arzt können Sie Nähe, Wärme und Anteilnahme auch anders zeigen: mit Worten. Sie können zusätzlich die Hand beim Händedruck mit beiden Händen und länger als nötig halten oder die zweite Hand auf Oberarm oder Schulter legen.

Sehr emotionale Momente auszuhalten kann man lernen. Reagieren Sie nicht aus Unsicherheit vorschnell, indem Sie einen Patienten wortlos in die Arme schließen. Möglicherweise erleichtert es Sie mehr als den Patienten, der die unvermutete Annäherung verunsichert, irritiert oder im wahrsten Wortsinn „unangenehm berührt" über sich ergehen lässt. Eine unpassende Umarmung verändert das Arzt-Patienten-Verhältnis und kann an Ihrer therapeutischen Autorität kratzen.

Was tun? Weisen Sie keinen Patienten zurück, der eine Umarmung wünscht, aber achten Sie auf Ihr Bauchgefühl. Wenn alles gesagt und das Bedürfnis nach Nähe und Anlehnung groß ist und Sie überzeugt sind, dass Sie Ihre Patientin nicht in eine unangenehme Situation bringen, dann umarmen Sie sie ruhig. Am besten kündigen Sie das an: „Ich sehe, wie nahe Ihnen das geht, und mir geht es auch nahe. Am liebsten würde ich Sie umarmen." Aber umarmen Sie nie aus Unsicherheit, oder weil Sie mit Worten nicht weiterwissen oder weil sie glauben, dass das bestimmt immer gut ankäme.

Mitmachen: Compliance und Adhärenz

Inhaltsverzeichnis

J. von Campenhausen, *Ärztliche Kommunikation für Medizinstudierende*,
https://doi.org/10.1007/978-3-662-61749-6_5

5

5.1 Dreimal täglich eine – das kann doch nicht so schwer sein

15 Frösche sitzen auf einem Baumstamm. Drei beschließen, ins Wasser zu springen. Wie viele Frösche bleiben sitzen? Antwort: 15, denn es gibt einen großen Unterschied zwischen dem Vorsatz, etwas zu tun, und der Tat. Wie oft haben Sie in der vergangenen Woche Zahnseide und Interdentalbürstchen verwendet? Beides sieben Mal? Nein? Sie wissen aber schon, dass sich Kariesbakterien gern in den Zahnzwischenräumen verstecken und dass die Löcher, die sie in Ihren Zahnschmelz ätzen, nie wieder zuwachsen werden. Sie besitzen die Mittel, um die Bakterien zu entfernen, und das Wissen, warum das nötig ist, und nutzen es trotzdem nicht. Sie sind also aus eigenem Erleben bestens in Bilde, wie das funktioniert, was in der Fachsprache Non-Compliance heißt. Es sollte Sie also nicht überraschen, dass es Ihrem Patienten genauso geht.

Tatsächlich – so schätzt die WHO – hält sich ein Viertel aller Patienten nicht an die Empfehlungen ihres Mediziners. Verschiedene Veröffentlichungen sprechen sogar von 40 %. Bei chronisch Kranken, etwa Diabetikern, Asthmatikern oder Hochdruckpatienten, folgt vermutlich die Hälfte nicht den ärztlichen Anweisungen [12]. Da zukünftig immer mehr Menschen chronisch krank sein werden, wird das Problem der mangelnden Adhärenz weltweit dramatisch zunehmen.

Die Schätzungen über den ökonomischen Schaden, den mangelnde Therapietreue dem Gesundheitssystem zufügt, gehen weit auseinander. Vorsichtige vermuten Zusatzkosten von 10 Milliarden Euro im Jahr, die Bertelsmann Stiftung kommt mit Folgekosten auf 20 Milliarden, aber auch 75 Milliarden gelten nicht als übertrieben. In den USA wird von „hunderten Milliarden Dollar" gesprochen. Sicher ist: Wenn der Patient nicht mitmacht, ist im schlimmsten Fall die ganze Behandlung für die Katz.

Nach Angaben der WHO sterben jährlich 125.000 Herz-Kreislauf-Patienten, weil sie der lebensrettenden Therapie mangelhaft oder gar nicht folgen. Selbst Menschen, deren Überleben von einem Spenderorgan abhängt, vernachlässigen die Einnahme der Immunsuppressiva, die die Abstoßung verhindern. Jeder fünfte Transplantierte verzichtet auf die Tabletten und riskiert damit eine erneute OP oder einen frühen Tod. Unter neurologischen Patienten, die etwa an Schizophrenie, Epilepsie, Multipler Sklerose und Depressionen leiden, nimmt nur jeder zweite seine Medikamente. Jede zweite Einweisung in die Psychiatrie betrifft einen Therapieverweigerer. Laut Werner Kissling vom Center for Disease Management der TU München hat die Non-Compliance damit den Rang einer Volkskrankheit erreicht: 20 Millionen Deutsche sind betroffen, und 40.000 sterben jedes Jahr daran.

Lange sprachen Fachleute von „Compliance", wenn es um die Frage ging, ob der Patient der Therapie folgt, indem er seine Tabletten nimmt, Untersuchungstermine wahrnimmt und sich an Verhaltensregeln hält. Inzwischen löst das Wort „Adhärenz" (oder Adherence) die Compliance ab. Der Grund: Der Begriff Compliance geht davon aus, dass der Arzt die Therapie verordnet und der Patient folgt – oder eben nicht folgsam ist, wie ein trotziges Kind. Die Adhärenz (von lat. *adhaerere* = anhängen) dagegen zielt auf die Verantwortung beider Seiten ab: Arzt und Patient einigen sich gemeinsam auf eine Therapie.

Die Geschichte der Adhärenz-Forschung ist eine Geschichte des Scheiterns. Wie man es auch dreht und wendet, der Patient macht, was er will, und will nicht, was er soll. Oder kann nicht. Oder hat es vergessen. Mitarbeiter der Boston Consulting Group fragten Patienten, warum sie sich nicht an die Anweisungen ihres Arztes hielten, und bekamen am häufigsten folgende Antworten [13]:

> Ich habe die Tabletten vergessen.
> Ich habe Angst vor den Nebenwirkungen.
> Die Medikamente kosten mir zu viel.
> Eigentlich brauche ich das gar nicht.
> Ich habe das Rezept nicht rechtzeitig eingelöst.
> Ich weiß gar nicht, wie ich das Mittel nehmen soll.

Diese Antworten sind banal, und vermutlich nur teilweise richtig. Sicher vergisst man mal das Medikament. Aber Non-Adhärenz ist nicht nur Weglassen. Eine Untersuchung an 169 älteren Patienten in Frankfurt zeigte, dass nur sechs Patienten es schafften, sich an ihren Therapieplan zu halten. 96 % der Untersuchten hatten mindestens eine Abweichung im Medikamentenplan, ein Einzelner kam sogar auf 25 Abweichungen. Dabei wurden nicht einfach nur Medikamente vergessen oder aktiv weggelassen. 40 % senkten eigenmächtig die Dosis – genauso viele setzten die Dosis eigenmächtig herauf, in der Hoffnung, dass mehr Medizin besser helfe. Dazu wurden die Einnahmezeiten variiert, und manch einer half sich mit den Tabletten des Ehegatten aus oder nahm das, was dem Nachbarn immer so gut geholfen hat. Patienten sind also erstaunlich aktiv in ihrer Non-Compliance.

Was tun? Jeder, der einen Hund oder ein Kind erzogen hat, weiß, dass schimpfen nicht hilft. Auch die WHO fordert: „Patients need to be supported, not blamed." Patienten brauchen Unterstützung, keine Schuldzuweisung. Wie aber muss die Unterstützung aussehen, damit sie wirklich hilft?

Die Forschung zeigt, dass auch erstaunlich gut klingende Hilfen von außen oft nichts nützen:

Die Universität von Alabama bot der Hälfte einer Gruppe Asthmapatienten ein aufwändiges Programm mit mehreren Einzelgesprächen mit einem Spezialisten, der ein Therapiebuch mit ihnen durchging. Das Buch durften sie behalten. Außerdem gab es Gruppensitzungen mit anderen Asthmatikern, regelmäßige Anrufe, Infobriefe sowie ein eigenes Peak-Flow-Meter, um den Krankheits- und Therapieverlauf selbst zu messen. Trotz all der Maßnahmen, der Zuwendung, Information und Motivation war die Therapietreue praktisch genauso mittelmäßig wie bei der nicht extra betreuten Kontrollgruppe.

New Yorker Forscher setzten auf die Unterstützung durch die Lebensgefährten der Patienten. Sie boten HIV-Infizierten Paargespräche mit einer Krankenschwester an, die Medikamente, Hürden bei der Therapie, Kommunikations- und Problemlösungsstrategien und Tipps für die Unterstützung des Patienten besprachen. Weder die Adhärenz noch die medizinischen Daten der so Betreuten verbesserten sich gegenüber denen, die keine angeleitete Unterstützung durch den Partner bekamen.

Adhärenz ist immer dann schwierig, wenn der Effekt der Therapie nicht sofort sichtbar ist. Kanadische Forscher versorgten deshalb die Hälfte ihrer Hochdruckpatienten mit einem Blutdruckmessgerät. Zusätzlich kam regelmäßig jemand nach Hause, um die Messwerte abzufragen und die Therapie zu besprechen. Effekt: keiner. Die Therapietreue war genau wie bei der unbetreuten Kontrollgruppe.

Ganz offenbar ist Non-Adhärenz ein hartnäckiges und komplexes Problem, das auf vielen verschiedenen Ebenen wirkt und von extrem vielen, oft ungeahnten Faktoren abhängt: Charakterstärke und Organisation, Wetter, Urlaub und Stress im Job, finanzielle Lage, Öffungszeiten der Apotheke und Busfahrplan, Trotz und Experimentierfreude, Risikolust, Vergesslichkeit und Sprachprobleme sind da nur eine kleine Auswahl. Die WHO listet fünf „Dimensionen" der Compliance:

- Sozial und ökonomisch
  Kann sich der Patient das Arzneimittel oder die Lebensstiländerung leisten, kann er die Anleitung lesen und verstehen, passt die Therapie in seine Kultur, schafft der Patient ohne eigenes Auto

den Weg zur Apotheke und in die Arztpraxis, braucht er Hilfe, um den Deckel der Pillenflasche zu öffnen oder Tropfen zu zählen?

- Systembedingt
  Bekommt der Patient den nötigen Therapieplatz, die Kur, die Hilfe, die er braucht? Ist das Mittel verfügbar, hat der Behandler die nötige Qualifikation, kann die Therapie richtig verabreicht, begleitet und überwacht werden, ist genug Zeit, um alles zu besprechen, und ist das Arzt-Patienten-Verhältnis gut genug?
- Krankheitsbedingt
  Sind die Symptome schon zu schwer, schreitet die Erkrankung zu schnell fort, oder ist der Leidensdruck zu gering? Erschweren Komorbiditäten die Medikation, gibt es Wechselwirkungen mit anderen Mitteln?
- Therapiebedingt
  Ist das Regime zu kompliziert, dauert es zu lange, bis Erfolge spürbar werden, kann und muss die Therapie ständig angepasst werden, gibt es unerwünschte Nebenwirkungen, oder schlägt die Therapie gar nicht an?
- Patientenbedingt
  Hat der Patient Angst vor möglichen Nebenwirkungen, ist er unmotiviert oder vergesslich, weiß er nicht, warum und wie er die Mittel nehmen soll, hat er falsche Erwartungen?

Denken Sie an Ihr Zahnhygieneproblem. Vermutlich scheitern Sie schon an den drei zuletzt aufgeführten Bedingungen: Der Leidensdruck ist zu gering (kariesbedingt), es dauert zu lange (zahnseidebedingt), und Sie sind manchmal unmotiviert und einfach zu müde (patientenbedingt).

5.2 Was hilft? Information, Motivation und Strategie

Die US-Gesundheitspsychologin Leslie Martin hat in ihrem Buch „Health Behaviour Change and Treatment Adherence“ [14] zahlreiche Studien und Meta-Studien über Non-Adhärenz zusammengetragen. Das Nicht-Einhalten von Therapien und Verhaltensempfehlungen scheint bestens verstanden. Doch was hilft dieses Wissen? Martin fasst es so zusammen: „Bevor ein Mensch sein Gesundheitsverhalten ändert, muss er wissen, welche Veränderungen notwendig sind (Information); er muss die Veränderung wollen (Motivation) und über die nötigen Mittel verfügen, die Veränderung anzugehen und aufrechtzuerhalten (Strategie).“ Mehr Theorie als die drei Schlagworte Information, Motivation und Strategie seien nicht nötig, um das Problem der Therapietreue sinnvoll anzupacken.

Für die Umsetzung gibt Leslie Martin folgende Empfehlungen:

■ Sorgen Sie für Erfolgserlebnisse

Wer merkt, dass er etwas schafft, ist motiviert, sich weiter zu mühen.

- Setzen auf eine Strategie der kleinen Schritte. Fassen Sie gut machbare Ziele ins Auge, und wenn die erreicht sind, besprechen Sie diese in würdigender Form. Also nicht: „Das ist ja auch das Mindeste, das sie sich wenigstens für die drei Tage das Feierabendbier verkneifen, sonst brauchen wir mit den Medikamenten gar nicht anzufangen“, sondern lobend.

■ Bieten Sie Erfolgsgeschichten

Es hilft, wenn ein Patient aus berufenem Munde erfährt, dass die Strapazen sich wirklich lohnen, dass man es schaffen kann.

- Erzählen Sie Ihren Patienten, wie andere es geschafft haben.
- Ermöglichen oder organisieren Sie Treffen, bei denen Patienten sich über ihre Erfolge austauschen können.
- Bieten Sie Filme, Bilder oder Berichte von Patienten an, die Erfolge vorweisen können und die zeigen, wie man den medizinischen Hürden im Alltag am besten begegnet.

Überzeugen Sie Ihre Patienten davon, dass sie es schaffen können

Seien Sie sehr ausdrücklich.

- Versichern Sie ihrem Patienten, dass er die Fähigkeiten besitzt, es zu schaffen. Martin schreibt dazu: Seien Sie ein Cheerleader! (Das sind die hübschen Mädchen am Spielfeldrand, die permanent begeistert schreien: Ihr seid die Größten, Ihr seid die Besten, Ihr schafft es!)
- Belegen Sie, warum Sie das glauben: Sie haben schon X und Y geschafft, das war viel schwerer, Sie haben dies und jenes ausgehalten. Als Mutter haben Sie die Termine ihrer Kinder doch auch immer gut im Griff gehabt. Im Job haben Sie sich in das neue Computerprogramm gefuchst, das war viel schwieriger als Ihre Aufgabe jetzt.

Thematisieren Sie körperliche Empfindungen

- Helfen Sie dem Patienten, Adrenalinschübe oder ein flaues Gefühl im Bauch zu erkennen und als Motivation zu nutzen. Die Nervosität vor einem 5-Kilometer-Lauf kann – richtig eingesetzt – helfen, sich zum Training zu zwingen.
- Erarbeiten Sie Strategien, um Empfindungen wie Aufgeregtheit, Angst oder Scham so in den Griff zu bekommen, dass sie den Patienten nicht davon abhalten, z. B. in die Selbsthilfegruppe zu gehen. [15]

► Die Morphintablette ist einfach wichtig

Die Morphintabletten haben mein Leben bestimmt. Ich musste morgens und abends meine Tablette nehmen. Wenn ich sie genommen hatte, wollte keiner mehr mit mir reden, weil ich alles vergessen habe. Meine Leute sagten: „Hast du deine Drogen schon genommen, oder können wir uns noch unterhalten?"

Wir waren bei einer Hochzeit, und ich musste abends um halb acht gehen, weil die Morphintablette einfach wichtig war. Sonst habe ich sofort Entzugserscheinungen gekriegt. Das war so heftig, dass ich nicht mehr zu Festen gehe. Ich lasse das, weil die Stunde, die ich da bin, die tut mir hinterher mehr weh, wie wenn ich gar nicht gehe. Ich weiß ja genau, eine Stunde später muss ich wieder heim. Das habe ich so oft gemacht, und jedesmal bin ich dann dagesessen und habe geheult – selbst am Geburtstag von meiner Freundin, die ist 50 geworden, die hat ein Riesenfest gemacht. Das war gigantisch. Und ich musste gehen. Dann sitzt du da in deinem guten Kleid und bist am Heulen, weil du heim musst um neun. So früh bin ich nicht mal mit 18 heim. Aber du musst Morphin einfach pünktlich nehmen. Wenn ich es eine Stunde später genommen habe, habe ich schon Entzugserscheinungen gehabt, und die Schmerzen, die sind oberheftig.

48-jährige Schmerzpatientin ◄

5.3 Es gibt gute Gründe für die Non-Adhärenz

Die Erklärungen für die Non-Adhärenz, die die Boston Consulting Group ermittelt hat, sind nicht nur banal, sie sind vermutlich gar nicht die wahren Gründe, sondern naheliegende Ausreden. Der Harvard-Psychologe Robert Kegan untersuchte gemeinsam mit seiner Kollegin Lisa Lahey die Gründe, die Patienten von lebensrettenden Verhaltensänderungen abhalten.

In ihrem Buch „Immunity to Change" [16] gehen die beiden der Unfähigkeit auf den Grund, notwendige Änderungen umzusetzen. Ausgangspunkt war eine Studie an Herzpatienten, die etwas tun müssen, um nicht an einem Infarkt zu sterben. Tatsächlich verhielt sich nur einer von sieben Untersuchten adhärent. Die beiden Psychologen waren sicher, dass auch die anderen gern noch mehr Sonnenuntergänge erleben und ihre Enkelkinder großwerden sehen wollen. Es musste also eine starke Macht geben, die sie von einer lebensrettenden Veränderung abhält – weit stärker als Vergesslichkeit oder Bequemlichkeit. Diese natürliche Abwehr gegen Änderungen sitzt tief, und sie ist niemals banal – schon allein deshalb nicht, weil sie z. B. Transplantations- oder Herzpatienten das Leben kosten kann.

In der Praxis sollten Sie zunächst dafür sorgen, dass die banalen Hürden der Adhärenz gut gemeistert werden. Achten Sie also darauf, dass der Patient versteht, was er tun soll und wie. Seien Sie klar. Geben Sie ihm am besten einen Merkzettel in die Hand, auf dem die wichtigsten Stichworte ausgeschrieben stehen (ml – liest einer als Messlöffel, ein anderer als Milliliter!). Kleine Skizzen (Männchen, Bett, ein Glas, drei Tabletten …) helfen auch. Stellen Sie sicher, dass der Patient hat, was es braucht, um therapietreu zu sein. (Ausführlich steht das auf S. X●, Punkt 2.3.)

In die tiefenpsychologische Ursachenfindung sollten Sie nicht ohne Not einsteigen. Wenn aber klar wird, dass Sie es mit einem Adhärenz-Problem zu tun haben, hilft Kegans Rat schnell und effektiv. Kegan und Lahey haben ein einfaches 4-Schritte-Programm entwickelt, das Sie sich dafür aneignen sollten:

1.) Identifizieren Sie mit Ihrem Patienten das Ziel. (Gesund werden, abnehmen, regelmäßig die Tabletten nehmen)
2.) Finden Sie heraus, was den Patienten davon abhält. Welche Angewohnheiten stehen, welches Verhalten steht dem entgegen?
3.) Finden Sie die verborgenen Hinderungsgründe heraus, indem Sie den Patienten fragen, was passieren würde, wenn er die Änderungspläne umsetzte. Welche Folgen fürchtet er?
4.) Gehen Sie diese Assoziationen an.

Das klingt abstrakt. Verborgene Hinderungsgründe? Sie brauchen zum Glück kein Analytiker zu sein, um die herauszufinden. Kegan beschreibt ein Telefoninterview mit einem non-adhärenten Herzpatienten, das er zu Forschungszwecken führte. Es verlief so:

Frage: Was würde passieren, wenn Sie Ihre Tabletten wie verordnet nähmen?

Antwort: Wenn ich meine Tabletten nicht nehme, riskiere ich, dass ich sterbe.

F: Das war nicht die Antwort auf meine Frage. Was, glauben Sie, würde passieren, wenn Sie die Tabletten …

A: ICH NEHME DIESE TABLETTEN NICHT! Ich bin doch kein alter kranker Mann! Ich bin in meinen besten Jahren! Mein Vater nimmt jeden Tag eine Handvoll Tabletten, und der sitzt im Pflegeheim!!

Diese sehr heftig vorgetragene Antwort dürfte auch den Patienten selbst überrascht haben: Er nimmt die Tabletten offenbar nicht, weil er tief in seinem Unbewussten glaubt, dass ihn das als kranken Mann abstempelt.

Ein Patient, der nicht zum Rehasport geht, ist womöglich nicht einfach nur bequem. Er glaubt tief in seinem Unbewussten, dass er es sich mit jahrzehntelanger Schufterei verdient hat, jetzt in Frieden auf dem Sofa zu sitzen. Es ist seine gefühlte Belohnung, auf die er Anspruch fühlt und die er deshalb nicht so einfach lassen kann.

Eine Diabetikerin, die es nicht schafft, auf Süßigkeiten zu verzichten, braucht diese vielleicht als Reminiszenzen an die Kindheit. Wer seine Therapiesitzungen sausen lässt, möchte sich nicht eingestehen, dass er Hilfe braucht. Und ein geschiedener Mann verweigert die Behandlung mit Antidepressiva, weil er damit seiner verhassten Ex recht gäbe, die ihn schon vor Jahren dazu drängte. Die Wenn-dann-Verknüpfungen, die Menschen daran hindern, sich an ärztliche Empfehlungen zu halten, sind so verschieden wie die Menschen selbst.

In der Regel bekommt man sie mit einer „Was wäre, wenn"-Frage heraus. Selten braucht es wenig mehr: „Stellen Sie sich vor, sie würden auch in der Kantine vor dem Mittagessen die Tabletten aus der Handtasche nehmen und schlucken. Wie würden Sie sich fühlen?"

Übrigens passt die Erklärung von Kegan und Lahey zur Theorie des überlegten Handelns (auch des vernünftigen Handelns, engl: Theory of reasoned action), die Martin Fishbein und Icek Ajzen in den 70er-Jahren entwickelten. Sie besagt zum einen, dass jedes Handeln auf einem Glauben, einer Überzeugung fußt (hartnäckige Non-Adhärenz hat also einen Grund). Wer eine Verhaltensänderung erreichen möchte, muss also die dazugehörende Überzeugung ändern. Zum anderen besagt die Theorie, dass der Verhaltensvorsatz eines Menschen (der den Ausschlag darüber gibt, wie er sich am Ende tatsächlich verhält) davon abhängt, wie der Mensch zu diesem Verhalten steht und welche subjektiven Normen er damit verbindet. „Subjektive Normen" heißt hier: was der Mensch glaubt, was andere über dieses Verhalten denken und wie wichtig die Meinung der anderen darüber für ihn ist. Behalten Sie diesen Gedanken im Hinterkopf, wenn es unverständlich scheint, dass ein Patient nicht therapietreu ist. Vielleicht tut er es nicht seinetwegen, sondern dafür, wie er sich von anderen gesehen glaubt.

► Mein Leben hatte sich komplett geändert

Ich habe vorher mit meinem Körper ziemlich geaast. Ich habe bis zum Infarkt unheimlich viel geraucht – typisch Künstler. Schokolade, Kaffee und Zigaretten. Das war alles, was ich brauchte. Durch den Infarkt habe ich von heute auf morgen aufgehört zu rauchen. Ich habe die Schokolade gelassen und den Kaffee, also diese drei Sachen, von denen ich immer angegeben habe, dass sie mich am Leben halten. Ich hatte schwer zu kämpfen damit. Dann wurde am Ende meines Klinikaufenthalts Diabetes festgestellt. Das hatte mir ja nun gerade noch gefehlt, so eine Buchhalterkrankheit, wo man sich mit Stoppuhr und Briefwaage ernähren muss. Es war katastrophal.

Mein Leben hatte sich komplett geändert, und damit war ich sehr beschäftigt. Die Reha war dabei aber keine Hilfe, sondern eigentlich nur lästig. Die konnten mir weder was beibringen noch was erzählen! Was ich von Medizinern verlange, ist, dass sie einem Tipps geben, wie man mit etwas besser umgehen kann. Nur eine ganz kleine Handreichung, die kann völlig albern sein.

Ich habe dann versucht, eine Diskussion mit dem leitenden Arzt anzuzetteln über meine Vorstellung von Rehabilitation und Hilfe zur Selbsthilfe. Da war er vollkommen unterbelichtet, das war ihm fremd. Er hatte zwar mal gehört, dass es so etwas gibt wie Hilfe zur Selbsthilfe oder auch Souveränitätsfragen oder traumatisierende Erlebnisse durch die Krankheit. Ja, das hatte er alles schon mal gehört, aber er hatte nichts dazu zu sagen. Er hatte keine eigene Idee.

49-Jähriger nach einem Herzinfarkt und kardiologischer Reha ◄

5.4 Belohnungen helfen

Der amerikanische Verhaltensökonom Dan Ariely erlitt bei einem Unfall schwere Verbrennungen und infizierte sich in der Folge mit der damals noch unbekannten Hepatitis C. Als der Erreger schließlich identifiziert war, durfte Ariely an einer experimentellen Studie mit Interferon teilnehmen. Dafür musste er sich das Mittel an drei Tagen in der Woche spritzen – und zwar über eineinhalb Jahre. Der langfristige Nutzen der Therapie war klar: geheilt zu werden und nicht vorzeitig an einer Leberzirrhose zu sterben. Doch der spürbare Effekt der Spritze waren Schwindel, Erbrechen, Kopf- und Gliederschmerzen.

Jeden Montag, Mittwoch und Freitag lieh sich Ariely auf dem Nachhauseweg von der Uni Filme in der Videothek aus, spritzte sich das Interferon in den Oberschenkel, kuschelte sich, mit einem Eimer bewaffnet, vor den Fernseher, sah einen Film, spuckte, fror und litt, bis er 16 Stunden später wieder auf den Beinen war. Er inszenierte die Therapietage als Filmfest. Nur als Belohnung für eine brav gesetzte Interferonspritze gönnte er sich ein Fernseherlebnis. Das half ihm durchzuhalten. Nach 18 Monaten war Ariely tatsächlich geheilt. Er hatte es als

5

einziger Studienteilnehmer geschafft, die leidvolle Therapie konsequent durchzuhalten [17].

Arielys Kollege, der Verhaltensökonom Kevon Volpp, testete die Belohnungshypothese an Patienten, die das gerinnungshemmende Warfarin nehmen mussten. Drei Monate lang erinnerte ein elektronisches System die Teilnehmer an die Tabletten und registrierte, ob sie zur richtigen Zeit das richtige Pillenfach öffneten. Wer seine Pillen über den Tag exakt entnommen (und damit offenbar auch *ge*nommen) hatte, nahm automatisch an einer abendlichen Lotterie teil, bei der Gewinne von bis zu 100 Dollar winkten. Ergebnis: In den drei Monaten sank bei den Studienteilnehmern der Anteil an falsch genommenen Pillen von 22 % auf 2,3 %. Mit dem Ende der Lotterie schnellten die Werte für Falschdosierungen allerdings wieder nach oben [18]. Das zeigt, dass äußere Anreize zwar wirken, aber die innere Motivation nicht ersetzen.

Ariely werden nicht nur die Filme durch die 1,5 Jahre lange Therapie getragen haben. Als Wissenschaftler war ihm klar, dass sein Leben von seiner Therapietreue abhängt. Die kurzfristige Belohnung motivierte ihn, aber zusätzlich hielten ihn auch Disziplin und Einsicht bei der Stange.

5.5 Halten Sie die Hürden niedrig

Überlegen Sie gemeinsam mit dem Patienten, welche Therapie sinnvoll und machbar ist. Dazu müssen Sie wissen, was der Goldstandard ist, aber auch, welche Alternativen es gibt. Gerade bei Wundbehandlung, Bädern, Sport, Ernährungsumstellungen muss die Therapie ins Leben passen. Oder Sie sollten eine Kur verschreiben oder an eine Tagesklinik verweisen, wo die Therapie durchgeführt und gelernt werden kann.

Vereinfachen Sie das Medikamentenregime so weit wie möglich. Gibt es retardierte Präparate, die man nicht so oft nehmen muss? Könnte man versuchen, ein Medikament wegzulassen, statt gegen seine Nebenwirkungen ein weiteres zu verschreiben? Beides ist sinnvoll. Allerdings werden Kombinationspräparate, die mehrere Wirkstoffe vereinen, nicht besser genommen als einzelne Pillen [19]. Patienten wollen offenbar die Möglichkeit haben, einzelne Komponenten der Therapie wegzulassen oder mit Dosierungen zu spielen. Wenn das nicht geht, besteht die Gefahr, dass Sie gar nichts nehmen.

Finden Sie Kompromisse. „Nie wieder Kuchen“ ist unerfreulich und unrealistisch. Aber Kuchen nur noch sonntags, zur Belohnung für die durchgehaltene Woche, ist ein gutes Konzept. Seien Sie also nicht kategorisch. Wer sich Silvester eine strenge Diät zum Abnehmen vornimmt, läuft eher Gefahr, den guten Vorsatz ganz zu streichen, wenn er einmal bei einem Stückchen Kuchen schwach wurde und sich deshalb „gescheitert“ fühlt. Wer dagegen kleine Abweichungen zulässt, kann ohne Gesichtsverlust nach einem Ausrutscher weiter Diät machen. Oder eben Therapie.

Das gilt auch, wenn Patienten anfangen, nebenher naturheilkundliche Alternativen auszuprobieren. Wenn Sie sich weigern, einen Patienten zu behandeln, wenn der parallel einen Heilpraktiker besucht, dann verlieren sie ihn vermutlich. Loben Sie lieber die Offenheit, und fragen Sie nach. Viele alternative Heilmethoden sind harmlos – aber nicht alle! Sie gewinnen nichts, wenn Sie kategorisch alles außer Ihrem Therapieplan verbieten. Seien Sie lieber froh, wenn Ihr Patient mit Kügelchen experimentiert, dafür aber seine Antidepressiva und Blutdrucksenker zuverlässig nimmt.

Am Ende hilft das, was immer hilft: gute Gesprächsführung. Die Adhärenzforscher kommen früher oder später immer darauf zu sprechen, dass die Art und Weise, wie der Arzt mit seinen Patienten redet, der Schlüssel zur Therapietreue sind. Sie wissen schon: ausreden lassen, gut und empathisch zuhören, spiegeln, offene Fragen stellen. Das schafft Vertrauen und gibt dem Patienten das Gefühl, dass die Ärztin wirklich verstanden hat, wie es ihm geht. Dementsprechend hoch ist die Wahrscheinlichkeit, dass die Therapie, die Sie sich überlegt hat, auch passt und hilft.

Wie soll eine Ärztin, die mir nicht einmal richtig zugehört hat, wissen, wie es um mich steht? Wie kann das Medikament auf mich passen, wenn sie gar nicht weiß, wie ich mich fühle? Wenn der Patient das Gefühl hat, mit einer 08/15-Empfehlung abgefertigt zu werden, so ist das Risiko hoch, dass er sein Rezept nicht einlöst, die Tabletten nicht nimmt und den Empfehlungen nicht folgt.

► Die Lebensqualität wird erheblich reduziert

Ich musste diverse Medikamente ausprobieren. Bis das richtige Medikament gefunden war, waren sicher drei, vier, fünf verschiedene im Einsatz. Dann wurde ich auf die Dosis eingestellt. Mit den Mitteln für die anderen Leiden heißt das, dass ich zurzeit zwölf verschiedene Präparate einnehme, und das zwei-, teilweise dreimal am Tag. Deshalb reißt man sich nicht darum, wenn man für den Diabetes zwei oder drei weitere Präparate bekommt.

Für Diabetes braucht man extreme Disziplin – bezogen auf die Ernährung, die Einnahme, den Zeitpunkt, die Menge von Medikamenten. Man muss sich sklavisch daran halten. Ich als ausgebildeter Ingenieur weiß sehr wohl, was Disziplin bedeutet. Aber das ist wirklich ein großes, großes Problem. Die Lebensqualität, die uns ja auch treibt, wird erheblich reduziert und eingeengt durch das gesamte Programm.

60-jähriger Typ-2-Diabetiker ◄

5.6 Motivational Interviewing

Motivierende Gesprächsführung oder „Motivational Interviewing" (MI) ist eine Technik, die sich in Zwangsberatungen bewährt hat. Wenn etwa der Vorgesetzte oder ein Jugendrichter jemanden zu einer Beratung zwingt, ist die Bereitschaft, sich auf das Gespräch einzulassen, von vornherein gering. Auch mancher Alkoholiker möchte nicht mit dem Trinken aufhören, und viele Raucher pfeifen auf gute Ratschläge. Der amerikanische Suchtforscher und Psychologe William Miller entwickelte gemeinsam mit seinem britischen Kollegen Stephen Rollnick die Methode mit widerständigen Suchtkranken.

Dabei gingen sie davon aus, dass ihre Patienten weder zu dumm noch zu bequem für eine Veränderung seien, sondern möglicherweise Gründe dafür haben, dass sie leben, wie sie leben. MI erkennt das an und würdigt das Verhalten mitsamt seinen Gründen (wahrnehmen und ernst nehmen – Sie wissen schon). MI ist ein partnerschaftlicher Gesprächsstil, der die eigene Motivation für eine Veränderung stärkt und die Bereitschaft dazu hebt. Nach der Definition von Miller und Rollnick von 2002 ist Motivational Interviewing „eine klientenzentrierte, direktive Methode der Gesprächsführung zur Förderung intrinsischer Veränderungsmotivation, durch Erforschen und Auflösen von Ambivalenzen".

Bei einem traditionellen Beratungstermin gibt der Arzt als Experte vor, was warum passieren sollte. Er weiß, was los ist und wie man das löst. Dazu erklärt er, warum ein Patient etwas ändern sollte, er erläutert, inwiefern dem Patienten das nützen wird und wie die Änderung aussehen sollte. Meist betont er auch, wie wichtig das sei, und endet mit einer mehr oder weniger deutlichen Aufforderung, die Empfehlungen umzusetzen. Viel Glück.

Sie wissen schon vom Zahnarztbesuch, dass so eine Anleitung wenig Effekt auf ihre Zahnseiden- und Interdentalbürstchenpraxis hat. Die Tatsache, dass eine Verhaltensänderung sinnvoll, heilsam, angezeigt und einfach ist, macht sie trotzdem weder praktikabel noch attraktiv. Man muss sie auch wollen. Kein Arzt muss einem adipösen Patienten erzählen, dass Abnehmen eine gute Idee ist und wie das geht. Wenn er das umsetzen könnte, wöge er nicht 180 kg! Offenbar hindert ihn etwas am Abnehmen, aber was?

Beim MI geht man nicht lehrerhaft vor, sondern erkundet zunächst einmal das Verhalten des Patienten. Warum und wozu „nutzt" der Patient Alkohol? Was verleitet den Dicken zu Fressattacken? Welche Werte und Ziele hat der Patient? Wenn Sie Ihr Gegenüber mit offenen Fragen aus der Reserve locken, haben Sie eine Chance zu erfahren, wie er wirklich tickt. Wenn Sie freundlich, offen und empathisch sind, erfahren Sie, warum welche Tabletten im Klo landen, wann Alkohol hermuss und inwiefern Essen manchmal eine gute Kompensation für alles zu sein scheint.

Studien zufolge steigt die Wahrscheinlichkeit dafür, dass ein Patient sein Verhalten ändert, wenn die Ärztin ihn im Gespräch dahin lotst, dass er selbst ausspricht, warum eine Verhaltensänderung für ihn gut wäre und wie sie aussehen könnte und sollte.

Beispiel: „Ich weiß ja, dass ich mich mehr bewegen und weniger essen müsste, wenn ich nicht wie mein Vater enden will. Eigentlich möchte ich das auch, aber ich habe einfach keine Zeit dafür. Immerhin frühstücke ich nicht. Aber mittags im Job hole ich mir meistens nur Fast Food und oft auch auf dem Weg nach Hause. Und jedes Mal fürchte ich, dass ich noch mehr Medikamente nehmen muss. Dabei denke ich, dass schon die Blutdruckpillen unnötig wären, wenn ich es schaffen würde, Sport zu machen."

Eine solche Aussage hören Sie nur, wenn Sie dank empathischer Kommunikation ein gutes, vertrauensvolles Arzt-Patienten-Verhältnis aufgebaut haben. Mit einer solchen Steilvorlage lässt sich gut arbeiten: Was wünscht sich der Patient und wie kann er das realistisch erreichen? Wenn Sie auf der Basis seiner Aussagen ein Konzept zur Verhaltensänderung in kleinen Schritten entwickeln, wird das eher Erfolg haben als eine schulmeisterliche Handlungsanweisung.

Wichtige Fragen in einem motivierenden Gespräch sind:

- Was würden Sie gern ändern?
- Warum? Was meinen Sie bringt Ihnen das?
- Was haben Sie für Ziele?
- Wie glauben Sie: Können Sie mit einer/ohne eine Verhaltensänderung dahin kommen?
- Wenn das klappt – was, glauben Sie, wäre in einem Jahr anders?
- Wie könnte eine Änderung aussehen?
- Wie, glauben Sie, geht es mit Ihnen weiter, wenn Sie so weiterleben wie bisher?

Die Antworten fassen Sie zusammen: „Sie machen sich wegen der hohen Lipidwerte Sorgen um ihr Herz. Als Ihr Vater so alt war wie Sie, hatte er einen Herzinfarkt. Sie sehen das Risiko, aber Sie möchten keine Medikamente nehmen. Sie sagen auch, dass es Ihnen nicht gutgeht im Moment. Sie haben Stress und können sich jetzt nicht um gesundes Essen kümmern. Habe ich das richtig verstanden?"

Kommen Sie niemals ungefragt mit Erklärungen oder Empfehlungen, sonst riskieren Sie, dass der Patient auf Durchzug stellt. Ihr kluger Rat sollte eingefordert werden:

- Ich habe eine Idee, was in ihrer Situation funktionieren könnte. Möchten Sie sie hören?
- Sie haben gesagt, Sie essen tagsüber fast nichts und dann zu viel am Abend. Das hat nichts mit Willensstärke zu tun. Soll ich Ihnen erklären, was passiert, wenn Sie nach langer Pause zu viel und zu schwer essen?
- Ich denke an eine andere Patientin von mir, die ein ähnliches Problem hatte. Soll ich Ihnen erzählen, was bei ihr geholfen hat?
- Ich habe ja mehrere Möglichkeiten aufgezählt, das Problem anzugehen. Was würden Sie denn am ehesten tun wollen?

Motivational Interviewing ist deshalb so erfolgreich, weil Sie sich nicht damit abarbeiten müssen, jemanden zu überzeugen, zu argumentieren oder gar Druck aufzubauen. Das ist bei einem „widerständigen" Patienten ohnehin sinnlos. Wenn Sie aber den Patienten dahin manövrieren, dass er selbst Wünsche äußert und laut über Hürden und Chancen einer Verhaltensänderung nachdenkt, dann können Sie ihn dahin führen, dass er sie versucht.

Wenn Sie einen Patienten als Partner in der Therapie ernst nehmen und seine Sichtweise respektieren, helfen Sie ihm, sich selbst ernst zu nehmen und sich selbst zu respektieren. Das ist nicht banal, denn manch ein Patient glaubt nicht mehr an seine Fähigkeit, etwas zu ändern, weil er so oft gescheitert ist. Ein dicker Typ-2-Diabetiker, ein Alkoholiker, der seine Familie zerstört hat, ein Raucher mit kleinen Kindern, ein ADS-Patient, der dauernd seine Kapseln vergisst, der Neurodermitiker, der nicht regelmäßig cremt – sie alle haben sich schon so oft scheitern gesehen. Patienten, die es regelmäßig nicht schaffen, ihrer Therapie zu folgen, laufen Gefahr zu resignieren. Sie werden gleichgültig, frustriert oder trotzig. Oft bauen sich enormer Druck und auch Frust auf. Je länger und je stärker jemand mit sich hadert, weil er es nicht schafft, sich zu ändern, desto verzagter und ratloser wird er.

Gerade wenn die guten und gut gemeinten Ratschläge von Familie, Freunden und Ihnen nicht fruchten, ist es Zeit für ein motivationales Gespräch, in dem eine Verhaltensänderung entwickelt wird, die der Patient selbst für sinnvoll, wünschenswert und machbar hält.

Da staunt der Laie, und der Fachmann wundert sich: Was hilft und was nicht

Hilft: Glauben, dass man es schaffen kann. Die „positive Einschätzung der eigenen Kompetenz“ ist eine der wichtigsten Voraussetzungen dafür, dass sich ein Patient an die Therapie hält. Vermitteln Sie diesen Glauben!

Hilft nicht: Detaillierte Erklärungen. Kaum ein Kranker nimmt seine Tabletten nicht, weil er den molekularen Wirkmechanismus nicht verstanden hat. Fragen Sie nach, was der Patient hören möchte, anstatt ungefragt eine Vorlesung über Galenik zu halten.

Hilft: Kleine Schritte planen. Jeder Weg beginnt mit einem ersten Schritt. Wenn der nicht funktioniert, können Sie sich das Nachdenken über den Rest der Strecke ohnehin schenken.

Hilft nicht: Großer Wurf und abstrakte Ziele. „Abnehmen und mehr Bewegung“ klingt toll, aber keiner weiß, wie das gehen soll. Auch „besser aufpassen“ ist zu unkonkret. Wenn Sie eine bestimmte Handlungsweise fördern wollen, dann sagen Sie konkret, was Sie meinen.

Hilft: Stadien wahrnehmen. Das Stufenmodell der Gesundheitspsychologie zeigt, dass ein Patient anderen Beistand braucht, wenn er noch darüber nachdenkt, ob er eine Therapie oder eine Verhaltensänderung in Angriff nehmen soll, als wenn er sich dafür entschieden hat, aber nun an der Umsetzung zu scheitern droht. Klären Sie, vor welcher Hürde Ihr Patient steht!

Hilft nicht: Kontrolle. Ob Fragebögen, elektronische Systeme oder Telefonanrufe – die Forschung zeigt, dass Kontrollen die Compliance nicht verbessern.

Hilft: Wirksamkeitserwartung schaffen. Das kennen Sie aus der Placeboforschung. Zur Selbstwirksamkeitserwartung (Ich kann es schaffen!) gehört noch die Wirksamkeitserwartung (Die Behandlung hilft wirklich!). Die müssen Sie vermitteln. Sonst wirkt's nämlich nicht.

Hilft nicht: Drohen und Angst machen. Die ekligen Bilder auf Zigarettenschachteln widern zwar jeden Kunden an der Supermarktkasse an, halten aber keinen Raucher davon ab, sich eine Zigarette anzuzünden.

Hilft sehr: Motivational Interviewing. Das kann man in Seminaren lernen. Aber mit Einfühlungsvermögen und der Kenntnis von „Immunity to Change“ kommt man auch so ziemlich weit.

Hilft nicht: Schimpfen und Vorwürfe. Wenn Sie möchten, dass der Patient mitmacht, dann behandeln Sie ihn wie einen erwachsenen Menschen und nicht wie ein trotziges Kind. Wenn Sie ihn nicht ernst nehmen, nimmt er Sie nämlich auch nicht ernst.

Hilft: Subjektive Krankheitstheorien erfragen. Wenn einer glaubt, er müsse seinen Körper mit mehr Druck stählen, um gesund zu werden, wird er Ihre Empfehlungen (Schonen? Tabletten nehmen?) nicht annehmen. Fragen Sie nach, wie der Patient seinen Zustand erklärt und was er für eine sinnvolle Therapie hält.

Hilft nicht: Kombipräparate. Zur großen Überraschung der Forscher nehmen Patienten Kombipräparate, die in einer Pille mehrere Medikamente vereinigen, weniger zuverlässig als mehrere Einzelpillen. Es scheint besser, wenn wenigstens eines von zwei Präparaten genommen wird, als wenn die Behandlung ganz aussetzt.

Hilft: Vertrauen. Das ist das A und O. Besonders eine unangenehme Therapie nimmt man eher von jemandem an, dem man zutraut, dass er weiß, was er tut und für wen.

Hilft nicht: Verharmlosen. Sagen Sie nicht mehr als nötig, aber seien Sie immer ehrlich. Also nicht: „Wir probieren das mal für eine Woche, und dann sehen wir weiter“, wenn Sie genau wissen, dass eine Wirkung drei Monate braucht.

Hilft immer: Lob. Loben Sie Ehrlichkeit und Offenheit, Vertrauen, gute Strategien oder den Versuch, eine zu finden – und vor allem kleine Fortschritte!

Körperliche Beschwerden ohne Organbefund

Inhaltsverzeichnis

J. von Campenhausen, *Ärztliche Kommunikation für Medizinstudierende*, https://doi.org/10.1007/978-3-662-61749-6_6

6.1 Von wegen „Sie haben nichts"

Die schwierigsten Fälle in der Medizin sind oft nicht die Menschen, die ein komplexes körperliches Leiden haben, sondern diejenigen, die mit starken, vielen, oft diffusen Symptomen kommen, bei denen sich aber keine körperliche Ursache nachweisen lässt. Das ist nicht etwa selten. Bei rund 20 % aller Patientinnen und Patienten, die sich in der Klinik, beim Hausarzt oder in Facharztpraxen vorstellen, findet sich keine organische Erklärung für die Leiden. Dieses Phänomen hat ebenso viele Erscheinungsbilder wie Namen: Somatisierung, psychovegetative Störung, vegetative Dystonie oder Labilität, neurasthenisches Syndrom, Organneurose, funktionelle Störung, Einbildung. (In der englischsprachigen Fachliteratur heißen solche Symptome MUS – *medically unexplained symptoms.*)

Die Kriterien für eine Somatisierung sind:

- Der Patient ist durch körperliche Beschwerden belastet, für die keine ausreichende organische Ursache gefunden werden konnte.
- Der Patient glaubt, dass diese körperlichen Beschwerden Ausdruck einer organischen Erkrankung sind.
- Der Patient sucht Hilfe für seine Beschwerden bei primär somatisch ausgebildeten Ärzten.
- Die körperlichen Beschwerden stehen in Zusammenhang mit aktuellen oder zurückliegenden psychischen und sozialen Belastungen [20].

Praktisch jedes Organsystem kann Symptome produzieren, für die sich keine organische Ursache festmachen lässt. Am häufigsten klagen Patienten über Schmerzen. Kopf- oder Rückenschmerzen, Brustschmerzen, Schmerzen im Magen-Darm-Trakt, in Armen und Beinen, dem Gesicht, in den Gelenken, Schmerzen beim Geschlechtsverkehr, beim Stuhlgang oder beim Wasserlassen.

Der Gastrointestinaltrakt macht mit Bauchschmerzen, Übelkeit, Völle- und Druckgefühlen, vermehrtem Aufstoßen und sogar Erbrechen auf sich aufmerksam. Dazu können Appetitverlust, Mundtrockenheit, Zungenbelag mit schlechtem Geschmack sowie Durchfall kommen. Weitere oft somatoforme Symptome sind Herzrasen oder -stolpern, Schweißausbrüche, Hitzewallungen, Koordinations- und Gleichgewichtsstörungen, Stimmverlust oder Flüsterstimme, Lähmungen oder Muskelschwäche, Gedächtnisverlust, Sehen von Doppelbildern oder Sehausfall. Generell gehören oft Schmerzempfindungen dazu: Schmerzen beim Schlucken, Wasserlassen, schmerzhafte und unregelmäßige Regelblutungen.

Dazu kommt als Allgemeinsymptom verminderte Belastbarkeit und außergewöhnliche Müdigkeit. Meist bestehen 4–6 solcher Symptome gleichzeitig. Einzelne Patienten kommen auf über 20 Körpersymptome ohne Organbefund.

Einer Studie zufolge sind die häufigsten Gründe für einen Arztbesuch Brustschmerzen, Erschöpfung, Schwindel, Kopfschmerzen, geschwollene Extremitäten, Rückenschmerzen, Atemnot, Schlafstörungen und Bauchschmerzen. In den drei Jahren, die die Autoren der Studie die Patienten verfolgten, wurde für 16 % der Symptome eine organische Ursache gefunden [21]. Das ist ungefähr ein Sechstel. Und was ist mit dem gewaltigen Rest?

Die Fälle, in denen die Ärztin den Leiden keinen Namen geben kann, sind für beide Seiten belastend. Ärzte sind es gewohnt, körperliche Symptome in Bezug auf körperliche Grunderkrankungen zu sehen. Wenn ein Arzt damit scheitert, verweist er an den Psychiater oder Psychotherapeuten – mit der Begründung, es handle sich um ein psychosomatisches Leiden.

6.2 Ich bin doch nicht verrückt

Diese Diagnose kränkt den Patienten, der schließlich der Experte für seinen Körper ist. Er hat Jahrzehnte in diesem Leib zugebracht und weiß, wie sich sein Herz, sein Bauch oder seine Füße normalerweise anfühlen. Er ist sicher, dass etwas nicht stimmt, und sieht sich nicht ernst genommen, wenn man ihm sagt, das Ganze spiele sich in seinem Kopf ab. Er fühlt sich unverstanden und geht zum nächsten Arzt – das ist ein Hauptgrund für „Ärzte-Hopping" und die häufigen Überdiagnosen. Immer wieder liest man von Patienten, die sich „weigerten" zu akzeptieren, dass sie körperlich gesund seien und hartnäckig den Rat ablehnen, psychologische Hilfe in Anspruch zu nehmen.

Wenn Sie sich nur ein einziges Mal die Mühe machen, sich in einen solchen Patienten hineinzudenken, sollte Ihnen klarwerden, warum. Wenn Sie nachts mit Herzrasen und schweißgebadet hochschrecken, wenn Ihr Schultergürtel bretthart verspannt ist, sodass jede Bewegung des Kopfes schmerzt oder wenn Ihr Magen Sie trotz Schonkost mit brennenden Schmerzen plagt, so leiden Sie ganz offensichtlich körperlich. Auch psychosomatisch verursachte Beschwerden spielen sich im Körper ab, und nicht im Kopf. Wer etwas anderes behauptet, setzt sich ganz offensichtlich ins Unrecht. Wenn der Körper aus der Bahn gerät, ist es naheliegend, dass man einen Körperarzt aufsucht.

Wenn der nicht fündig wird, hat er womöglich nicht gut genug untersucht, nachgefragt und nachgedacht – das vermutet der leidende Patient zumindest. Und vielleicht hat er recht! Früher galten Magengeschwüre als klassische psychosomatische Erkrankung, bis man das auslösende Bakterium entdeckte. Auch Asthma und Neurodermitis wurden als Kopfgeburten abgetan. Zeitschriften beschreiben immer wieder die Ärzte-Odysseen, die manche Kranken auf sich nehmen. Die Betroffenen zweifeln irgendwann selbst an sich, bis ein findiger Diagnostiker die tropischen Zierfische, die Hormonspirale, die verschleppte Borreliose oder eine Kobaltvergiftung durch eine defekte Hüftprothese als Verursacher der Leiden identifiziert. Hätten Sie gedacht, dass ein Schweinebandwurm eine Gehirnentzündung und Haftcreme für's Gebiss eine Zinkvergiftung auslösen kann? Bevor Sie also vorschnell alles auf die Psyche schieben, sollten Sie sicher sein, dass Sie Ihre Detektivarbeit gewissenhaft gemacht haben. Haben Sie gut genug untersucht, nachgefragt und nachgedacht? Spätestens dann sollten Sie sich überlegen, wie Sie vorgehen.

Seltene Krankheiten

Wer erkennt schon auf Anhieb das Lesh-Nyhan-Syndrom oder die Tay-Sachs-Krankheit? Eine Krankheit gilt in Deutschland als selten, wenn maximal 5 pro 10.000 Einwohner daran leiden. Bei 80 Millionen Deutschen sind das immerhin 40.000 Menschen. Derzeit werden rund 6000 seltene Erkrankungen gezählt – man schätzt, dass 4 Millionen Deutsche an einer solchen seltenen Krankheit leiden. Ein Hausarzt sieht allerdings im Schnitt nur einen Patienten mit einer solchen Orchideenkrankheit – da wäre es ein extremer Glücksfall, wenn er die schwierige Diagnose gleich richtig stellte. Im Schnitt dauert es fünf Jahre, bis die Diagnose für eine seltene Erkrankung korrekt gestellt ist – das heißt fünf Jahre, in denen Patienten mit unerklärten Symptomen leiden und von ratlosen Ärzten hören, dass „es" vermutlich psychisch sei. Alle großen Universitätskliniken haben Zentren für seltene Erkrankungen, an die Sie verweisen können, wenn Sie nicht weiterwissen. Dort gibt es oft lange Wartezeiten, deshalb ist es wichtig, dass Sie Ihren Patienten nicht allein lassen. Ob er nun eine somatoforme Störung oder seltene Erkrankung hat – er braucht Zuwendung und Linderung!

6.3 Ernst nehmen hilft

Was tun mit Patienten, die somatisch gesund sind, aber über körperliche Symptome klagen? Das, was ein guter Arzt immer tut: ernst nehmen. Je schwieriger ein Fall ist, desto wichtiger ist eine vertrauensvolle, empathische Arzt-Patienten-Beziehung. Versuchen Sie zu verstehen und nachzuempfinden, woran der Patient körperlich leidet. Das dafür nötige Einführungsvermögen hilft Ihnen nicht nur diagnostisch, sondern hat auch eine therapeutische Wirkung. Wie ernst Sie den Menschen nehmen, zeigt sich in der Art, wie Sie zuhören und wie Sie ihn körperlich untersuchen (s. ▶ Kap. 4). Lassen Sie sich die Symptome genau erklären und versuchen Sie Zusammenhänge zu erkennen. Zeigen Sie Respekt und Akzeptanz, und widersprechen Sie nicht.

Wenn ein Patient Ihnen zeigt, wo er immer wieder stechende Schmerzen fühlt, so ist es nicht zielführend, wenn Sie ihm erklären, dass das eigentlich gar nicht sein könne. Auch wenn Ihnen klar ist, dass hier die Psyche Symptome verursacht, sollten Sie das nicht vorschnell und niemals zu direkt ansprechen, denn das ist nicht das, was der Patient hören möchte. Einfühlsamer sind gute Fragen:

- Was, glauben Sie, verursacht diese Beschwerden?
- Warum, meinen Sie, tritt das gerade jetzt auf?
- Welche Therapie könnte Ihnen Ihrer Ansicht nach am ehesten helfen?

Nehmen Sie die Beschwerden ernst, aber bleiben Sie ehrlich bei der Wahrheit. Sie brauchen also nicht so zu tun, als wären Sie nah daran, die körperliche Ursache zu finden, oder als wäre es plausibel, dass ein Organdefekt die Beschwerden verursacht. Am besten sagen Sie klar, was Sie bei der Untersuchung finden. Dabei sollte deutlich werden, dass das subjektive Erleben und die objektive Realität auseinanderklaffen. Etwa so: „Wenn ich hier taste, merke ich, dass Sie in diesem Bereich empfindlich sind, aber ich finde nichts Auffälliges. Ich kann mir aber vorstellen, dass diese Beschwerden für Sie sehr belastend sind.“ Es sollte nicht so klingen, als wäre da doch etwas oder als seien Sie sich nicht so sicher.

Die meisten Patienten gehen in Abwehrhaltung, wenn Sie psychische Ursachen ansprechen. Deshalb ist es günstiger, die emotionalen Äußerungen des Patienten aufzunehmen und in Zusammenhang mit den Körpersymptomen zu bringen:

„Wenn Menschen Sorgen haben, neigen Magen und Darm dazu, sich zusammenzuziehen, und das kann Bauchschmerzen verursachen.“ Oder: „Wenn ein Mensch Angst hat, schüttet der Körper Adrenalin aus, deshalb schlägt das Herz in solchen Situationen schneller.“ „Wenn man Sorgen hat, steigt die Spannung in der Nackenmuskulatur. Das kann Kopfschmerzen auslösen.“

Wenn die Verknüpfung von Emotion und körperlichen Beschwerden gemacht ist, können Sie den Patienten bitten, ein Tagebuch zu führen, in dem er 1.) die Symptome und ihre Intensität, 2.) seine Gefühle dabei (ängstlich, nervös, traurig, wütend?) und 3.) seine Gedanken dazu stichpunktartig aufschreibt. Punkt 3.) meint Äußerungen wie „Ich habe doch eine lebensbedrohliche Krankheit“ oder: „Ich werde verrückt“.

Ein solches Symptomtagebuch hilft dem Patienten, seine „Krankheit“ besser zu verstehen, es ist eine vernünftige Auseinandersetzung mit den Beschwerden, es zeigt den Zusammenhang von psychischer Belastung und körperlichem Leiden, und es sorgt dafür, dass der Patient abwartet.

Geben Sie Ihrem Patienten ohne somatischen Befund einen Folgetermin in zwei Wochen. Das ist genug Zeit, um sich mit sich und dem Symptomtagebuch zu beschäftigen und nicht so lange, dass er sich alleingelassen fühlen müsste und zum nächsten Kollegen geht, der von vorne anfängt. Wenn es Ihnen gelingt, dem Patienten das Gefühl zu geben, dass Sie ihn ernst nehmen und sich kümmern, endet der Ärzte-Marathon. Wenn

Ihnen der Patient vertraut und sich in guten Händen weiß, ist das der erste Schritt zur Besserung. Erst wenn Ihrer beider therapeutische Beziehung geprüft und gut befunden ist, kann der Patient seine Probleme in Angriff nehmen.

Auch wenn Sie solche Fälle gern und sinnvollerweise an einen Psychologen oder Psychiater delegieren würden, zeigt die Erfahrung, dass ein körperlich leidender Mensch in aller Regel beim somatisch arbeitenden Arzt behandelt werden möchte. Die gute Nachricht lautet: Sie können helfen. Der frustrierende Satz: „Wir können nichts für Sie tun“ ist falsch.

Die körperlichen Symptome sind ja nicht eingebildet, sondern real, auch wenn Ärger, Angst oder Aufregung sie hervorrufen, und keine organische Krankheit. Die Aufregung über diesen Zustand und das Nicht-ernstgenommen-Werden verstärken die körperlichen Symptome. Und körperliche Symptome führen zu mehr Wut, Angst, Sorgen und Aufregung. Diesen Teufelskreis durchbrechen Sie, indem Sie sich empathisch mit dem Patienten auseinandersetzen.

Sie können so viel tun: Sie können dem Patienten helfen, (anhand des Tagebuchs) zu erkennen, wann und woran er leidet. Sie können Schon- und Vermeidungshaltungen abbauen helfen und Lösungsideen für Konflikte in Familie oder Beruf befördern. Mit Einfühlung können Sie so auch zu einer psychotherapeutischen Behandlung motivieren. Natürlich gehören Schmerz- oder Angstpatienten in die Hände von Spezialisten. Denken Sie daran, dass die körperlichen Beschwerden für den Patienten eine Eintrittskarte zur Arztpraxis und damit zu Hilfe und Kümmerung sind!

► Man wird einfach nicht ernst genommen

Ungefähr 2001 habe ich plötzlich Schmerzen bekommen in einem Bein, unten an der großen Zehe. Es war wie ein Stromschlag, der ins Bein fährt. Das war der Anfang. Das kam immer öfter und arbeitete sich hoch: Knie, Schenkel, Oberschenkel, Hüfte, bis fast zum Rippenbogen. Das ging acht Jahre lang. Schließlich wurden die Schmerzen so schlimm, dass ich am Ende hochdosiertes Morphium nehmen musste. In der ganzen Zeit habe ich alle Ärzte aufgesucht, die es gibt, und keiner kam dahinter, was das sein könnte. Alle sagten: „Naja, Beinschmerzen, das ist Bandscheibenschmerz.“ Aber die Kernspins, alle Untersuchungen ergaben immer wieder: Nein, da ist nichts.

Man wird einfach nicht ernst genommen. „Sie haben doch die ganze Palette schon durch. Es gibt keine Diagnose. Sie müssen halt mit dem Leben zurechtkommen“, hieß es. Mein Hausarzt, den ich schon 20 Jahre habe, der hat sich nie eingesetzt für mich. Dabei kennt er mich doch, meine Situation, mein Umfeld. Ich musste mir immer selber einen Arzt suchen, mich selber um eine Schmerztherapie kümmern und alles selber machen. Ich habe ganz wenig Hilfe erfahren.

Und dann fand man doch die Ursache: eine operable Kompression in der Halswirbelsäule! Die OP ist sehr gut gegangen. Der Chirurg war super, er war gleich so menschlich. Ich hatte sofort Vertrauen, ich weiß nicht, warum. Vielleicht ging ihm auch nahe, was ich acht Jahre lang mitgemacht hatte. Er hat sich auch einfach mit mir über Privates unterhalten. Das hat mir so gutgetan. Er hat dann den OP-Plan geändert, um mich zu operieren zu können. Als ich auf Intensiv aufgewacht bin, war er der Erste, der vor mir stand, und er sagte: „Es ist alles gut. Es ist alles gut.“

Unglaublich. Da hat man endlich jemand gefunden, der das Problem versteht und auch ernst nimmt.

Danach war ich sechs Wochen in der Reha und habe wieder Laufen gelernt. Ich habe seit der Stunde der OP keine Schmerzen. Ich habe nichts mehr.

Schmerzpatientin, 49 Jahre ◄

Es geht auch andersrum

Wenn der Körper streikt, kann die Psyche schuld sein, aber es geht auch andersrum: Viele körperliche Leiden wirken sich auf die Seele aus. Bevor Sie einen Menschen als Fall für den psychiatrischen Kollegen weiterschicken, sollten Sie die folgenden Diagnosen abklären: Fehlfunktionen der Schilddrüse, der Nebennieren oder der Nebenschilddrüse, muskuläre Probleme, Rheuma, entzündliche Darmerkrankungen, Parkinson, Multiple Sklerose, Morbus Addison, Eisen- oder Vitaminmangel. Generell sollten alle Autoimmun- und Tumorerkrankungen ausgeschlossen sein. Achten Sie auch auf mögliche Nebenwirkungen von Medikamenten. Vor allem Herz- und Parkinson-Medikamente, Beruhigungsmittel, Antileptika, Schmerzmittel und Hormonpräparate können diffuse Symptome hervorrufen.

6.4 Der Unterschied zwischen Befund und Befinden

Wenn Kinder Doktor spielen, ist alles ganz simpel: Die Patientin sagt, wo es weh tut, die Ärztin guckt nach, klopft mit ihren schönen Instrumenten am Körper herum und weiß dann, was die Kranke hat und wie man das heile macht. Und genau das macht sie dann.

Im richtigen Leben ist die Sache nur manchmal so erfrischend einfach, und mit „einfach" ist hier nicht gemeint, dass die Diagnose offensichtlich ist und die Therapie wirksam, sondern die Kommunikation. Auch wenn eine extrem seltene und schwierige Diagnose mitsamt einer passenden Therapie gefunden wird, sind in der Regel alle froh: Der Arzt darf stolz sein, das Rätsel gelöst zu haben, der Patient ist erleichtert, dass sein Leiden einen Namen hat und nun eine gezielte Therapie beginnt, die ihm Heilung oder Linderung verschafft. Das ist auch dann befriedigend, wenn die Findungsphase lang war und die Therapien mühsam sind, denn es ist unendlich wichtig und gut zu wissen, dass man auf dem richtigen Weg ist und Arzt und Patient ihn nun gemeinsam gehen werden.

In erschreckend vielen Fällen aber passen Befund und Befinden nicht zusammen. Der Klassiker in der modernen Gerätemedizin ist der, dass möglichst viele Ärzte möglichst viele (teure) diagnostische Technik bemüht haben und angesichts der Bilder, Labordaten und Messungen konstatieren, dass der Patient gefährlich krank sei und dringend sein Leben ändern und Therapien beginnen müsse. Das erscheint vielen Patienten rätselhaft.

Besonders schockierend und erschütternd ist der Fall, dass ein Mensch, der sich gesund fühlt, arglos zu einer Vorsorgeuntersuchung geht und eine Krebsdiagnose erhält. Von einer Minute auf die nächste ist aus einem lebensfrohen Menschen ein moribunder Patient geworden. Sein Empfinden, sein Körper- und Lebensgefühl passen so gar nicht zu seinen medizinischen Daten, seiner Diagnose und Prognose.

Manchmal gewinnt man den Eindruck, dass Empfinden und medizinische Aktenlage erstaunlich wenig miteinander zu tun haben. Mancher Mensch wird mit hohen Cholesterinwerten über 90 Jahre alt, während 40-Jährige mit normalen Werten an einem Infarkt sterben. Eine sichtbare Engstelle in der Koronarangiographie muss noch lange nicht die fühlbare Enge der Angina pectoris hervorrufen. Orthopäden erklären gern angesichts von Röntgenbildern, wo ein Patient Schmerzen haben müsste, deren Ursache chirurgisch zu beheben sei. Interessanterweise fühlt der Patient den Schmerz aber nicht oder nicht dort, wo er hingehören sollte. Gleichzeitig leiden zahlreiche Patienten unter Schmerzen, für die es keine somatische Erklärung gibt.

Die Spezialisierung in der modernen Medizin ist wenig hilfreich, wenn es um das Befinden eines Menschen geht. Sie unterteilt den Menschen in seine Organsysteme. Der Kardiologe schaut aufs Herz, der Orthopäde auf die Knochen, der Urologe untenrum. Aber unabhängig davon, was die Spezialisten in „ihrem" Organ feststellen, fühlt sich ein Kranker ganz krank – oder ganz gesund. Niemand käme auf die Idee zu sagen: Meine Leber funktioniert nicht richtig, aber sonst bin ich ganz gesund. Oder: Mein Weichteilrheuma macht mir gerade schwer zu schaffen, aber ansonsten bin ich fit. Trotz meiner Depression bin ich körperlich kerngesund.

Thure von Uexküll, der die Psychosomatik maßgeblich geprägt hat, spricht von einer „Passungsstörung“, wenn Lebenswirklichkeit und eigenes Empfinden nicht zusammenpassen wollen. Mit einer Passungsstörung fühlt man sich krank – unabhängig von Blutwerten, Bildgebung und Diagnosen. Und wenn Befund und Befinden nicht zusammengehen, so sprechen manche Mediziner von einer Passungsstörung der Arzt-Patienten-Beziehung.

Die Medizin, so scheint es, hat kaum Mittel, mit denen sie erfassen kann, wie es einem Patienten wirklich geht. Manche lebensbedrohliche Abweichung schränkt das Lebensgefühl eines Menschen gar nicht ein. Viele Menschen rauchen gern, obwohl sie wissen, dass es ihre Lebenserwartung senkt und das Risiko scheußlicher Erkrankungen dramatisch erhöht. Es fühlt sich aber gut an und nicht tödlich. Auch hoher Blutdruck oder Prädiabetes verursachen kein Krankheitsgefühl.

Dagegen können Zustände, die medizinisch undramatisch sind, extrem belastend sein, weil die Betroffenen die Symptome extrem stark erleben. Sie haben Angst, dass die Krankheit fortschreitet, sie entstellt, vereinsamt, behindert, und das macht hoffnungslos, ängstlich, sinnentleert und verbittert, was die Symptome wieder verstärken kann.

6.5 Das Krankheitskonzept als Problem

Früher hatte Syphilis jemand, der unter den typischen Symptomen der Krankheit litt. 1906 entwickelten findige Mediziner am Robert Koch-Institut einen Test, der bestimmte Stoffe im Blutserum syphiliskranker Menschen nachwies. Von da an entschied die „Wassermann-Reaktion“, ob jemand Syphilis hatte. Heute wissen wir, dass der Wassermann-Test nicht sehr spezifisch war. Er fiel auch bei Malaria und Tuberkulose positiv aus. Dafür zeigt der Test nicht jede Syphilis-Infektion an.

Der medizinische Fortschritt hatte – so glaubte man jedenfalls – ein objektives Kriterium geschaffen, das klarstellte, ob jemand krank war oder nicht. So mussten die Ärzte sich nicht mit dem Empfindungsgeleier der Patienten abgeben. Dazu passt der Eintrag im Brockhaus von 1892 unter dem Stichwort „Diagnose“. Dort heißt es, dass „Mitteilungen, die der Kranke über seinen Zustand macht, gewöhnlich nur Gefühle und subjektive Empfindungen der verschiedensten Art betreffen, die den Arzt nur selten zu einem sicheren und begründeten Urteil über die vorliegende Krankheit befähigen“.

Im Klartext: Wer wie und inwiefern krank ist, entscheidet der Arzt, denn der ist der Fachmann und darf fortschrittliche Diagnosen verteilen. Was der Patient empfindet, spielt keine Rolle. Und der Fortschritt geht weiter: Immer sensiblere Diagnostik zeigt bereits feinste Abweichungen von der Norm. Je mehr Diagnostik man an einem beschwerdefreien Menschen betreibt, desto mehr Diagnosen kann man verteilen. Eine Meta-Analyse zeigt, dass Gesundheitschecks weder Mortalität noch Morbidität senken. Der einzige nachweisbare Effekt der Vorsorgeuntersuchungen liegt in einem Anstieg neu gestellter Diagnosen [22]. Es klingt absurd und ist es auch: Je mehr die Ärzte arbeiten, desto mehr Menschen werden offiziell krank.

Unser Gesundheitssystem belohnt diese Fehlentwicklung. Diagnosen sind schließlich wichtig für die Abrechnung. Je mehr Diagnosen ein Patient hat, desto mehr Geld darf er kosten.

Doch was tun mit jenen unglücklichen Geschöpfen, die sich offenbar krank fühlen, auf die aber keine Diagnose passt? Sie laufen unter schwer fassbaren Verlegenheitsdiagnosen wie vegetative Dystonie, Erschöpfungssyndrom oder Fibromyalgie.

Eine Kernaufgabe hausärztlicher Tätigkeit sei das Aushalten diagnostischer Unsicherheit, schreibt der Allgemeinmediziner Thomas Kühlein im Ärzteblatt: „Dazu gehört explizit, (…) nicht primär nach Diagnosen zu suchen, sondern die Diagnose im

Symptomhaften zu belassen und sich im ‚aufmerksamen Abwarten' zu gedulden."

Halten Sie aus, wenn Sie Symptome keiner Diagnose zuordnen können, und hören Sie zu. Bei Beschwerden wie Rückenschmerzen, Verdauungsproblemen und Schlafstörungen hilft allein das Zuhören und Beraten. Machen Sie Ihre Patienten lieber mit ernsthaftem, empathischem Zuhören gesund als mit zweifelhaften Diagnosen krank.

6

► Was ich erlebe, ist Folter

Mein Arzt hat ein Problem mit mir. Er sagt, ich nehme meine Herzkrankheit zu ernst. „Entspannen Sie sich", sagt er. „Machen Sie sich keine Sorgen. Ihr Herz ist vollkommen gesund. Es sind die Nerven." Als würde er mich nicht kennen. Wenn ich ein Problem habe, dann mache ich mir Sorgen. Und dies ist ein Problem, also mache ich mir Sorgen. Ich bin ein besorgter Mensch, aber ein Hypochonder? Ich bin ein Stoiker, aber kein Hypochonder. Ich kann Ihnen versichern, es fühlt sich nicht an, als würde ich übertreiben. Ich habe ein echtes, körperliches Problem. Für psychische Probleme habe ich gar keine Zeit. Darüber würde ich mir keine Sorgen machen. Aber was ich erlebe, ist Folter. So fühlt sich das an. Was ich durchstehe, würden nicht viele aushalten. Das Herz, das ist das Problem. Die anderen Sorgen kann man vergessen, aber ich komme hier mit einem echten Problem: meiner Herzkrankheit. Sie glauben mir nicht. Das schmerzt. [23]

41-jähriger Simulant ◄

Das schwere Gespräch

Inhaltsverzeichnis

J. von Campenhausen, *Ärztliche Kommunikation für Medizinstudierende*, https://doi.org/10.1007/978-3-662-61749-6_7

7.1 Ich habe schlechte Nachrichten

In der Literatur über ärztliche Kommunikation gibt es kaum ein Gebiet, das so gut beforscht ist, wie das Überbringen schlechter Nachrichten (engl: Breaking bad news). Das liegt auch daran, dass das Überbringen einer solchen Botschaft auch erfahrenen Ärzten zu schaffen macht. Schlechte Nachrichten vermitteln zu müssen ist traurig, belastend, anstrengend und manchmal schwierig. Wer kein Stück Holz ist, leidet mit, und gleichzeitig muss der Profi Sorge tragen, dass die Emotionen das Gespräch nicht so sehr dominieren, dass wichtige Informationen untergehen.

Niemand möchte derjenige sein, der einem Menschen sagt, dass er oder ein naher Angehöriger an einer schweren, chronischen oder unheilbaren Krankheit leidet. Fast immer geht es um Verluste. Das kann der Verlust von Gliedmaßen, von körperlicher Integrität, von Kräften und Fähigkeiten, Freiheiten, äußerlichen Merkmalen oder Träumen sein.

Psychologen definierten für ein Paper, was unter „Bad news" zu verstehen sei: Informationen, die ein Gefühl der Hoffnungslosigkeit hervorrufen, eine Gefahr für das mentale oder physische Wohlbefinden bedeuten, die das Risiko bergen, den gewohnten Lebensstil durcheinanderzubringen, oder eine Botschaft, die einem Menschen weniger Wahlmöglichkeiten in seiner Lebensführung lässt [24].

Wie schwerwiegend eine solche Nachricht eingestuft wird, hängt nicht nur von der Art der Botschaft, sondern auch von der Erwartung des Empfängers ab. Wenn die Krankenhausentlassung um eine Woche verschoben wird, mag das undramatisch sein. Wenn eine Mutter dadurch die Hochzeit ihrer Tochter verpasst, ist es für sie dramatisch. Was Ärzten das Überbringen der ungeliebten Neuigkeiten so schwer macht, sind die Reaktionen der Patienten. Es geht um Emotionen. Oft sind schlechte Nachrichten leicht zu verstehen, aber schwer anzunehmen.

► Das hätte man auch weniger drastisch ausdrücken können

Es war ziemlich brutal. Eigentlich kam der Arzt nur rein und sagte: „Sie haben Darmkrebs." So richtiggehend vor den Kopf geknallt. Und da hat noch einer was gesagt. Das war ein paar Tage nach der Operation. Der sagte: „Die Operation ist bestens verlaufen, alles bestens. Sie müssen Chemotherapie machen. Wenn sie keine Chemotherapie machen, sind Sie in einem Jahr tot." So haben diese Ärzte geredet! Ich nehme an, das hätte man auch weniger drastisch ausdrücken können.

56-Jähriger mit Darmkrebs ◄

Die Art und Weise, wie eine schlechte Nachricht überbracht wird, kann nachweislich die Traumatisierung verhindern oder fördern, die die Botschaft mit sich bringt. Ein solches Gespräch ist eine wichtige Weichenstellung im Arzt-Patienten-Verhältnis. Was Sie hier sagen, bewahrt Ihre Patientin oder Ihren Patienten vermutlich lebenslang im Gedächtnis. Auch wenn das Überbringen schlechter Nachrichten nie schön ist, kann es doch gut laufen, verständnisvoll, klar, gut strukturiert und empathisch. Es ist doch besser, Sie machen es menschlich und anständig als ein gefühlloser Idiot auf seine Weise.

Es gibt viele Lehrmodelle mit schönen Akronymen, die als Anhaltspunkte dienen können. Das bekannteste heißt SPIKES und liegt auch der Aufklärungsgesprächsbewertungsskala (AGBS) zugrunde, die in Deutschland verbreitet ist. Die Buchstaben stehen für:

Setting: Setting up the Interview

Sorgen Sie für eine geschützte Umgebung, sorgen Sie für die richtigen Teilnehmer, genug Zeit und Ungestörtheit. Setzen Sie sich hin!

Perception: Assessing the patient's perception

Finden Sie mit offenen Fragen heraus, was der Patient weiß und was er erwartet

Invitation: Obtain the Patient's Invitation

Schätzen Sie die Bereitschaft ein, die schlechte Nachricht aufzunehmen. Platzen Sie nicht einfach damit heraus. Finden Sie heraus, was der Patient weiß und hören will: ausführliche Ergebnisse oder nur Diagnose und Skizze des Behandlungsplans? Geben Sie einen Warnschuss („Ich habe leider schlechte Nachrichten für Sie.")

Knowledge: giving Knowledge and Information to the patient

Vermeiden Sie Phrasen, Beschönigungen und Geschwätz. Geben Sie die Botschaft in kleinen Portionen. Verwenden Sie eine klare, verständliche Sprache. Sagen Sie das Wesentliche, verlieren Sie sich nicht in Details.

Empathy: Adressing the Patient's Emotions with empathic responses

Signalisieren Sie Unterstützung für Emotionen. Erfassen Sie die Gefühle des Patienten, und benennen Sie die Emotion. Fragen Sie nach den Ursachen („*Wovor* genau haben Sie Angst?") Lassen Sie Raum, um über Gefühle zu sprechen.

Strategy und summary

Besprechen Sie die neue Strategie und die nächsten Schritte. Berücksichtigen Sie dabei die Wünsche des Patienten. Fassen Sie das Gespräch zusammen, um Missverständnissen vorzubeugen.

Das klingt gut und wäre es auch, nur leider läuft ein schweres Gespräch selten so ab. Das liegt schon allein daran, dass sich kaum die Gelegenheit ergibt, wirklich Zeit, Ruhe und einen Raum zu finden. Bei Krebsbefunden muss es schnell gehen, weil OP-Termine gemacht werden müssen. Oft weht die Ärztin oder der Arzt ins Patientenzimmer und lässt die Diagnose einfach fallen. Auch dass immer noch so viele Patienten ihre schlimme Diagnose am Telefon erfahren, liegt daran, dass sie unterwegs sind und die Zeit drängt. Das ist zwar verständlich, aber ungut. Vermeiden sie es, wenn irgend möglich.

Wenn Sie sich nicht an das SPIKES-Schema halten können, sollten Ihre Minimalanforderungen sein:

- Sorgen Sie für Privatheit: Wenn Sie im Mehrbettzimmer eine Diagnose verkünden, dann schicken Sie die anderen Patienten raus oder nehmen den Betroffenen mit. So viel Zeit muss sein.
- Kündigen Sie die schlechte Nachricht an. Wenigstens einen Satz sollten Sie hinkriegen.
- Wenn Sie wirklich anrufen müssen, dann sagen Sie am Telefon zuerst, dass es etwas Wichtiges zu besprechen gibt, und fragen Sie, wann und wie das zu machen wäre. „Es wäre mir am liebsten, wir könnten das hier besprechen. Ist das möglich? Wenn nicht, brauchen wir wenigstens einen ruhigen Moment. Geht das jetzt?" Patienten werden nicht gern auf die Folter gespannt und wollen in der Regel sofort wissen, was Sache ist. Es ist aber netter, wenn sie ausdrücklich die Nachricht einfordern, als wenn Sie sie ungefragt vor den Kopf geknallt bekommen. Geben Sie dem Patienten Zeit, um sich für das Gespräch freizumachen und dann zurückzurufen.
- Wenn Sie in der Klinik sind und (skandalöserweise) nur die Diagnose überbringen, ohne eine Chance auf ein anständiges Gespräch, dann sorgen Sie dafür, dass jemand da ist, der damit umgehen kann. Professionelle Hilfen wie eine Psychologin oder Seelsorgerin sind schön, aber auch eine erfahrene, empathische Krankenschwester kann viel auffangen.
- Machen Sie auf jeden Fall klar, was als Nächstes kommt, und zwar schrittweise. Wenn Sie jemanden bei der Arbeit anrufen, dann heißt das: Sie brauchen eine Krankschreibung, bitte kommen Sie gleich morgen in die Klinik, wir müssen Sie stationär aufnehmen. Oder besser:

Sie bekommen von mir eine Krankschreibung, wir kümmern uns um ein Zimmer für Sie, ich weiß, das ist jetzt ein Schock, es tut mir sehr leid.

- Auch wenn es schwerfällt: Benutzen Sie ihre Phantasie. Stellen Sie sich die Patientin vor, die Sie anrufen. Steht sie mit dem Telefon an die Schulter geklemmt am Herd, während sich ein Krabbelkind an ihrem Bein hochzieht? Erwischen Sie jemanden im Auto oder in einer Besprechung, aus der er sich auf den Flur schleicht? Stellen Sie sich vor, wie Ihre Nachricht einschlägt, und nehmen Sie darauf Rücksicht.
- Berichten Sie auf jeden Fall einer Kollegin oder einem Kollegen von dem Gespräch, und seien Sie ehrlich. Das ist zum einen gut für die Seelenhygiene, aber auch ein gutes Training. Vielleicht müssen Sie sich nachträglich schämen. Haben Sie wirklich gesagt: „Entschuldigung, dass ich in der Besprechung störe, aber es ist wichtig, denn Sie haben Krebs.“ Führen Sie das Gespräch nächstes Mal gleich so, dass Sie sich dafür nicht zu schämen brauchen. Tauschen Sie sich mit Kollegen aus, wie sie es machen, und verbessern Sie ihr Vorgehen!

► Ich hatte ja keine Ahnung

O Gott o Gott, die Diagnosestellung. Die Darmspiegelung war ganz gut gelaufen, muss ich sagen. Und dann hieß es: „Ja, wir haben da was gefunden, das müssen wir mal untersuchen. Wir haben eine Probe genommen, die schicken wir ein. Wir geben Ihnen Bescheid.“ Na ja, gut. Nichts weiter dabei gedacht. Für die Beschwerden hat man seine Medikamente bekommen. Ging dann auch so einigermaßen.

Zwei Tage später kam dann der Anruf. „So, wir haben jetzt das Ergebnis. Fahren Sie mal rechts ran. Sie haben Krebs.“ So kurz am Telefon, so kurz. „Das müssen wir rausmachen.“ Da war ich natürlich schon ein klein wenig geschockt. Ich habe den Tag dann noch so rumgekriegt. Bis dann wirklich abends zu Hause: „So, was ist jetzt los, was ist jetzt? Soll ich nochmal ins Krankenhaus oder soll ich mich da nochmal melden und einen Termin machen? Ich hatte ja keine Ahnung!“

49-Jähriger mit Kolonkarzinom ◄

7.2 Schwangere

Schlechte Nachrichten sind immer dann besonders schlimm, wenn man sie nicht erwartet. Schwangere, die zum Ultraschall in die gynäkologische Praxis kommen, wollen ihr Kind sehen. Sie wollen verzückt kleine Händchen und vielleicht eine Nasenspitze erkennen und sich mit dem neuen Familienmitglied vertraut machen. Die Frauenärztin hat natürlich andere Ziele, wenn Sie den Fötus untersucht. In der Regel sind Routineuntersuchungen unauffällig, aber was, wenn morphologische Abweichungen sichtbar werden? Es ist unpassend und wenig hilfreich, wenn Sie einer freudig erregten Schwangeren, die gerade das Gefühl hat, ihr Kind kennenzulernen, die nackte Information geben, dass etwas nicht stimmt.

In jedem Fall sollte klar sein, dass es hier nicht nur darum geht, Ultraschallbilder von einem niedlichen Profil zu machen, sondern dass Sie untersuchen, ob es möglicherweise Abweichungen gibt. Manche Ärzte machen ihre Untersuchung schweigend und kommentieren erst danach, was sie gesehen haben. Das empfinden die Frauen oft als beunruhigend. „Warum sagt er nichts, ist etwas nicht in Ordnung?“ Deshalb ist es oft für beide einfacher, wenn Sie neutral sagen, was Sie tun, was Sie ansehen – und evtl. auch, warum.

Wenn tatsächlich ein Problem auftaucht, so ist es allerdings unangebracht, nur zu berichten, was mit dem Kind nicht zu stimmen scheint. Platzen Sie nicht mit medizinischen Fakten heraus, sondern sparen Sie sich das für später auf. Kündigen Sie nach dem Ultraschall an, dass hier Gesprächsbedarf herrscht. „Es gibt hier etwas, was ich mit Ihnen besprechen muss.“

Das Gespräch führen Sie bitte in Augenhöhe durch, also wenn die Schwangere angezogen ist und sitzt. Kommunizieren Sie nur, was Sie sicher wissen, keine Vermutungen, Unsicherheiten oder Verdachtsmomente. Also nicht: „Das Kleinhirn sollte eigentlich größer sein", „Der Unterbauch ist ja originell" oder „Das Herz gefällt mir nicht". Kein Arzt kann alles wissen. Was Sie sagen, muss aber präzise sein, und die Grenzen medizinischen Wissens sollten deutlich werden.

In diesem ersten Gespräch ist es wichtig, die Eltern emotional zu stützen. Lassen Sie ihnen Raum, Fragen zu stellen, und nehmen Sie emotionale Äußerungen auf. Gut sind Sätze wie: „Ich verstehe, dass Sie diese Nachricht sehr traurig macht", „Es ist vollkommen verständlich, dass Sie das jetzt nicht glauben können" oder „In so einer Situation werden viele Frauen sehr bitter".

Wichtig ist, dass die Eltern sich mit dem Gedanken vertraut machen, dass nicht alles wie im Bilderbuch verläuft. Wenn Sie weitere Diagnostik anstoßen, stellen Sie sicher, dass die Ergebnisse nicht kleckerweise kommuniziert werden, und schon gar nicht am Telefon, sondern machen Sie dafür einen ordentlichen Termin.

Spezialisten für pränatale Diagnostik sind es gewohnt, dass Eltern gewarnt und besorgt zur Untersuchung und zu Diagnosegesprächen kommen. Sie sollten aber sagen, warum und wozu jetzt bestimmte Untersuchungen gemacht werden oder wurden. Oft machen sich werdende Eltern nicht klar, was auf sie zukommt. Sie glauben, sie wollten „alles" wissen, um sicher zu sein, und sind nicht darauf vorbereitet, mit negativen Ergebnissen umzugehen. Machen Sie Ihrer Patientin *vor* der Untersuchung klar, dass es auch die Option gibt, bestimmte Dinge auf sich zukommen zu lassen. Es gibt ein Recht auf Nicht-Wissen.

Wählen Sie Ihre Worte sehr sorgfältig. Werdende Mütter sind wie die schwangere Maria in der biblischen Geschichte: Sie „behielt alle diese Worte und bewegte sie in ihrem Herzen". Und zwar ein Leben lang. Vergessen Sie während der ganzen Untersuchungen und Gespräche niemals, dass es sich bei dem ungeborenen Kind um einen kleinen Menschen handelt, der von seinen Eltern schon jetzt geliebt wird. Auch wenn Sie in Diagnosen, Risiken und Therapien denken, achten Sie auf Ihre Worte. Sagen Sie nicht dauernd „der Fetus", was scheußlich neutral, unpersönlich und medizinisch klingt, sondern auch mal „die Kleine" oder „ihr Sohn". Vermeiden Sie unbedingt Jargon wie Banana-Sign, Kleeblatt-Schädel oder Erdbeerform, denn solche Wörter verselbstständigen sich in der Phantasie besorgter Eltern und verursachen Albträume.

► Das war furchtbar

Ich wusste sofort, dass etwas nicht stimmte. Die Klinikärztin wollte mich nicht auf den Schirm gucken lassen und hat auch nur sehr ausweichend oder gar nicht auf meine Fragen geantwortet. Später holte sie einen Radiologen dazu, und beide guckten über die Bilder, zeigten drauf und nickten, und als ich wissen wollte, was sie sehen, meinten sie: „Tut mir leid, dazu können wir nichts sagen." Ich musste mich wieder anziehen und zurück in diesen Wartebereich, wo all die fröhlichen Schwangeren saßen, die das Gesicht ihres Babys sehen wollten. Das war furchtbar. Was hätte ich da für etwas Abgeschiedenheit gegeben! Die Ärztin wollten meine Hebamme rufen, und ich dachte, wir könnten gleich in Ruhe unter uns sprechen. Stattdessen wurde ich ans Telefon gerufen. Ich kann mich nicht an die Worte erinnern. Ich stand an dem Tresen, und meine Hebamme sagte sinngemäß, die Komplikationen mit dem Kind seien so schwerwiegend, dass ich mir überlegen sollte, ob es sinnvoll wäre, einzugreifen. Man denkt ja, dass man dann an sein Kind denkt, und das tat ich auch, aber vor allem dachte ich daran, wie ich vor den ganzen Frauen stehe und die mich anglotzen, wie ich dastehe und heule. Die Schwester drückte mir den Brief des Radiologen in die Hand, darauf stand „vorsichtige

Prognose!“ Die haben mir nicht mal ein Taxi gerufen.

Mutter eines behinderten Kindes ◀

Es kann extrem anstrengend und frustrierend sein, angesichts unbestimmter Diagnosen oder unheilbarer Fehlbildungen mit Schwangeren sprechen zu müssen. Ein gutes Gespräch kann allerdings das Unbehagen auf beiden Seiten beseitigen. Dazu gehört die Erkenntnis, dass das Ergebnis der Bildgebung oder eines Labortests keine abschließende Auskunft über den Zustand und die Zukunft eines Menschwesens liefert. Mit diesen Informationen beginnt ja erst der Prozess, bei dem eine Diagnose gestellt und eine (vorsichtige!) Prognose gegeben und schließlich gemeinsam mit den Eltern ein Aktionsplan aufgestellt wird.

Die Tatsache, dass Sie etwas gefunden haben, ist gut, denn so haben die Eltern die Chance, sich darauf einzustellen, und Arzt und Eltern können gemeinsam Vorkehrungen treffen, medizinisch und organisatorisch. Dabei geht es nicht nur um Kriegen oder Abtreibenlassen, sondern um viel mehr. Das Seelenleben einer Familie kann vollkommen durcheinandergeraten, wenn klar wird, dass die Geburt schwierig wird. Das Wissen ist aber auch eine Chance, denn die Eltern können sich seelisch vorbereiten. Wenn ein junges Paar in Erwartung großen Glücks in den Kreißsaal geht, ist die Geburt eines Kindes mit medizinischen Problemen ein Schock. Sie verringern die Fallhöhe, wenn Eltern gewarnt sind, dass es nicht einfach wird. Das können Sie auch genau so sagen.

Hören Sie sehr genau auf Fragen und Sorgen, damit die Familie nicht von galoppierenden Phantomängsten überwältigt wird. Die erste Reaktion auf schlechte Nachrichten ist in der Regel Schock. Schockzustände verhindern, dass Informationen richtig ankommen. Seien Sie deshalb besonders klar, ruhig und präzise.

Manche Frauen fragen sehr schnell: „Ist das so, weil ich zu viel Sport gemacht/Wein getrunken/Kopfschmerztabletten genommen habe/geflogen bin …?“ Aber auch die, die das nicht fragen, vermuten womöglich, dass Sie selbst am Zustand ihres Kindes schuld sind. Stellen Sie sehr deutlich klar, dass das nicht der Fall ist. Selbst wenn es einen Zusammenhang geben könnte, sollten Sie darauf achten, die Gedanken der Schwangeren auf die Zukunft zu richten, und nicht nach hinten. Selbstvorwürfe helfen niemandem.

Wenn die Diagnose für ein bestimmtes Krankheitsbild des Ungeborenen sicher gestellt ist, sollten Sie anregen, dass die Mutter in Kontakt mit anderen Familien kommt, die damit leben. Die Fragen der Betroffenen sind: Ist das Leben damit lebenswert? Was heißt das für unseren Alltag? Schaffe ich das? Wird es schrecklich? Diese Fragen können Sie nicht glaubwürdig beantworten. Die Experten hierfür sind nur Menschen, die mit dem Krankheitsbild leben. Sorgen Sie dafür, dass die Patientin Kontaktdaten bekommt!

7.3 Schlechte Diagnosen für Kinder

Jedes zehnte Kind in Deutschland ist chronisch krank. Jedes Jahr erkranken 2000 Kinder neu an Typ-1-Diabetes. Schon Säuglinge können unter Neurodermitis oder Asthma leiden. Manche haben Stoffwechselerkrankungen, die erst spät identifiziert werden. Zöliakie, Epilepsie oder Mukoviszidose – die Liste schwerwiegender Diagnosen für Kinder ist lang. Eltern zu sagen, dass ihr Kind schwer oder unheilbar krank ist, behindert ist oder sterben wird, ist extrem schwer. Wie jedes schwere Gespräch braucht es eine gute Vorbereitung. Überlegen Sie möglichst im Team, wer am geeignetsten ist, die Nachricht zu überbringen, und sorgen Sie dafür, dass die- oder derjenige alle Informationen hat, die nötig sind. Klären Sie, mit wem man sprechen muss – etwa, wenn die Eltern getrennt sind, wenn es Vormünder oder Pflegeeltern gibt, und sorgen Sie dafür, dass die richtigen Personen ungestört zusammenkommen. Sorgen Sie auch dafür, dass das Kind während des Gesprächs versorgt ist.

Planen Sie das Gespräch, indem Sie die Akte lesen, sich über die Diagnose und Prognose informieren, und überlegen Sie, welche Fragen vermutlich aufkommen werden. Üben Sie die traurige Botschaft, und mit Üben ist gemeint: Sprechen. Sagen Sie es zu Kollegen oder im stillen Kämmerlein vorm Spiegel. Das hilft enorm, weil sie dann sicherer und souveräner sprechen, als wenn Sie Ihre Sätze an den Eltern zum ersten Mal ausprobieren. Sie müssen sich dann weniger aufs eigene Sprechen konzentrieren und können Ihre Antennen besser auf die Eltern ausrichten.

Wenn es zum Gespräch kommt:

- Achten Sie darauf, dass Pieper und Handy ausgeschaltet oder bei Kollegen sind.
- Stellen Sie sich vor und achten Sie darauf, wer Ihre Gegenüber sind.
- Seien Sie höflich: Begrüßen Sie anständig, danken Sie fürs Kommen.
- Bauen Sie eine Verbindung zu den Eltern auf. Sehen Sie ihnen in die Augen und zeigen Sie, dass Sie mitfühlen.
- Finden Sie heraus, was die Eltern bereits wissen.
- Sagen Sie es klar, ehrlich und einfühlsam.
- Sagen Sie es so einfach wie möglich – kein Jargon, keine unnötigen Erklärungen.
- Nennen Sie das Kind beim Namen. Es ist nicht „es" oder „der Fall".
- Seine Sie dabei flexibel: Achten Sie auf die Reaktionen der Eltern und passen Sie das Gespräch an. Achten Sie auf die Körpersprache Ihrer Gesprächspartner und gehen Sie auf unausgesprochene Emotionen ein.
- Vermitteln Sie die schlechte Nachricht in Portionen und versichern Sie sich, dass jede verstanden ist, bevor die nächste kommt.
- Halten Sie Schweigen aus und lassen Sie Pausen zu.
- Überprüfen Sie mit Nachfragen, ob alles richtig angekommen ist.
- Beantworten Sie Fragen ehrlich und sprechen Sie im Interesse des Kindes.
- Sagen Sie nicht mehr als Sie wissen. Gehen Sie offen mit Unsicherheiten um. „Was das langfristig heißt, kann ich Ihnen nicht sagen. Die Möglichkeiten gehen von … bis …"
- Vereinbaren Sie mit den Eltern einen neuen Termin, der nicht so weit weg liegt. Der kann kurz sein, aber es sollte eine offizielle Möglichkeit geben, die nächsten Schritte zu besprechen.

Das Gespräch ist der Anfang einer neuen Phase. Gönnen Sie den Eltern etwas Zeit für sich, um mit den Neuigkeiten klarzukommen. Bieten Sie aber Gesprächspartner an, wenn sie reden wollen: Vielleicht eine Krankenschwester, eine Psychologin oder Seelsorgerin oder jemand aus einer anderen Abteilung. Geben Sie den Eltern genug Zeit für Entscheidungen, wenn sie nötig sind. Dies ist übrigens eine Situation, in der Berührung, evtl. sogar eine Umarmung angebracht sein kann.

Es ist gut, wenn Sie Kontakte zu anderen betroffenen Familien vermitteln können. Ärzte wissen ja nicht nur nicht, wie es sich anfühlt, krank zu sein oder schlechte Nachrichten zu bekommen; auch vom Alltagsleben mit kranken Kindern haben sie keine Ahnung. Wenn sie darüber sprechen, klingt es in der Regel furchtbar, weil sie alle medizinischen Probleme, körperlichen Unzulänglichkeiten und Grenzen kennen, aber keine Kraftquellen. Wenn Eltern fragen: „Wie sollen wir denn mit einer Trachealkanüle zurechtkommen?" Dann versuchen Sie gar nicht erst zu antworten, sondern verweisen Sie auf andere Eltern, Vereine oder Selbsthilfegruppen. (Entsprechende Kontaktdaten sollten Sie *vor* dem schweren Gespräch heraussuchen und dann parat haben.)

Bieten Sie an, dass sie mit Angehörigen sprechen oder jemanden dafür suchen. Es ist für Eltern schwer genug, die Neuigkeiten zu verdauen. Zusätzlich selbst zum Überbringer der schlechten Nachricht zu werden und Großeltern, Geschwisterkinder, Paten und Freunde zu informieren ist viel verlangt. Nehmen Sie ihnen das, wenn möglich, ab. Wenn das Gespräch vorbei ist, sind Sie leider noch nicht fertig. Fassen Sie das Gesagte schriftlich zusammen – für die Akte, aber auch für die Eltern.

Und wer sagt es dem Kind? Manche Eltern bestehen darauf, dass das betroffene Kind bei einem solchen Gespräch dabei ist. Raten Sie davon ab. Kinder wissen harte Wahrheiten oft beeindruckend gut zu nehmen, aber die Kombination aus kindlicher Unbekümmertheit oder Coolness und emotional überwältigten Eltern ist oft ungut. Besser ist es, wenn man erst unter Erwachsenen spricht und anschließend überlegt, ob die Eltern oder Sie oder beide zusammen mit dem Kind reden oder – oft am allerbesten – ob eine Krankenschwester das tun soll. In der Praxis erfährt das Kind das, was es wissen muss, oft nebenher und häppchenweise. Das kann vollkommen ausreichen.

Jüngere Kinder akzeptieren schlimme Wahrheiten oft leichter als die Eltern, weil sie es gewohnt sind, von Erwachsenen unerklärliche apodiktische Botschaften einzustecken. Sie glauben an Schnullerfee, Osterhase und Weihnachtsmann, wenn die Eltern das überzeugend vermitteln. Sie akzeptieren, dass Sie niemals zum Mond fliegen werden, auch wenn der Abschied von so einem Traum schmerzlich ist. Dass sie niemals ein eigenes Pony bekommen sollen, ist zwar extrem traurig, aber man kann damit leben. Was es heißt, eine schwere Krankheit zu haben, wird sich in der Praxis zeigen.

Kayes 10-Schritte-Programm [25] hilft bei der Vorbereitung des Gesprächs:

1. Vorbereitung
2. Was wissen die Eltern?
3. Möchten sie mehr Informationen?
4. Warnschuss geben
5. Leugnen zulassen
6. Erklären, wenn's gewünscht wird
7. Sorgen anhören
8. Reden über Emotionen fördern
9. Zusammenfassen
10. Weitere Hilfe anbieten

► Stets bereit für den Informations-Overkill

Mein wunderbarer kleiner Junge ist taub und ziemlich entwicklungsverzögert. Mit einem Jahr kann er noch nicht krabbeln oder greifen und nicht mal seinen Kopf halten. Die Ärzte reden von Zerebralparese und Stoffwechselstörung und allem Möglichen dazwischen. Wir haben keine offizielle Diagnose, aber ein unglaubliches Jahr hinter uns. Eine endlose Reihe von Tests, Kliniken und Spezialisten, alle auf der Suche nach der Diagnose. Wir sind totale Experten darin, mit Experten umzugehen. Wir stellen superpräzise Fragen, geben klare, knappe Antworten, kommen gut vorbereitet zu den Terminen und sind stets bereit für einen totalen Informations-Overkill, der am Ende überhaupt nichts nutzt.

Mutter eines 1-Jährigen mit Zerebralparese ◄

Wenn Sie Muße haben, erkundigen Sie sich nach Kraftquellen, die Eltern mit kranken oder behinderten Kindern haben. Auf einer Internetseite von Eltern chronisch kranker Kinder steht eine Sammlung von Äußerungen, die Eltern halfen, nachdem sie eine erschütternde Diagnose über ihr Kind bekommen hatten.

Hier eine kleine Auswahl:

„Er ist immer noch der gleiche kleine Junge, den Sie von Anfang an geliebt haben", sagte ein Arzt, nachdem er den Eltern erklärt hatte, dass ihr Sohn am Williams-Syndrom leidet.

„Ich gehe auf die Hochzeit eines Mannes, der als Kind bei uns auf Station war. Er hatte manifeste Hirnschäden und sollte den Prognosen zufolge gar nichts können. Er hat sich nicht daran gehalten. Das kann ihre Tochter auch", sagte der Arzt zu den Eltern eines Mädchens, das nach einer Stoffwechselkrise einen Hirnschaden erlitt.

„Scheiße." Text auf einer Postkarte von Freunden.

„Bringen Sie sie nach Hause und geben Sie ihr Liebe", sagte der entlassende Arzt. Das Mädchen hatte durch eine Kopfverletzung einen schweren Hirnschaden erlitten.

„Sie haben nichts getan, was das verursacht hat, und Sie hätten nichts tun können, um es zu verhindern."

„Die Liebe, die Sie erfahren werden, ist eine Liebe, die nur wenige ausgewählte Menschen erfahren. Sie werden für den Rest ihres Lebens zu kämpfen haben, emotional und geistig. Aber die Liebe wird weiter wachsen und sie führen und wird Ihnen helfen, Hindernisse zu überwinden. Das kann Ihnen den Sinn des Lebens zeigen."

„Legen Sie die Worte der Ärzte nicht auf die Goldwaage. Ich bin hier seit 20 Jahren und habe so vieles gesehen, was nicht hätte sein dürfen. Lassen Sie den Gottes-Faktor nicht außer Acht. Ärzte wissen nicht alles, auch ich nicht." Das sagte ein Arzt, nachdem er Polymicrogyrie bei einem Mädchen diagnostiziert hatte.

„Wenn sie 20 ist, ist es egal, wann sie laufen gelernt hat, entscheidend ist, dass sie es gelernt hat", sagte ein Physiotherapeut zu einer Zeit, als noch gar nicht klar war, ob ein Mädchen überhaupt laufen lernen würde.

„Verschwenden Sie keine Zeit damit, sich Vorwürfe zu machen oder herauszufinden, wie es dazu gekommen ist. Das Beste, was Sie tun können, ist ihr helfen, mit Physiotherapie Kraft zu gewinnen. Dann wird sie sich nach ihrem eigenen Tempo entwickeln." Rat eines Arztes, der bei einem Kind periventrikuläre Leukomalazie festgestellt hat.

Eine Mutter berichtet: „Als wir erfuhren, dass unser Sohn das Erwachsenenalter nicht erleben würde, klemmte sich meine beste Freundin ans Internet und kontaktierte eine Familie mit zwei Jungen, die das Gleiche hatten. Sie bat sie, alles Positive aufzulisten, was ihr dazu einfiel. Und dann kam sie eines Tages mit dieser Liste und den Kontaktdaten der Familie und sagte: ‚Ich wollte hier nicht nur heulen, ich wollte zeigen, dass es gut ist, dass der Junge lebt, dass es Hoffnung gibt.' Diese Familie wurde zu unseren besten Freunden. Was meine Freundin getan hat, war einfach unbezahlbar."

Der Spezialist für Down-Syndrom sagte: „Sie sind dabei, sich auf ein erstaunliches Abenteuer einzulassen."

Nachdem das Baby in der 24. Woche zur Welt gekommen war und die Chance auf eine gesunde Entwicklung mit 4 % angegeben wurde, sagte eine Krankenschwester: „Ich weiß, das ist nicht das, was sie erwartet haben, aber: Herzlichen Glückwunsch!" Sie war die Erste, die erwähnte, dass die Mutter ein Kind bekommen hatte und dass das gefeiert und anerkannt gehört.

Nach der Diagnose eines bösartigen Hirntumors sagte der Arzt den Eltern des Patienten: „Ich kann Ihnen nicht sagen, was Sie machen sollen. Aber wenn es mein Sohn wäre, würde ich kämpfen. Ich würde es wenigstens versuchen." Die Prognose lautete: 10 % Wahrscheinlichkeit, dass das Kind das erste Jahr überlebt. Das Kind lebte fünf Jahre länger.

Nach einer schweren Diagnose: „Nehmen Sie die Herausforderung an?"

Nachdem eine Schwangere erfahren hatte, dass ihr ungeborenes Kind eine schwere Form der Spina bifida hatte, traf sie eine Bekannte, deren erstes Kind die gleiche Diagnose hatte. Sie sagte: „Gratuliere!" Während alle anderen Probleme und Sorgen wälzten, konnte sie sagen, was das Gute daran ist, ein solches Kind zu haben.

Alle diese Äußerungen sind deshalb wohltuend, weil sie nicht relativieren (es wird bestimmt nicht so schlimm), weil sie nicht auf Medizinisches eingehen, sondern weil sie rein emotional sind. Dazu gehört auch, auszusprechen und hinzunehmen, dass etwas „scheiße" ist.

► O Mann, in dem Alter ist das wirklich scheiße

Ich finde es immer schön, wenn die Ärzte tatsächlich ehrlich sind und sagen, was sie wirklich denken. Nicht nur sagen, wie sie als Mediziner handeln, sondern dass sie auch sagen: „O Mann, in dem Alter ist das wirklich scheiße!" Oder wenn sie sich freuen und sagen: „Mensch, das ist ja geil, dass die Chemo immer noch anschlägt!" Natürlich erwarte ich so was nicht von älteren Leuten, aber wenn ein junger Arzt mir sagt, was er dazu denkt, dann finde ich das schon cool.

25-Jähriger mit Anus praeter nach Darmkrebs ◄

7.4 Chronische Erkrankungen

Wer im Erwachsenenalter erfährt, dass er eine chronische Erkrankung hat, fällt meist nicht aus allen Wolken. Die Krankheit besteht ja nicht erst in dem Moment, in dem der Name feststeht, sondern schon vorher. Die Symptome lassen den Patienten leiden und geben oft Anlass zu Spekulationen. Wenn aus Vermutung und Verdacht schließlich Gewissheit wird, kann das auch erleichternd sein.

Die Diagnose ist der Beginn einer neuen Lebensphase. Sie krempelt das Leben der Betroffenen oft radikal um, zerstört Pläne und Planungen und verlangt traurige Abschiede – sei es von Fähigkeiten oder Freiheiten. Wie gravierend das für einen Patienten ist, wissen selbst die Patienten anfangs oft nicht. Manchmal entfaltet sich der Schrecken erst langsam, manchmal folgt auf den Schock der Diagnose eine Gewöhnung, und der Patient arrangiert sich mit seiner Krankheit.

Die Diagnose ist der Beginn eines Prozesses, und das sollte auch im Diagnosegespräch klar werden. Am häufigsten klagen Patienten neben mangelnder Empathie über mangelnde Information. Im ganzen Buch heißt es, der Patient sei Experte für seine Krankheit – hier stimmt das nicht. Denn der Patient muss sich mit seinem neuen Zustand erst bekannt machen. Dafür braucht er besonders viele Informationen. Sagen Sie,

- was ihn erwarten kann, aber nicht muss,
- wann er sich Sorgen machen muss – und wann nicht,
- was die nächsten Schritte sind,
- wo er mehr Informationen findet,
- wo er Leidensgenossen und Hilfe findet.

Und natürlich gehen Sie immer auf die Emotionen ein!

Machen Sie sehr deutlich, dass Sie den neuen Weg mit dem Patienten gemeinsam gehen, dass Sie ansprechbar sind und dass Sie ihn unterstützen. Dazu vereinbaren Sie auch einen neuen Termin in einem sinnvollen Zeitabstand.

In den Behandlungsrichtlinien für Multiple Sklerose wird das Diagnosegespräch mit einer Stunde veranschlagt („bei Initialkontakt mindestens einstündige Konsultation"). Doch die Praxis sieht anders aus. Meist versorgen die Ärzte die Patientinnen mit Infobroschüren und schicken sie nach Hause. Je schwieriger eine Krankheit zu beherrschen ist, desto größer ist auch die Unsicherheit der Ärzte. Mit Ausnahme derjenigen, die auf MS spezialisiert sind, drücken sich die meisten Ärzte um die ungeliebte Aufgabe, Patienten Rede und Antwort zu stehen. Immerhin ist MS unheilbar und der Verlauf individuell sehr verschieden, es gibt unendlich viel mehr Fragen als befriedigende Antworten. Die Chancen, sich als Arzt eine Blöße zu geben, scheinen groß.

Aber was hilft's? Stellen Sie sich vor, die Patientin wäre eine gute Freundin. Nur das. Dann können Sie sie nicht so herauskomplimentieren, wie viele Kollegen das tun. Stattdessen tun Sie das, was naheliegt: Sagen Sie, was Sie wissen, in einer einfühlsamen, zugewandten Weise. Hören Sie auf die Fragen und weichen Sie nicht aus. Sagen Sie, wo es Unsicherheiten gibt – sei es, weil Prognosen schwierig sind, sei es, weil Sie das Fachwissen nicht zur Hand haben.

Niemand verlangt von Ihnen, dass Sie die Krankheit heilen, dass Sie die vielfältigen Symptome lindern und einen detaillierten Behandlungsplan für die nächsten Jahre aus dem Hut zaubern. Der gute Ton und Ihr Berufsethos verlangen aber, dass Sie sich Zeit nehmen, einen angemessenen Rahmen schaffen und sich dem Patienten stellen. Dass Sie auf ihn eingehen, dass Sie sagen, was Sie wissen und was das heißt – und was das nicht heißt. Die praktischen Fragen des Lebens können Ärzte ohnehin nie beantworten. Dafür verweisen Sie an Foren, Vereine, Selbsthilfegruppen.

Die einfachste Regel für schwere Gespräche ist fast banal: Reden Sie so, wie Sie sich wünschen würden, dass man mit Ihnen in einem solchen Fall redet. Oder, da sich viele Ärzte schwer vorstellen können, dass sie selbst emotionale Bedürfnisse haben: Stellen Sie sich vor, der Patient wäre ein guter Freund oder eine gute Freundin von Ihnen, also ein Mensch mit Privatleben, mit Gefühlen, Träumen, Sorgen, Plänen und Angehörigen. Ein Mensch, den Sie wiedersehen werden und dem Sie weiterhin in die Augen sehen möchten. Jemand, mit dem Sie gemeinsame Bekannte haben, deren Freundschaft Sie sich nicht verscherzen möchten. Wenn Sie sich das vorstellen, haben Sie gute Chancen, dass das schwere Gespräch für beide Seiten erträglich wird.

► Ich werde wie eine Nummer behandelt

Es begann bei mir mit Gefühlsstörungen im linken Bein, Bauch und Rücken. Der Hausarzt überwies mich zum Neurologen, und der schickte mich ins Krankenhaus. Da wurde ich auf Borreliose behandelt, nach fünf Tagen bekam ich fett Cortison, aber das brachte nichts. Nach unzähligen Untersuchungen wurde ich entlassen mit den Worten, sie würden sich melden, wenn die Untersuchungsergebnisse da sind. Nach drei Wochen riefen sie mich an und sagten, es sei doch MS. Ich also wieder zum Neurologen, der meinte, kann sein, dass die Störung bleibt, aber das sei ja nicht so schlimm, ist ja noch keine Lähmung. Ich finde es aber schlimm. Und am schlimmsten ist, dass ich noch gar kein Aufklärungsgespräch hatte. Ich werde wie eine Nummer behandelt und weiß gar nicht, was auf mich zukommt.

MS-Patientin, 34 Jahre, in einem Forum ◄

7.5 Trost ist schön, aber nicht Aufgabe des Arztes

In einigen Empfehlungen für Ärzte liest man, der Arzt solle trösten. Das ist ein zweifelhafter Rat. In anderen Quellen steht, es sei nicht die Aufgabe des Arztes zu trösten, dafür seien Angehörige da. Was stimmt?

Als Medizinerin sind Sie Fachfrau für medizinische Belange. Wenn Sie in Ihrem Reden empathisch und anteilnehmend sind, dann werden Sie sicher etwas Tröstliches sagen, wann immer es Ihnen möglich ist. Das ist wunderbar und hat oft einen großen Effekt. Dabei ist es sehr verschieden, was als Trost verstanden wird.

Die einen Eltern tröstet das Wissen, dass das Kind zwar behindert sein wird, aber deswegen nicht leiden muss, die anderen tröstet das Wissen, dass sie die Krankheit des Kindes nicht hätten verhindern können. Den einen Sterbenden tröstet die Vorstellung, dass es ein neues Leben nach dem Tod gibt. Für einen anderen ist das eine Horrorvorstellung, ihn tröstet die Vorstellung, dass mit dem Tod alles Leid ein Ende hat und endlich Ruhe einkehrt. Trost hat viele Gesichter. Worte, Bilder, Gegenstände und wortlose Gesten können trösten.

Es ist ein existenzielles Grundbedürfnis, gehalten zu sein, Halt zu haben. Das ist das Gefühl, das man verliert, wenn eine schlimme Nachricht einen „ins Bodenlose fallen lässt". Deshalb helfen stumme Umarmungen, das Halten der Hand und das Festhalten an einem Gegenstand, sei es ein Kreuz oder ein Talisman.

Auch das Wissen, nicht allein zu sein, hilft. Deshalb ist es gut, wenn Angehörige und Kranke begleitet werden. Das tun Sie, indem Sie sich angemessen um Ihre Patienten kümmern. Und das tun Freunde und Familie, indem Sie für ihre Lieben da sind.

Als Ärztin oder Arzt trösten Sie durch Ihr Dasein, durch Ihr Engagement und durch das, was Sie sagen. Allein die Tatsache, dass Sie zuhören und die Nöte Ihrer Patientin ernst nehmen, ist tröstlich. Schön ist, wenn Sie etwas passendes Kluges sagen können, das dem Patienten hilft. Aber nehmen Sie sich nicht vor, Patienten zu trösten. Das ist nämlich tatsächlich nicht Ihre Aufgabe. Außerdem gibt es nicht immer Trost. Das muss man aushalten können. Niemand erwartet oder verlangt von Ihnen, dass Sie Ihre Patienten trösten. Das wäre zu viel verlangt und eine hoffnungslose Überforderung. Wenn Sie sehen, dass jemand mehr Beistand braucht, als ein gutes Arztgespräch bieten kann, rufen Sie jemanden, dessen Aufgabe es ist: die Seelsorge (siehe ► Kap. 9).

► Für einen Moment war da eine Verbindung

Eine meiner schwierigsten Situationen war, als mich ein Arzt bat, zu einer Patientin zu gehen, zu der das Personal jeden Zugang verloren hatte. Sie hatte eine schlimme Diagnose und war, als ich kam, bereits sehr gelb im Gesicht. Auch von mir wollte sie nichts – kein Gespräch, keine Zuwendung –, sie lag wie versteinert in ihrem Bett.

Ich merkte schnell: Da komme ich nicht hin. Auf dem Weg zurück in mein Büro ging mir die Frau im Kopf nach. Sie musste etwas derart Schlimmes zu bewältigen haben, dass sie keinen Schritt aus sich rausgehen konnte. Nach kurzer Zeit ging ich nochmal zu ihr und sagte, dass mich mein erster Besuch bei ihr so beschäftigen würde, dass ich ihr etwas geben wolle, wenn sie möchte. Plötzlich kam ihre Hand unter der Decke hervor. Sie öffnete die Finger, und ich legte ein Kreuz hinein. Sie griff es ganz fest und nahm es mit unter die Decke. Das war eine eindrückliche Situation für mich. Für einen Moment war da etwas, eine Verbindung, einen kurzen Augenblick lang.

Klinikseelsorgerin ◄

Entscheidungen fällen

Inhaltsverzeichnis

J. von Campenhausen, *Ärztliche Kommunikation für Medizinstudierende*, https://doi.org/10.1007/978-3-662-61749-6_8

8.1 Der Patient entscheidet mit

Im Gesundheitswesen werden immerzu Entscheidungen getroffen – sowohl von den Patienten als auch von Ihnen als Ärztin oder Arzt. Der Patient entscheidet, ob er überhaupt zum Arzt geht, zu wem er geht, ob er Vorsorgeuntersuchungen in Anspruch nimmt, wie viel er über seinen Gesundheitszustand wissen möchte, bis hin zu den großen, schweren Entscheidungen über große Eingriffe oder ganze Therapiekonzepte. Auch ob er wirklich in der Apotheke die Medikamente holt und sie einnimmt und ob er zum Folgetermin erscheint und ehrlich über die Therapietreue berichtet, entscheidet der Patient.

8

Sie als Arzt entscheiden darüber, einen Patienten vorzuziehen, als Notfall einzustufen oder weiterzuvermitteln. Sie entscheiden, was Sie sagen und wie, welche Therapien Sie vorschlagen und warum. Das mag Ihnen banal erscheinen, weil es für Sie alltäglich ist. Für eine gelingende Behandlung ist es aber essenziell, dass Sie wichtige Entscheidungen mit dem Patienten gemeinsam treffen. Darin unterschiedet sich die moderne Arzt-Patienten-Beziehung von der paternalistischen Variante.

Keine Sorge, Sie müssen nicht jede Banalität partnerschaftlich bereden. Aber machen Sie sich klar, dass Sie immer die Zustimmung des Patienten brauchen, auch wenn Sie am Ende allein darüber entscheiden, was Sie für richtig halten. Wie sehr Sie den Patienten einbeziehen können und müssen, hängt von der Situation ab. Mit einem Patienten, der nach einer Messerattacke mit heftig blutenden Bauchwunden in die Notaufnahme kommt, wird nicht diskutiert, sondern sofort gehandelt. Nicht nur in Notfällen hängt die Entscheidung über das medizinische Vorgehen vom Risiko und der Sicherheit der nächsten Schritte ab. Das Opfer der Messerattacke hat ein sehr hohes Risiko, und die nächsten Schritte – die Versorgung der blutenden Stichwunden – bieten hohe Sicherheit. Das heißt: keine Diskussion, Sie entscheiden.

Weniger dramatisch, aber ähnlich ist der Fall eines Patienten, der Diuretika nimmt und niedriges Kalium hat. Der Hochdruckpatient mit seinen niedrigen Kaliumwerten hat ein geringes Risiko, und der nächste Schritt (Diuretikadosis reduzieren) ist sehr sicher. Auch hier entscheiden Sie.

Anders ist es bei einer Brustkrebspatientin, die vor der Frage steht, wie operiert werden soll: Soll die Brust erhalten werden oder nicht? Die Frau hat ein hohes Risiko, und auch die nächsten Schritte sind nicht sicher. Hier müssen Sie gemeinsam Chancen, Gefahren und Wertungen abwägen und in einem Gespräch zu einer Entscheidung kommen, die beide Seiten tragen.

Das Gleiche gilt für einen übergewichtigen Patienten mit schlechten Blutwerten. Er ist zwar kein Risikopatient, aber auch hier bieten die nächsten Schritte keine Sicherheit. Sie müssen gemeinsam besprechen, ob und in welcher Form eine Lebensstiländerung realistisch ist und ob und in welcher Kombination und Dosierung Medikamente in Frage kommen oder gar ein Eingriff.

▶ Sie denken überhaupt nicht an Emotionen

Ehrlich gesagt, war es verwirrend und unangenehm. Da erklären sie dir gerade so viel, dass man eine Entscheidung über die Fortsetzung der Schwangerschaft treffen können soll, aber es gibt so viele Unsicherheiten, alles basiert auf Vermutungen und unvollständigen Informationen. Da fühlt man sich sehr unsicher. Wie kann man da eine Entscheidung fällen? Wir sind doch keine Ärzte. Entweder erklären sie einem Sachen, als wäre man ein Baby, als wenn man gar nichts wüsste, oder sie werfen einen ins kalte Wasser und erwarten, dass man alleine schwimmt – aber ohne Anleitung oder Übung! Und außerdem denken sie überhaupt nicht an die Emotionen. Die Geburt war einfach nur furchtbar mit all diesen Unsicherheiten und Problemen. Wir fühlten uns so ausgelaugt, betrogen und todunglücklich. Man kann unter solchem Druck die Sachen gar nicht objektiv aufnehmen, geschweige denn, eine vernünftige Entscheidung treffen. Ich glaube, es ist eine Art pseudo-gemeinsame Entscheidung. Wir hätten jemanden gebraucht, der sich wie ein echter Doktor verhält, der uns hilft, Entscheidungen für unser reales Leben zu treffen. Nicht, dass sie uns alles einfach vor die Füße kippen und dann – ja, was dann? Wenn es dann schlecht ausgeht, sind wir es gewesen, wir sind schuld, und sie sind fein raus, rechtlich.

Pränataldiagnostik-Patientin, die mit 32 ein Kind mit mehreren Gendefekten zur Welt bringt, das wenig später stirbt ◄

8.2 Eine Entscheidung braucht Vorlauf

Wenn eine Entscheidung ansteht, so müssen Sie das ihrem Gegenüber klar sagen. Einem Patienten ist oft nicht klar, dass er eine wichtige Rolle spielt, weil seine Stimme Gewicht hat und seine Wünsche und Vorstellungen Folgen haben. Wenn Sie also mit Ihrem Patienten eine Entscheidung treffen wollen, dann sagen Sie das klar und deutlich: „Frau X, heute müssen wir entscheiden, wie es weitergehen soll." „Herr Y, wir müssen jetzt festlegen, was die nächsten Schritte sein sollen."

Wenn Sie das unterlassen, kann der Patient keine Entscheidung treffen. Es ist ein Unterschied, ob er in Ihrem Zimmer sitzt, mit Ihnen spricht und interessante Informationen aufnimmt oder ob er das, was Sie sagen, als Vorschlag und Entscheidungshilfe wahrnimmt. Denn dann wertet und wichtet er anders, er wird aufmerksamer nachfragen. Schließlich muss sich der Patient überhaupt darüber klarwerden, was seine Position ist, wo seine Prioritäten liegen. Je nachdem, ob Lebensqualität, Lebenszeit, Kosten oder Risiko Priorität haben oder die Frage, wie aufwendig die Reha wird, wird die Entscheidung anders ausfallen. Wenn Sie sich viel Redezeit sparen wollen, sagen Sie also gleich am Anfang des Gesprächs, worauf es hinausläuft, damit sie beide sich gemeinsam gezielt und zielstrebig zur nötigen Entscheidung vorarbeiten. Das Wissen um die bevorstehende Weichenstellung ändert die Wichtung alles Gesagten und ändert den Gesprächsverlauf.

Patienten, denen nicht klar war, dass ihr Termin der Entscheidungsfindung diente, nehmen die Äußerungen des Arztes anders wahr. Sie mögen als Ärztin denken, klargemacht zu haben, dass hier eine Entscheidung nötig sei. Der Patient wundert sich: Die Frau Doktor hat mir nichts davon gesagt, dass *ich* das auf einmal entscheiden soll! *Sie* muss doch wissen, was richtig ist.

Der britische General Medical Council hat einen Leitfaden herausgegeben mit dem Titel: „Konsens: Patienten und Ärzte fällen Entscheidungen gemeinsam." [26] Darin heißt es: Egal, in welchem Kontext medizinische Entscheidungen getroffen werden, um eine gute Behandlung sicherzustellen, müssen Sie partnerschaftlich mit ihren Patienten zusammenarbeiten. Dazu müssen Sie

- den Patienten zuhören und ihre Ansichten über ihre Gesundheit respektieren,
- mit den Patienten besprechen, was ihre Diagnose, Prognose, Behandlung und Pflege umfasst und bedeutet,
- mit den Patienten die Informationen teilen, die sie brauchen, um eine Entscheidung fällen zu können,
- die Möglichkeiten und Fähigkeiten der Patienten maximieren, selbst eine Entscheidung zu fällen,
- und die Entscheidungen der Patienten respektieren.

Das alles setzt voraus, dass zwischen Arzt und Patient ein gutes Verhältnis besteht. Aber was heißt hier „gut"? Um gemeinsam zu einer vernünftigen Entscheidung zu kommen, sind Offenheit, Vertrauen und gute Kommunikation nötig. Dafür gibt es kein Universalrezept, aber, wie Sie wissen, viele effektive Techniken. Manche Patienten möchten gar nicht so viel Informationen und Verantwortung, sondern freuen sich, wenn der Arzt ihnen schwierige Entscheidungen abnimmt. Das sind diejenigen, die sagen: „Was würden Sie an meiner Stelle tun?" und genau das so annehmen.

Andere brauchen Hilfe, um ihre Möglichkeiten zu verstehen oder ihren Willen zu formulieren. Ihnen helfen konkrete Fragen: „Wenn wir das Kreuzband operieren, müssen Sie eine 4-wöchige Reha machen und regelmäßig turnen und trainieren. Möchten Sie die Zeit investieren? Wenn Sie es nicht tun, ist die OP umsonst. Dann wäre es besser, wenn Sie mit Physiotherapie und vier Wochen Krücken auf die Beine kommen."

Generell müssen Arzt und Patient sich dafür über den Zustand des Patienten klarwerden; dabei sollten auch seine Krankengeschichte, seine Erfahrungen und sein Wissen eine Rolle spielen sowie seine Lebensumstände.

8.3 Keine Entscheidung ist banal

Kraft Ihres Wissens als Ärztin oder Arzt, Ihrer Erfahrung und Ihrer Einschätzung des Patienten empfehlen Sie Therapien, die Sie für sinnvoll und angemessen halten. Sie erklären die Optionen und zeigen dabei ihren möglichen Nutzen und die Risiken, Hürden und Nebenwirkungen auf. Vergessen Sie nicht, dass es auch die Option gibt, sich nicht behandeln zu lassen! Das gilt nicht nur für offensichtlich schwerwiegende Entscheidungen wie: Operieren oder nicht, Chemotherapie oder Palliativpflege.

Wenn Sie eigenmächtig anordnen, die Goldstandard-Therapie zu machen, ohne den Patienten mit einzubeziehen, riskieren Sie, dass der Patient damit unglücklich wird oder der Therapie nicht folgt. Die Chance, dass der Patient sich an den Therapieplan hält, steigt deutlich, wenn es auch sein Plan ist, nicht nur Ihrer.

Es lohnt sich deshalb auch bei kleineren Entscheidungen, gemeinsam mit dem Patienten vorzugehen. So sollten Sie zusammen mit einem dermatologischen Patienten entscheiden, ob Okklusionsverbände eine gute Option sind. Selbst wenn sie die medizinisch beste Therapie sind, ist es unrealistisch, von einem alleinstehenden Handlungsreisenden zu erwarten, dass er sich täglich für eine Stunde in Frischhaltefolie wickelt. Ob man einen Patienten, der Jahrzehnte gut mit seiner Dauermedikation fährt, auf ein neues, moderneres Präparat umstellt oder sich an den Grundsatz hält: Never change a winning team? Ob man Psychopharmaka neu dosiert oder absetzt oder ob man eine Diätumstellung ausprobiert – all das sind Entscheidungen, die Sie nicht ohne Ihren Patienten fällen können.

Wenn hier von einer „partnerschaftlichen" Entscheidung zu Rede ist, so heißt das nicht, dass Sie nicht werten dürften. Schließlich ist der Patient wegen ihrer Expertise da; er erwartet, dass Sie mit Ihrem Wissen und Ihrer Erfahrung klug beraten können. Sie dürfen und sollen also sagen, was Sie für die beste Option halten, was Sie empfehlen und warum. Allerdings sollten Sie den Patienten nicht unter Druck setzen, Ihre Ansicht zu übernehmen. Am Ende entscheidet der Patient darüber, ob er sich behandeln lässt, und wenn ja, wie.

► Man wird einfach weitergeschoben

Meine Hausärztin guckte sich meine Werte an und sagte: „Jetzt wird es mal langsam Zeit." Ich war gar nicht darauf vorbereitet und fragte: „Womit?" „Sie sind immer noch bei 6,8. Da fangen wir mal das Spritzen an." Ich habe sie angeguckt wie eine Kuh, wenn's donnert: „Warum Spritzen? Wir können doch noch warten!" Aber die Ärztin sagte: „Das bringt nichts mehr." Das war's. Das war eine kalte Dusche. „Machen Sie die Einstellung?" „Nein, ich schicke Sie zu einem Diabetologen."

Als ich aus der Praxis heraus war, habe ich mich gefragt, was ich denn jetzt erfahren habe. Nur, dass mein Zucker noch immer so hoch ist, dass der Langzeitwert von 6,8 nicht runtergegangen ist, aber auch nicht höher geworden ist, zum Glück. Und sie hat mir gesagt, ich soll das Spritzen anfangen, aber ein Diabetologe entscheidet. Ich weiß also noch gar nicht: Macht er das so oder versucht er noch etwas anderes? Als Patient wird man einfach so weitergeschoben. Und dann fängt das wieder alles von vorne an. Man fängt wieder an, alles zu erzählen, hier und da. Man hat wieder keine Ahnung, was dann gemacht wird. Ob ich jetzt wirklich das Spritzen anfange oder ob noch eine weitere Tablette dazukommt, ich weiß es nicht. Dabei mache ich schon so viel. Es ist verzwickt.

Diabetikerin, 42 Jahre ◄

Was aber tun, wenn der Patient sich für eine Behandlung (oder Nicht-Behandlung) entscheidet, die Sie aus guten Gründen für ungut halten? Reden Sie darüber. Fragen Sie, warum der Patient so entscheiden möchte. Die Gründe können Ängste sein oder schlechte Erfahrungen mit bestimmten Therapien. Vielleicht wird ein stationärer Klinikaufenthalt abgelehnt, weil sich dann niemand um den Hund oder den hilfsbedürftigen Partner kümmern kann. Im Gespräch können Sie solche Gründe herausfinden und Lösungen finden.

Besteht ein Patient auf einer Behandlung, die sich nicht empfehlen, so sind Sie nicht verpflichtet, sie vorzunehmen. Erklären Sie dem Patienten, warum Sie dafür nicht zur Verfügung stehen. Machen Sie dem Patienten deutlich, welche Alternativen er hat. Dazu gehört auch, dass er eine zweite Meinung einholen kann und vielleicht sollte.

Angst

Angst ist eine extrem starke Empfindung. Sie ist nicht rational, das macht es schwierig, mit ihr umzugehen. Sicher ist: Man kann Angst nicht wegbefehlen. Wer Erfahrung hat, weiß, dass Angst nicht mit der Schwere der Erkrankung korreliert.

Manche Patienten bleiben im Gespräch über einen großen, riskanten Eingriff vollkommen sachlich und verkrampfen angesichts des Blutabnehmens.

Sparen Sie sich also Sätze wie: „Sie müssen keine Angst haben". Besser handeln Sie nach der 3-Punkte-Regel: Konkretisieren, Spiegeln, In Frageform raten.

Wenn ein Patient sagt oder zeigt, dass er Angst hat, lohnt es sich, nachzufragen:

- Wovor haben Sie denn Angst?
  Ihre Reaktion auf die Antwort sollte aktives Zuhören oder empathische Antworten sein. Bringen Sie Ihr Gegenüber dazu, genauer zu werden, zu konkretisieren.
- Was meinen Sie damit?
- Wovor haben Sie am meisten Angst?
- Wie kommt es, dass Sie das jetzt sagen?

Als Nächstes spiegeln Sie die Aussage des Patienten:

Sie haben also Angst davor, Ihren Job zu verlieren/es ihrem Mann zu sagen? Haben Sie Angst vor Schmerzen? Vor den Kosten? Was immer dabei herauskommt, sollten Sie nicht beurteilen und nicht zu lösen versuchen. Lassen Sie den Patienten erklären, was ihn bewegt. Wie man ein Kind das aufgeschürfte Knie mitsamt der dramatischen Unfallsgeschichte präsentieren lässt, ohne gleich abzuwiegeln. Erst wenn das Unglück von der Seele geredet und vom Gegenüber verstanden ist und erst wenn klar ist, welcher Aspekt jetzt noch Behandlung braucht, kann die Verletzung wirkungsvoll verarztet werden. Gerade Ängste gesteht fast niemand ohne Not ein. Es bleibt aber dabei: Ehrliche Anteilnahme hilft.

► Ärzte vergessen, den Patienten mitzunehmen

Viele Ärzte vergessen, dass sie den Patienten auf dem Weg der Entscheidung mitnehmen müssen. Die meisten treten nicht wirklich in Kontakt, vielleicht aus Sorge, dass sie die

Emotionen der Patienten nicht verarbeiten können. Ich hatte oft den Eindruck, dass die gar nicht in der Lage sind, sich mit den Gefühlen der Leute zu beschäftigen. Aber wenn ein Arzt Kooperation will, dann kann ich nur empfehlen, sich darauf einzulassen.

Die meisten sagen doch: „Ich weiß es, und ich sage Dir jetzt, wie es geht." Das wollen vielleicht auch manche Patienten hören, ich gehöre aber nicht zu denen, ich mag es gerne, wenn Leute, die man um Rat fragt, selbst Zweifel anmelden und sagen: „Das kann ich Dir empfehlen, damit habe ich gute Erfahrungen, aber da gibt es auch noch andere Möglichkeiten, und guck einmal genau hin. Mein Rat ist dieser."

47-Jähriger mit Prostatakrebs ◄

8.4 Entscheidungen über Untersuchungen und Behandlungen

Um den Patienten zu einer guten Entscheidung zu befähigen, müssen Sie ihm nicht alles erzählen, was Sie wissen und denken. Wie viel, worüber und wie Sie informieren, hängt vom Patienten ab, insbesondere von Folgendem:

- seinen Bedürfnissen, Wünschen und Prioritäten
- seinem Vorwissen und seinem Verständnis bezüglich seines Zustands, seiner Prognose und den Behandlungsoptionen
- der Art der Erkrankung/Verletzung
- der Komplexität der erforderlichen Behandlung
- dem Risiko, das mit der Untersuchung oder Behandlung einhergeht

Achtung: Mutmaßen Sie nicht darüber, was der Patient wollen könnte, was dem Patienten wichtig sein dürfte und was er schon weiß. Nur weil jemand Philosophie-Professor ist, heißt das noch lange nicht, dass ihm klar ist, was eine Chemotherapie bedeuten kann.

Sie können die Folgen ahnen, die Ihr Patient nicht kennt. Deshalb ist es hilfreich, wenn Sie Fragen zu den Folgen stellen. Wenn eine lebensverlängernde Tumoroperation den Menschen lähmen wird, dass er nicht mehr gehen kann, so muss man abwägen. Wenn eine Therapie zur Folge hat, dass die Patientin vier Wochen lang nicht schwimmen gehen könnte, wenn sichtbare Narben zurückbleiben werden, wenn die Therapie zeitintensiv ist oder nicht zu Hause durchgeführt werden kann, wenn jemand seinen hilfsbedürftigen Partner nicht mehr heben oder sein Haustier abschaffen müsste, so sind das möglicherweise schwerwiegende Folgen, die die Entscheidung vollkommen unabhängig vom medizinisch Wünschenswerten beeinflussen.

► **Darüber war ich mir nicht im Klaren**

Beim Diagnosegespräch war mir gar nicht klar, dass ich Krebs habe. Ja, die Ärztin sprach von einem bösartigen Tumor, aber was das heißt, habe ich zu dem Zeitpunkt nicht wirklich begriffen. Ich dachte immer noch: Jetzt wird das rausoperiert, und dann ist das weg. Und damit ist das erledigt.

Das war zwar schon ein Schock. Aber die wirklichen Ausmaße kannte ich nicht. Ich wusste ja nicht, was das alles mitbringen würde. Dass ich mich nicht mehr um meinen Sohn kümmern kann, darüber war ich mir zu diesem Zeitpunkt noch nicht im Klaren. Deswegen war das Gespräch noch gar nicht so derartig schlimm für mich. Ich dachte halt, ich werde operiert, und dann ist die Sache erledigt.

Patientin mit GIST-Tumor, 41 Jahre ◄

8.5 Wenn die Zeit drängt …

Bevor Sie sich den Mund fusselig reden, damit Ihren Zeitplan über den Haufen werfen und den Patienten mit medizinischen Details restlos verwirren, fragen Sie unbedingt vorher, was der Patient weiß und was ihm wichtig ist. Nehmen Sie Sorgen ernst – sei es zu Kosten, Schmerzen oder Organisatorischem. Sie werden überrascht sein, wie selten sich Patienten für medizinische Details interessieren. Wenige möchten mehr über die Schnittführung oder Nahtmaterial bei der OP wissen oder die molekulare Wirkweise des Medikaments verstehen. In der Regel besteht großes Vertrauen in Ihre ärztliche Expertise.

Beim Automechaniker lassen Sie sich ja auch nicht erklären, welche Schraube wo ausgetauscht wurde und inwiefern diese Muffe besser sei als jene. Sie wollen, dass das Auto wieder funktioniert, dass Sie damit umgehen können, es angenehm, praktisch und bezahlbar ist.

Die Vorbehalte, Sorgen und Fragen Ihrer Patienten betreffen in der Regel eher Organisatorisches und Lebenspraktisches: Wie lange darf ich nach der OP in der Klinik genesen? Übernimmt die Krankenkasse die Kosten? Darf ich weiter Rotwein trinken? Muss ich mit einer blutigen Entlassung rechnen? Wer betreut mich dann zu Hause? Wer stellt mir ein Folgerezept aus? Wie sage ich's meinem Partner?

Sprudeln Sie also nicht medizinisches Detailwissen, das gar nicht gefragt ist, sondern lassen Pausen, damit der Patient zu Wort kommt. Und wenn nichts kommt, dann stellen Sie Fragen. Finden Sie heraus, wie sich der Patient die Behandlung vorstellt und warum er meint, dass sie gut für ihn wäre. Ärzte denken gern in Wirkstoffklassen, Patienten wollen dagegen wissen, ob es weh tun wird. Oft geht es ihnen gar nicht um das Risiko, das mit einem bestimmten Arzneimittel verbunden ist, sondern schlicht um die Frage „Pille oder Spritze?“.

Stellen Sie mit Fragen sicher, dass der Patient die Informationen verstanden hat, die er braucht, um eine Entscheidung zu fällen. Dazu ist es hilfreich, wenn Sie nicht nur fragen: „Haben Sie noch eine Frage?“ oder „Haben Sie das alles verstanden?“. Locken Sie stattdessen Ihr Gegenüber von der medizinischen Ebene weg. Etwa mit: „Gibt es sonst noch etwas, das wir besprechen sollten?“ oder „Fällt Ihnen noch etwas ein, was Ihnen für die nächsten Wochen wichtig ist?“ Vergessen Sie nicht, deutlich zu sagen, dass der Patient seine Meinung ändern und sich umentscheiden darf.

Wenn ein Patient mit unendlichen Detailfragen und ausführlichem Für-und-Wider Ihren Zeitrahmen zu sprengen droht, kann es sein, dass er die Entscheidung damit vor sich herschiebt. Das müssen Sie nicht mitmachen. Wenn die Entscheidung schnell gefällt werden muss, so sagen Sie das: „Die Zeit drängt, und die Entscheidung fällt Ihnen nicht leicht. Das verstehe ich. Allerdings sollten wir noch heute festlegen, wie es weitergeht, damit wir die Termine für Sie blocken können. Ich möchte Sie nicht drängen. Die Chancen und Risiken kennen Sie jetzt. Ich schlage vor, dass Sie sich einen Kaffee holen und die Sache überdenken/Ihre Freundin anrufen und nach Ihrer Einschätzung fragen. Nehmen Sie sich eine halbe Stunde. Wenn Sie zurückkommen, schiebe ich Sie dazwischen.“

Erfahrungsgemäß weiß der Patient längst, worauf der Termin bei Ihnen hinausläuft, und zögert die Zustimmung zu der Entscheidung nur hinaus. Dann wird er sehr schnell zur Entscheidung kommen.

Ist er wirklich unentschieden, obwohl er die medizinisch relevanten Fürs und Widers kennt, so hindern ihn vermutlich emotionale Gründe am Entschluss. Am hilfreichsten ist es, wenn er seine Vorbehalte mit einer vertrauten Person bereden kann. Wenn Sie in der Klinik sind, können Sie so jemanden auch an die Klinikseelsorge verweisen. Auch hier läuft es in der Regel so, dass der zweite Termin gar nicht nötig wird oder aber sehr kurz ausfällt.

Hat die Entscheidung Zeit, können Sie die Entscheidungsfindung guten Gewissens auf einen neuen Termin verschieben. Würgen Sie das Gespräch nicht ab und unterbrechen Sie den Zögerlichen nicht unhöflich, aber beenden Sie das Gespräch. „Es gibt viel zu bedenken, und Sie möchten die Sache gut abwägen, das verstehe ich. Aber unsere Zeit geht zu Ende. An dieser Stelle sollten wir eine Pause machen. Lassen Sie die Informationen sacken und schlafen Sie darüber. Besprechen Sie die Möglichkeiten mit ihrem Mann/Ihrer Tochter/Ihrem Freund. Wir machen einen neuen Termin und besprechen in Ruhe, wie es weitergeht." Wenn Sie welches haben, geben Sie ihm Informationsmaterial mit, empfehlen Sie nützliche Internetseiten oder verweisen Sie an Selbsthilfegruppen oder andere Ansprechpartner.

Auch wenn Sie dabei an das volle Wartezimmer denken, sollten Sie das nicht sagen. Es ist nicht unhöflich, sondern geboten, ein Gespräch zu beenden, das auf der Stelle tritt oder sich im Kreis dreht, nachdem alles Wichtige gesagt ist.

8.6 „Tun Sie einfach, was richtig ist"

Viele Patienten möchten gar nicht so genau wissen, was in ihrem Körper los ist. Noch weniger interessieren sie die unappetitlichen Details darüber, was bei einem Eingriff mit ihnen passiert. Respektieren Sie das. Trotzdem sollten Sie aber sicherstellen, dass der Patient weiß, wozu eine Untersuchung oder ein Eingriff gemacht wird, ob die Prozedur invasiv ist, welche Risiken sie birgt und was der Patient tun kann, um sich darauf vorzubereiten.

Wenn der Patient auch das nicht wissen will, sollten Sie ihm sagen, dass das Folgen haben kann. Das kann so weit gehen, dass die Einwilligungserklärung anfechtbar oder ungültig ist. Schließlich gibt es eine Pflicht zur Aufklärung.

Achtung: Dokumentieren Sie auf jeden Fall in der Krankenakte, dass der Patient die Information ausdrücklich verweigert hat. Auch hier gilt: Machen Sie dem Patienten klar, dass er sich umentscheiden kann.

Auch wenn Angehörige Sie bitten, einem Patienten Informationen vorzuenthalten, müssen Sie sich nach dem Willen des Patienten richten, nicht nach dem der Angehörigen.

Manche Patienten überlassen die Entscheidung einem Verwandten, einem Freund – oder Ihnen. Auch das sollten Sie respektieren. Aber stellen Sie sicher, dass er weiß, welche Möglichkeiten er hat und was sie bedeuten. Sollte ein Patient auch diese Information nicht hören wollen, sollten Sie herausfinden, warum.

Manche Entscheidungen sind so entsetzlich, dass Sie helfen müssen. Das ist immer dann der Fall, wenn die Maschinen abgeschaltet werden sollen, die einen moribunden Menschen am Leben erhalten. Eine solche Situation ist für alle Beteiligten belastend und traurig. Viele Mediziner legen Wert darauf, dass die Familie, die Eltern oder der Partner die traurige Entscheidung treffen. Das ist insofern richtig, als sie diese Entscheidung tragen und billigen müssen. Es ist aber eine Zumutung von Eltern zu verlangen, dass sie die Tötung ihres Kindes beschließen. Sie können ihnen helfen, indem Sie es ihnen abnehmen, das sagen zu müssen. Dazu können Sie sagen: „Wir wissen jetzt, dass wir X verloren haben, und wir müssen X gehen lassen. Ich an ihrer Stelle würde jetzt die Beatmung beenden. Sind Sie damit einverstanden?" Dann können die traurigen Eltern nicken.

Es ist schlimm genug, wenn Eltern ein Kind verlieren. Sie machen die Tatsache nicht erträglicher, wenn Sie den Eltern aufbürden, selbst aktiv den Tod des Kindes zu erbitten, anzuordnen oder einzuleiten. Dieses Vorgehen kann diese Menschen auf lange Zeit schwer belasten. Ersparen Sie ihnen das und machen Sie die Entscheidung leicht.

8.7 Sie tragen Verantwortung

Wenn etwas schiefgeht, ist es schön, wenn man an der Misere nicht schuld ist. Nicht schön ist es, wenn eine Ärztin oder ein Arzt zu einem Patienten sagt: „Das ist bedauerlich, aber das haben Sie sich selbst eingebrockt. Es war Ihre Entscheidung.“ Wenn Patienten zu einer Entscheidung kommen, so heißt das nicht, dass Sie als Arzt fein raus sind, wenn sich der Entschluss als Fehler entpuppt. Auch wenn der Patient am Ende unterschreibt – zur Entscheidung kommen Sie bitte gemeinsam. Und auch wenn Sie rechtlich nicht angreifbar sind, moralisch sind Sie es.

Dieses Wissen sollte Sie durch alle Gespräche tragen, die am Ende in eine Entscheidung münden. Beraten und handeln Sie also so, dass Sie für das, was geschieht, geradestehen können. Welche Folgen Entscheidungen über weitere Diagnostik oder über Therapien haben, können Sie eher absehen als Ihre Patientin. Sie sind dafür verantwortlich, dass Sie alle Informationen erhält, die sie braucht. Die harten Fakten wie Daten und Wahrscheinlichkeiten sind zwar wichtig, geben aber selten den Ausschlag. Entscheidend sind Wertungen und Emotionen. „Wenn wir das Sarkom entfernen, wird der Muskel um bis zu 50 % schwächer werden.“ Das bleibt abstrakt und hilft nicht weiter, wie dies zu werten ist. „Durch die Operation wird Ihr Arm Kraft verlieren. Sie werden Ihr Kind nicht mehr so einfach hochheben können“ sind Sätze, die klarmachen, wie die OP das Leben verändert.

Vergessen Sie also nie, die Folgen für das Seelenleben, für die Familie und für die Lebensqualität zu erwähnen. Natürlich weiß niemand, was richtig ist. Entscheidungen wären nicht so schwierig und so wichtig, wenn der richtige Weg eindeutig wäre. Niemand kann wissen, welcher Weg für den bestimmten Patienten der richtige ist. Aber stellen Sie sicher, dass er weiß, wo Unsicherheiten lauern, was es zu gewinnen und was es zu verlieren gibt.

Im Patientenbericht auf Seite X klagt eine Mutter darüber, dass sie sich schlecht beraten fühlte, als sie vor einer schweren Entscheidung stand. Sie wusste von Gendefekten ihres ungeborenen Kindes und beschloss gemeinsam mit ihrem Mann, es auszutragen. Das Kind starb nach der Geburt. Zu dem traurigen Verlust und den Strapazen der Geburt kommt nun die Verbitterung über die schlechte Beratung durch ihre Ärzte. Ob berechtigt oder nicht – lassen Sie Patienten, wenn irgend möglich, mit den Folgen ihres Entschlusses nicht allein. Dies sind Dinge, die sie sagen können, um die Emotionen aufzufangen:

- Es gibt kein richtig und falsch. Sie haben nichts falsch gemacht. (Keine Fehler, keine Schuldzuweisung)
- Sie haben auf das Leben gesetzt und sind enttäuscht worden. Das konnte niemand absehen. (Positives betonen)
- Sie haben Mut und Durchhaltewillen gezeigt. Dass das nicht belohnt wurde, liegt nicht in unserer Hand. (Lob!)
- Ich verstehe, dass Sie jetzt unglücklich und frustriert sind. Sie hatten das so gut überlegt und sich so gut auf das Kind eingestellt. (Anerkennung und Verständnis)

Was Sie bitte nicht sagen, ist Ihre eigene Meinung. „Das habe ich befürchtet“, klingt selbstgefällig. „Da können wir Ärzte leider gar nichts machen“, ist ein Satz, mit dem Sie sich aus der Affäre ziehen wollen. Was immer die Entscheidung ist und wie Sie dazu standen, es ist unpassend, nachher – wenn sowieso alle schlauer sind – zu werten und Salz in Wunden zu reiben, an deren Entstehen Sie mehr oder weniger direkt mitgewirkt haben. Sie tragen Verantwortung, auch wenn Sie alles richtig gemacht haben.

8.8 Schwierige Entscheidungen

In den letzten Jahren ist die Autonomie des Patienten betont worden. Es ist aber nicht sinnvoll, alles dem Willen des Kranken unterzuordnen. Die Medizinethik nennt vier Prinzipien, nach denen ein Gespräch zur

Entscheidungsfindung ausgerichtet sein sollte:

- Die Autonomie des Patienten respektieren
- Schaden vermeiden
- Gutes tun und helfen
- Gerecht sein

Um diesen vier Zielen gerecht zu werden, reicht es nicht aus, sich nur auf die Arzt-Patienten-Beziehung zu konzentrieren, denn jeder Patient steht in zahlreichen Beziehungen. Dazu gehören Familie, Netzwerke von Kranken, religiöse Gemeinschaften, Freunde und Kollegen. Auch die Ärztin steht nicht allein. Ihr Tun wirkt auch auf ihr persönliches Umfeld aus, sowie auf Pflegekräfte, Therapeuten, Seelsorger und Sozialarbeiter. Sie alle haben eigene Interessen und Werte. Hinzu kommen größere Systeme wie die Berufsgruppe, die Krankenversicherung, die Klinik mit ihrem Leitbild und gesellschaftliche Normen.

Um in diesem komplexen Beziehungs- und Interessengeflecht zu einer guten Entscheidung zu kommen, sollten Sie sich zwingen, im Geiste systematisch die Perspektive zu wechseln.

Ich-Perspektive: Bedürfnisse der Beteiligten, persönliche Werte, Patientenrechte, Ihr professionelles Selbstverständnis und die Grenzen der Belastbarkeit

Ich-Du-Perspektive: Beziehungsebene zwischen Arzt und Patient mit Erwartungen, Versprechen, Vertrauen und Überforderung

Persönliche Wir-Perspektive: Umfeld des Patienten (Familie und Freunde) und Umfeld des Arztes, das medizinische Team

Institutionelle Perspektive: Leitbild der Klinik, Hierarchie, Gewissensfreiheit des Einzelnen in der Institution, Handlungsspielraum und Einschränkungen durch Sachzwänge

Professionelle Perspektive: Leitlinien, Standards des Fachgebiets, rechtliche Rahmenbedingungen, Sorgfaltspflicht

Es gibt manchmal keine einfache Lösung, die alle froh macht. Auf der Suche nach einem tragfähigen Kompromiss aus den vielen Interessen ist es hilfreich, die anderen Perspektiven zu berücksichtigen. Das passiert nicht von alleine; Sie sollten sich das fest und systematisch vornehmen.

Was braucht ein schwerkranker Patient zur Entscheidungsfindung? Verständnis für seine Situation, Respekt vor seiner Autonomie und verständliche Information. Das ist nicht immer schön. Allein mit der ehrlichen Aufklärung eines unheilbar Kranken enttäuscht der Arzt die unrealistischen Erwartungen und lebenserhaltenden Hoffnungen des Patienten. Häufig nimmt das Vermitteln der Information so viel Raum ein, dass die anderen Aspekte in den Hintergrund treten. Der Patient wird mit einer Fülle an Fakten überschüttet. Das ist nicht zuletzt auch deshalb so, weil der Arzt dafür haftet, dass der Patient umfassend informiert wurde.

Klären Sie, was der Patient weiß und wo noch Information fehlt. Machen Sie deutlich, was der Handlungsspielraum des Patienten ist. Das heißt auch, dass Sie klar sagen, was mit Ihnen möglich ist. Etwa: „Eine Abtreibung im 8. Schwangerschaftsmonat ist zwar angesichts der Diagnose möglich, aber an unserer Klinik machen wir den Eingriff aus ethischen Gründen nicht. Sie müssten sich in dem Fall eine andere Klinik suchen."

Den Ausschlag gibt selten eine Frage, die mit medizinischer Expertise zu beantworten wäre. In der Regel ist es eine Wertungsfrage des Patienten. Nur er kann entscheiden, ob es ihm wichtig ist, so lange wie möglich bei Bewusstsein zu bleiben, wie wichtig ihm die Fähigkeit zu essen oder zu gehen ist, welche Rolle körperliche Ganzheit spielt, was es für ihn heißt, Hilfe annehmen zu müssen, ob er in eine Reha gehen möchte, ob er lieber Medikamente nehmen oder eine Lebensstiländerung versuchen möchte. Das alles sind reine Wertungsfragen, die der Patient für sich beantworten muss. Dabei können Sie helfen, raten und Ihre Expertise einbringen, aber Sie können nicht der Bestimmer sein. Sie kommen schneller zum Ziel, wenn das von Anfang an klar ist.

Reden über das Sterben

Inhaltsverzeichnis

J. von Campenhausen, *Ärztliche Kommunikation für Medizinstudierende*, https://doi.org/10.1007/978-3-662-61749-6_9

9.1 Trauriges Thema

„In manchen Augenblicken nach langen, heftigen Schmerzen, wünschte Iwan Iljitsch – obgleich er sich geschämt hätte, es einzugestehen – nichts so sehr, als dass jemand ihn bedauert hätte, wie man ein krankes Kind bedauert. Er wollte, dass man ihn liebkose, küsse, über ihn weine, wie man Kinder liebkost und tröstet. Er wusste, dass er ein hoher Beamter war, dass sein Bart schon grau wurde und dass dies infolgedessen unmöglich war; er wünschte es aber doch.“ Iwan Iljitsch ist 54 Jahre alt und eine Figur, die sich Leo Tolstoi ausgedacht hat [27]. Nach einem Sturz von der Leiter wird der Mann nicht mehr gesund. Die Ärzte reden über immer neue Therapien, die Angehörigen über's Gesundwerden. Um den Tod und Iljitschs Angst davor machen alle einen Bogen. Statt Mitleid, Mitgefühl und Anteilnahme bekommt er Aufmunterung und ist zutiefst unglücklich und vollkommen einsam.

Der Umgang mit Todgeweihten und Sterbenden ist ein Sonderfall der ärztlichen Tätigkeit. Wer Medizin studiert hat, weil er Menschen retten, Kranke heilen und Krankheiten lindern wollte, steht hier an der Grenze seiner Möglichkeiten. Das kann extrem ernüchternd sein, frustrierend, belastend, traurig und manchmal tragisch. Doch auch wenn Sie den Tod nicht abwenden können, so können Sie trotzdem noch etwas tun. Die beliebte Formulierung „Wir können nichts mehr für Sie tun“ ist fast immer unzutreffend. Sicher, Sie können einen Moribunden nicht in ein lebenswertes Leben zurückzuholen. Aber Sie können ihm helfen, seine verbleibende Zeit gut zu planen und so lebenswert wie möglich zu füllen. Sie können hoffentlich die Angst vor dem Sterben lindern und dafür sorgen, dass er ohne Schmerzen und Atemnot friedlich und in Würde zu sterben kann, wenn die Zeit gekommen ist.

Voraussetzung dafür ist allerdings, dass Ihnen klar ist, dass Sie mit jemandem sprechen, der absehbar sterben wird. Das ist schwieriger als auch erfahrene Ärzte sich das vorstellen. Der Soziologe Nicholas Christakis ließ für eine Studie knapp 500 Ärztinnen und Ärzte schätzen, wie lange unheilbar Kranke noch zu leben hätten, und verfolgte dann, wann die Patienten tatsächlich starben. Das Ergebnis ist frappierend: Rund zwei Drittel der Ärzte überschätzen die Lebenszeit ihrer Patienten, nur 17 % waren pessimistisch und rechneten mit einem früheren Ende. Besonders wenn Ärzte ihre Patienten gut kannten, gaben sie ihnen in ihrer Schätzung mehr Zeit als sie tatsächlich hatten. Dabei geht es nicht um Feinheiten. In der Studie liegt die durchschnittliche Lebenszeitschätzung 530 % zu hoch! [28]

Die ärztlichen Profis machen den gleichen fatalen Fehler, den die Kranken sowie ihre Angehörigen machen: Sie wünschen, dass die Lebenszeit länger wäre, und verschätzen sich. Obwohl sie sehen, dass ihr Patient schwerkrank ist, werden sie vom Tod überrascht.

Unser medizinisches System macht es den Ärzten leicht. Ein Patient, der nicht sterben möchte, klammert sich an die Hoffnung, dass die nächste Therapie noch etwas bringen könnte. Es ist leichter, ein Gespräch zu führen, in dem man neue Therapien und nächste Schritte erörtert, als eines, in dem man dem Patienten zu verstehen gibt, dass es besser wäre, die verbleibende Zeit zu nutzen, um Abschied vom Leben zu nehmen. Das ist – anders als viele gern behaupten – keine Folge des medizinischen Fortschritts und der Apparatemedizin, sondern war offensichtlich schon zu Tolstois Zeiten so. Trotzdem sollte es so nicht sein.

9.2 Jeder meidet die schlechte Botschaft

Einem Menschen sagen zu müssen, dass er nicht mehr heilbar ist, gehört zu den schwersten ärztlichen Tätigkeiten überhaupt. Da sitzt ein Patient, krank, aber hoffnungsstark, leidgeprüft, aber willens, weitere Behandlungen mitzumachen, wenn Sie ihm helfen. Aber Sie wissen schon, dass es keine Heilung geben wird, dass alle Therapien, die Sie anbieten können, den Patienten beschäftigen, aber nicht retten werden, dass Sie sein Leben im besten Fall geringfügig verlängern, wahrscheinlich aber qualitativ extrem einschränken können. Niemand überbringt gern so eine Botschaft. Und weil diese Aufgabe so emotional anstrengend, so traurig, unangenehm und undankbar ist, stellt sich auch keine Routine ein.

Der amerikanische Chirurg Atul Gawande hat ein sehr lesenswertes Buch über die medizinische Versorgung am Lebensende geschrieben [29], nachdem er gezwungen war, mit seinem krebskranken Vater das schwere Gespräch zu führen, das er schon mit anderen Patienten mehr schlecht als recht hinter sich gebracht hatte. Gawande berichtet in seinem Buch von einem Krebspatienten, dessen Rückenmarkstumor zwar chirurgisch verkleinert werden konnte, der die Folgen der OP aber nicht überlebte.

Heute, so Gawande, beschäftige ihn nicht die falsche Wahl, die der Patient traf, „sondern wie sehr wir alle es vermieden, ehrlich mit ihm über die Wahrheit zusprechen. Wir hatten keine Schwierigkeiten damit, ihm die Risiken der verschiedenen Behandlungsoptionen zu erklären, aber von seiner wirklichen Krankheit sprachen wir eigentlich nie. Onkologen, Radiologen, Chirurgen und andere Ärzte hatten ihn über Monate hinweg behandelt, obwohl sie wussten, dass sein Leiden nicht heilbar war. Wir hatten es nie geschafft, über die tiefere Dimension seiner Lage und die Grenzen unserer Möglichkeiten zu sprechen, geschweige denn darüber, was für ihn am Ende seines Lebens vielleicht am meisten von Bedeutung wäre. Die Illusion, der er aufsaß, narrte auch uns. (…) Die Chancen, dass er jemals zu einem Leben zurückkehrte, das auch nur annähernd so war wie nur wenige Wochen zuvor, waren gleich null. Doch das anzuerkennen und ihm dabei zu helfen, es zu verkraften, schien unsere Fähigkeiten zu übersteigen.“

Das ist eine kluge Analyse des ärztlichen Alltags, wie er auch in jedem deutschen Krankenhaus passiert. Natürlich ist es einfacher, routiniert ein Aufklärungsgespräch über eine Therapie führen, als an die grundsätzlichen Fragen, nämlich Leben und Tod, zu rühren. Es ist die Tragödie des Lebens, dass wir sterben müssen. Die Botschaft, dass der Tod in absehbarer Zeit und unabwendbar bevorsteht, ist eine Katastrophe. Die einzige wirklich gute Lösung gegen begründete Todesangst wäre, nicht sterben zu müssen. Weil sie ausscheidet, müssen sich Mediziner und Patienten mit der traurigen zweiten Wahl beschäftigen: anständig, erträglich und menschlich mit dem Tod umzugehen und entsprechend zu kommunizieren. Das ist eine hohe Kunst.

► Ich habe mit dem Sterben so meine Probleme

Ich konnte gar nicht übers Sterben sprechen. Und ich muss sagen: Ich habe mit dem Sterben, obwohl ich Christin bin, so meine Probleme. Ich hätte auch große Angst, wenn meine Eltern jetzt stürben. Ich habe auch überhaupt nicht ans Sterben gedacht, weil ich immer davon ausgegangen bin, dass ich jetzt wieder gesund bin oder gesund werden will. Sicher, ich habe auch einmal daran gedacht, dass es auch anders ausgehen kann oder wie es wohl weitergeht, wenn vielleicht doch irgendwo eine Metastase ist oder doch noch einmal ein Rezidiv kommt. Aber es heißt: Brustkrebs kann man heutzutage gut heilen. Da bin ich davon ausgegangen, dass das bei mir so ist. Das ist vielleicht Selbstschutz, dass ich mir sagte: „Du willst gesund werden, Du denkst jetzt nicht an das Sterben.“ Selbst als es mir so richtig dreckig ging und ich auch andere Gedanken hatte, habe ich mir gesagt: Es gibt Leute, denen geht es noch dreckiger und die haben auch noch Hoffnung, und die Hoffnung stirbt doch zuletzt. Naja, vielleicht habe ich es auch verdrängt, weil ich halt mit dem Sterben an sich so ein bisschen Probleme habe.

Brustkrebspatienten, 48 Jahre, 2 Kinder ◄

9.3 Wie sage ich's?

Ein Gespräch, in dem es um Leben und Tod geht, sollte man nur persönlich führen, Sie dürfen so schlechte Nachrichten nicht am Telefon überbringen. Sie können am Telefon aber sagen: „Ich habe die Ergebnisse Ihrer Untersuchung jetzt geschickt bekommen. Es wäre zu schwierig, alles am Telefon zu erläutern, deshalb wäre es gut, wenn Sie und gerne auch Ihr Mann heute am späten Nachmittag in die Praxis kommen könnten."

Für das Gespräch brauchen Sie Zeit und Ruhe. Auch wenn Angehörige Sie auf dem Flur ansprechen oder ein Patient Sie bei der Visite fragt, wie es steht, sollten Sie niemals zwischendurch fallen lassen, dass der Betroffene nicht heilbar ist. Machen Sie so bald wie möglich einen Termin. Bald – damit Sie die Patientin oder den Patienten nicht ohne Not auf die Folter spannen und einen Termin – damit Sie sicherstellen können, dass Sie ungestört sind und einen passenden Rahmen haben. Auch wenn der andere Patient gerade bei der Therapie ist, ist die Bettkante eines Zwei-Bett-Zimmers kein guter Ort für ernste Gespräche. Sie brauchen ein Sprechzimmer mit geschlossener Tür oder ein Einzelzimmer.

Bevor Sie mit Ihrer eigentlichen Aufklärung beginnen, stellen Sie sicher, dass der Patient aufnahmefähig ist. Wenn jemand eben noch am Handy etwas mit Kollegen klären wollte, so ermutigen Sie ihn, die Situation erst zu klären. Wenn eine Mutter sich sorgt, ob das Kind zu Hause vor verschlossener Tür steht oder ob die Nachbarin da ist, so nötigen Sie sie ruhig, die Nachbarin anzurufen, damit sie nicht zusätzlich besorgt und abgelenkt in das Gespräch geht. Gehen Sie sicher, indem Sie fragen: „Ich möchte jetzt mit Ihnen über die Ergebnisse der Kontrolluntersuchung sprechen. Ist das in Ihrem Sinne?"

Auch wenn Sie den Patienten kennen, sollten Sie klarstellen, was er weiß, auf welchem Wissensstand er über seinen medizinischen Zustand ist, welches Krankheitsverständnis er hat und was er erwartet. Etwa so: „Was haben Sie bisher über Ihre medizinische Situation erfahren?" Oder: „Ich möchte sicherstellen, dass wir über Ihre medizinische Situation auf dem gleichen Stand sind. Könnten Sie mir bitte in Ihren Worten schildern, wie Sie ihre Krankheit im Moment sehen?" Erfahrungsgemäß kommt Ihre Information dann am besten an, wenn Sie auf das Vorwissen aufbaut. Im Zweifel müssen Sie Lücken schließen und Einiges erklären, bevor Sie Ihre Botschaft sinnvoll loswerden können.

Fragen Sie auch das Informationsbedürfnis Ihres Patienten ab. Die meisten Krebspatienten möchten so viele Informationen wie möglich erhalten. In Umfragen schätzen Ärzte das Informationsbedürfnis der Patienten stets deutlich niedriger ein als die Betroffenen selbst. Trotzdem will nicht jeder alles wissen. Klären Sie, wie sehr Sie ins Detail gehen sollen:

> „Manche Patienten möchten so viel über ihre Erkrankung und ihren Zustand wissen wie möglich. Wie ist das bei Ihnen?"

Danach müssen Sie ans Eingemachte. Eine schlechte Nachricht ist immer ein Schock. Damit sie kein Keulenschlag wird, sollten Sie sie mit einem einleitenden Satz ankündigen:

> „Leider habe ich keine guten Nachrichten für Sie."
> „Die Ergebnisse sind leider nicht so gut, wie wir gehofft haben."
> „Ich muss Ihnen leider mitteilen, dass die Chemotherapie den Tumor nicht verkleinert hat."

Sie können auch an die „Wie geht es Ihnen heute"-Eröffnung anknüpfen und auf das

Befinden eingehen, um von dort zum Befund überzuleiten.

„Sie haben gesagt, dass Sie sich besser fühlen. Das freut mich sehr. Ich hoffe, dass wir diesen Zustand lange erhalten können, denn das CT liefert uns einen Befund, der dazu gar nicht passen will …"

„Sie sagten, dass Ihnen das Atmen schwererfällt. Dafür haben wir jetzt eine Erklärung. Das CT zeigt …"

9.4 Das muss man aushalten

Die Psychoonkologin Sabine Lenz beschreibt, wie Patienten auf die Nachricht reagieren, dass es keine medizinische Rettung mehr gibt [30]: Die Reaktion ist ein Schock, eine autonom ablaufende psychophysische Reaktion mit den Symptomen emotionale Überwältigung, Körperstress und Notfallverhalten. Im Schockzustand sind die Gedanken eingeengt, und es ist schwer, den Betroffenen zu erreichen. In dieser Situation hilft auch Psychologie nicht weiter. Alles, was Sie als Gegenüber tun können, ist Aushalten. Das ist eine anstrengende, wichtige und anspruchsvolle Funktion. Seien Sie menschlich und nahe. Das heißt, dass Sie nicht widersprechen, abwiegeln, ablenken oder relativieren.

Es ist normal und verständlich, dass Patienten weinen, wenn sie von einer schlimmen Nachricht überwältigt werden. Das auszuhalten ist schwer. Es ist nicht schön, wenn Sie einfach nur zugucken, wie Ihr todgeweihter Patient die Fassung verliert. Und damit Sie nicht gleich mitweinen, hilft es Ihnen beiden, wenn Sie die Rolle des aktiven Zuhörers sehr ernst nehmen. Das Grundprinzip der empathischen Kommunikation ist das Ja-Sagen.

- Ja, da kommen Ihnen die Tränen.
- Ja, das ist eine schlimme Nachricht.
- Ja, lassen Sie sich Zeit.
- Ja, das ist schwer auszuhalten.
- Ja, Sie hatten so gehofft, dass es besser wird.

Ein Gespräch mit dem Ziel, von kurativer auf palliative Behandlung umzuschwenken, sollten Sie so patientenzentriert wie möglich führen. Das heißt: Der Patient gibt mit seinen Äußerungen vor, wo es langgeht. Dazu müssen Sie aufmerksam zuhören und auf die Botschaften – ausgesprochene wie unausgesprochene – eingehen. Da hilft ganz besonders, was im Patientengespräch immer hilft: Spiegeln, Wiederholen, Warten, Zusammenfassen (Sie erinnern sich: die Techniken aus ▶ Kap. 2).

Besonders schwierig ist das, wenn Patienten verleugnen. Sie haben sich so an die Hoffnung geklammert, dass die Behandlung hilft, dass sie ein Scheitern nicht einfach akzeptieren. Es kann nicht sein, was nicht sein darf. Die Todkranken unterbrechen den Kontakt zur Realität, glauben an ein Wunder. Das ist kein Zeichen von Verrücktheit, denn schließlich gibt es Spontanheilungen. Auch die Realitätsverleugnung lässt sich nicht therapieren. Man muss sie aushalten. Erst in der Verarbeitungsphase, wenn die Kranken beginnen, das Unabänderliche zu akzeptieren, wird es einfacher, die Kranken zu erreichen.

Und was sagen Sie? „Ich würde an Ihrer Stelle auch an ein Wunder glauben. Aber wir müssen jetzt gemeinsam überlegen, wie es weitergehen kann …"

Es ist oft gut, wenn bei solchen Gesprächen Angehörige dabei sind. Sie sind mehr als Beisitzer und freundliche Handhalter. Sie haben starke Emotionen, die sie oft zurückhalten, weil sie ja nicht die Hauptperson sind. Manchmal trifft die schlechte Nachricht die Kinder eines Krebskranken schwerer als den Patienten selbst. Gehen Sie auf die Gefühle der Begleitpersonen ein, fragen Sie nach, hören Sie aktiv zu und lassen Sie ihnen Raum. Bieten Sie Unterstützung an, aber bleiben Sie realistisch. Sie können nicht jeden begleiten, sie müssen auch delegieren.

Studien belegen nicht eindeutig, dass es besser ist, wenn Angehörige bei schweren Gesprächen dabei sind. Es muss nicht sein und ist nicht immer gut. Um herauszufinden, ob die Anwesenheit einer fassungslosen Ehefrau oder bestürzter Kinder eher belastet oder hilft, sollten Sie deshalb vor dem Gespräch herausfinden, ob der Patient die Begleitung wirklich möchte. Am besten klären Sie während der Diagnostik, wen der Patient zur Besprechung dabeihaben möchte, und machen eine Notiz in der Akte. Auch wer die Untersuchungsergebnisse besprechen soll, sollte der Patient möglichst aussuchen dürfen. Ob es der Chef sein muss, der Oberarzt oder ein Stationsarzt, hängt davon ab, wer am meisten über die Krankheit weiß, den Patienten am besten kennt und wer der beste Kommunikator ist.

Sagen Sie, dass Begleitung nicht sein muss und es manchmal einfacher ist, wenn Sie zunächst alleine sprechen. Wirklichen Nutzen hat die Begleitung durch Angehörige erwiesenermaßen nämlich erst nach dem Gespräch. Auch wenn ein Patient gern viel Unterstützung durch anwesende Familienmitglieder hat, lassen Sie niemals mehr als drei Personen in den Raum. Wenn zu viele Menschen zuhören und Fragen stellen, wird der Betroffene oft still und dazu degradiert, sich anzuhören, was sich die anderen alle für Sorgen um ihn machen. Das ist nicht hilfreich. Manchmal müssen Sie mehr oder weniger diplomatisch Angehörige auf dem Flur stehen lassen, damit Sie sich wirklich um die Hauptperson kümmern können.

Eine gute Lösung ist es, wenn Sie eine Seelsorgerin zum Gespräch einladen können. Dann ist der Patient nicht allein, muss aber nicht auf die Gefühle der Angehörigen Rücksicht nehmen. Schließlich klaffen die Interessen, Sorgen und Ängste auch von nahen Familienangehörigen erstaunlich oft auseinander. Eine brustkrebskranke Mutter denkt an Schmerzen und Behandlung, an die Folgen der Chemotherapie. Ihr Mann, der ihre Hand hält, fragt sich, wie er alleine mit den Kindern klarkommen soll, wenn die Frau im Krankenhaus ist oder gar stirbt. Nehmen Sie Rücksicht auf solche Interessenkonflikte.

Auch wenn die Menschen nichts sagen, nachdem Sie sie gerade mit einer traurigen Botschaft konfrontiert haben, heißt das nicht, dass alles richtig angekommen und verarbeitet ist. Wenn Sie nicht auf sichtbare Emotionen eingehen können, so beschäftigen Sie sich mit den scheinbar fehlenden:

> „Ich stelle mir vor, dass das, was ich gesagt habe, Ihnen Angst macht. Das würde mir jedenfalls so gehen."
> „Das ist vermutlich jetzt schwer auszuhalten für Sie."
> „Diese Nachricht ist sicher enttäuschend und irritierend."
> „Ich weiß nicht, wie ich mich an Ihrer Stelle fühlen würde."
> „Können Sie mir sagen, wie sie sich fühlen, jetzt, wo Sie den neuen Befund kennen?"

Es gibt viel zu bereden in einem solchen Gespräch. Möglicherweise haben Sie schon Routine darin, möglicherweise kennen Sie Ihr Gegenüber gut und haben sich einen flapsigen Ton mit ihm angewöhnt. Vielleicht macht der Patient einen gefassten Eindruck und lässt sogar selbst eine sarkastische Bemerkung fallen. Aber Achtung! Lassen Sie sich nicht zu einem witzig-sarkastischen Ton hinreißen. Für Patienten kann eine ironische oder saloppe Haltung ein Schutz sein, eine Fassade, hinter der sich kaum erträgliche Gefühle verbergen. Sie gibt Ihnen aber niemals die Erlaubnis, selbst launig zu werden. Dieser Absatz steht hier, weil es tatsächlich Ärzten passiert, dass sie glauben, einen jovialen Ton annehmen zu dürfen. In Testimonials kommt immer wieder vor, wie kränkend und entsetzlich eine unpassende Haltung des Arztes für Patienten ist.

Bei Tolstois Iwan Iljitsch heißt es: „Der furchtbare, schreckliche Akt seines Sterbens, das sah er, wurde von allen in seiner Umgebung wie eine der vielen zufälligen Unannehmlichkeiten, ja Taktlosigkeiten des Lebens behandelt." Der Journalist Peter Tautfest hat einen Artikel darüber geschrieben, wie er erfährt, dass die Schmerzen in der Brust von einem inoperablen Tumor stammen, der ihn voraussichtlich kein halbes Jahr mehr leben lassen wird. „Dr. K. gehört zu der neuen Generation von Ärzten, die es gelernt hat, Patienten die Wahrheit nicht zu verschweigen. Er spricht leidenschaftslos, direkt, schonungslos und ohne Umschweife. Ja, beinahe ein bisschen schnodderig. Rückblickend kommt es mir so vor, als hätte er von einem großen Spaß gesprochen, wie von einem jener unvermeidlichen Unglücke, die Menschen nun mal widerfahren und über die man gemeinsam scherzen können soll oder können muss. Nicht zu diesem Ton jedoch passen Klagen oder Bedauern. Er hätte auch sagen können: ‚Ich will heute nachmittag noch Squash spielen gehen und mir die Laune von Ihnen nicht verderben lassen.'"

Machen Sie sich also klar, was Sie Ihrem Gegenüber antun, wenn Sie ihm die schlechte Nachricht überbringen, und verhalten Sie sich angemessen!

9.5 Von kurativ zu palliativ

Die große Angst vieler Patienten ist die, alleingelassen zu werden, wenn keine Hoffnung auf Heilung mehr besteht. Auch wenn Sie glauben, dass allein die Tatsache Bände spricht, dass Sie sich viel Zeit für das Gespräch nehmen, sollten Sie dringend aussprechen, dass Sie den Patienten weiter begleiten. Machen Sie keine falschen Hoffnungen, aber sagen Sie ausdrücklich: „Ich und meine Kollegen begleiten Sie weiter." Sie ahnen gar nicht, wie viele Patienten sich fallengelassen fühlen, wenn und weil sie aus dem kurativen Behandlungskonzept herausfallen.

Wenn die Bereitschaft da ist, sollten Sie den Termin nutzen und gleich über Palliativbehandlung sprechen. Damit ist ja nicht nur Schmerzminderung beim Sterbeprozess gemeint, sondern die gesamte medizinische Begleitung, wenn keine Heilung mehr möglich ist. Je eher Sie ein gutes Konzept für die weitere medizinische und emotionale Begleitung haben, desto besser können Sie die emotionale Last des Patienten lindern und den Umgang mit der fortschreitenden Krankheit erleichtern. Hauptziel der Behandlung ist nun das körperliche, seelische und soziale Wohlbefinden. Außerdem ist es gut, wenn Ihre Patientin mit dem Wissen um die nächsten Schritte aus dem Gespräch geht. Es ist schlimm genug, die zerstörte Hoffnung verarbeiten zu müssen; Ungewissheit über die weitere Behandlung und Betreuung wäre da wirklich zu viel.

Jeder Mensch reagiert anders auf eine solche Situation, und jede Familie geht anders damit um. Sie sollten deshalb zunächst herausfinden, was diesen Menschen wichtig ist, welche Vorstellungen und Wünsche der Patient und seine Angehörigen haben. Die zu formulieren, fällt vielen schwer. Geben Sie ihnen Zeit zum Nachdenken, hören Sie zu und locken sie evtl. mit Fragen wie: „Erzählen Sie mir, was Sie darüber denken?" Weil niemand auf ein solches Gespräch vorbereitet ist, müssen die Vorstellungen dessen, was wünschenswert und realistisch ist, erst erarbeitet werden. Dabei können und müssen Sie helfen.

Finden Sie heraus, wie ein erfülltes Leben für den Kranken aussehen kann. Dazu müssen Sie wissen, wie er lebt, was ihm wichtig ist, welche Werte, Wünsche und Ängste Patient und Bezugspersonen haben. Wenn es darum geht, das künftige Leben mit der Krankheit gut zu gestalten, sollten Sie wissen, wie das Leben jetzt aussieht. Fragen Sie also aktiv nach dem Alltag – vor der Krankheit, jetzt und in der gewünschten Zukunft. Fragen Sie nach Kraftquellen, Hobbys, der Rolle von Familie und Freunden, Sorgen und Problemen.

Ist z. B. ein gemeinsames Essen wichtig oder die Nähe zum eigenen Hund? Möchte jemand um jeden Preis die Geburt des Enkelkindes erleben? Oder braucht er Kraft, um noch seinen Haushalt auflösen, bevor er ins Hospitz geht? Ist die Bewegungsfähigkeit wichtig, kann man noch einmal über eine leichte Chemo reden, ist eine Entlastungsoperation wünschenswert, oder möchte jemand auf keinen Fall mehr in die Klinik?

In dieser Behandlungsphase ist Folgendes wichtig:

- Schmerzfreiheit und Linderung belastender Symptome
- Beziehung zu nahen Angehörigen und Freunden – Meinungsverschiedenheiten klären und Abschied nehmen
- Die Belastung für die Familie reduzieren
- So lange wie möglich die Kontrolle über die eigene Behandlung erhalten
- Eine inadäquate Verlängerung des Sterbeprozesses vermeiden und verhindern, dass man „an Maschinen" oder in Agonie stirbt

Als Ärztin oder Arzt werden Sie über das weitere medizinische Vorgehen sprechen. Welche Maßnahmen können Sie anbieten, Therapien, Eingriffe, Medikamente und Hilfsmittel, die das Leben erleichtern? Neben den Behandlungsmöglichkeiten sollten Sie auch die psychologische, psychosoziale und spirituelle Unterstützung thematisieren. Wenn Sie in einem Krankenhaus arbeiten, können Sie den psychosozialen Dienst, die Psychoonkologen oder die Seelsorger anrufen. Oft können die Patienten sich noch nichts darunter vorstellen und sind unsicher, ob sie ein solches Angebot annehmen möchten. Schicken Sie im Zweifel einfach jemanden vorbei. Es ist viel verlangt, eine schlechte Nachricht zu verdauen und dann gleich noch selbst sagen zu müssen, welche Hilfe man wie in Anspruch nehmen möchte. Es ist einfacher, wenn ein freundlicher, gut geschulter Klinikmitarbeiter an die Tür des Patienten klopft und sich alles nochmal erzählen lässt.

Die Zusammenfassung am Ende des Gesprächs ist besonders wichtig, denn Sie haben hoffentlich schon die Weichen für die weitere Behandlung gestellt, die der Patient mittragen muss. Lassen Sie deshalb den Patienten zusammenfassen, was er aus dem Gespräch mitnimmt. So stellen Sie sicher, dass es keine Missverständnisse gibt. Legen Sie dann das weitere Vorgehen aus Ihrer Sicht dar. Es hilft dem Patienten, wenn er einen klaren Plan für die Zukunft hat. Entlassen Sie also einen Patienten möglichst niemals aus einem solchen Gespräch, ohne konkrete nächste Schritte besprochen zu haben. Sonst stürzt der Kranke gefühlt möglicherweise ins Bodenlose.

Denken Sie an die Nachbereitung: Zum einen dokumentieren Sie, was besprochen wurde und mit wem. Vermerken Sie deutlich, wer Informationen für und über den Patienten bekommen darf, und informieren Sie alle an der Behandlung beteiligten Personen im Haus sowie den Hausarzt, Pflegedienst o. ä. Zum anderen sollten Sie die Gelegenheit nutzen, einem Kollegen von dem Gespräch zu erzählen, damit Sie die belastende Erfahrung nicht allein mit sich herumtragen. Es hilft, von der Unterhaltung zu berichten, das Gespräch Revue passieren zu lassen und eigenen Emotionen, die Sie vorher fein zurückgehalten haben, Raum zu lassen. Nicht nur Patienten geht es besser, wenn sie reden dürfen! Außerdem profitieren sowohl Sie als auch Ihr Kollege im Zweifel davon, weil man aus geglückten wie missglückten Gesprächen mehr lernt als aus jedem Buch.

► Wie kann man das aushalten?

Ich fühlte mich so schrecklich. Ich meine, ich habe nur zugehört und wusste nicht, was ich sagen soll. Es gab keinen Zweifel an der Diagnose, alle Behandlungsmöglichkeiten waren ausgeschöpft. Dieser Typ, dieser arme Mann wird sterben, und er weiß es. Die Chemo hat ihn vergiftet, aber den Tumor nicht angegriffen. Ich habe zugehört und fühlte mich furchtbar. Dann hat er angefangen zu weinen. Ich hätte am liebsten auch geheult. Ich sollte meine Gefühle nicht zeigen, dachte ich. Aber es machte mir Angst. Was, wenn ich Lungenkrebs hätte oder einer meiner Eltern? Ich fühlte mich so hilflos, so allein und unvorbereitet. Bin ich zu sensibel?

Allein durchs Zuhören fühlte ich mich so elend. Vielleicht hören Ärzte deshalb nicht zu. Wie kann man das jeden Tag aushalten?

Medizinstudent, 22 Jahre nach einem Diagnosegespräch ◄

9.6 Sterbehilfe

Früher oder später wird es voraussichtlich auch Ihnen passieren, dass ein Patient Sie bittet, etwas zu tun, damit er nicht mehr weiterleben muss. Das ist eine mehr oder weniger deutliche Bitte um Hilfe beim Suizid.

Reagieren Sie darauf nicht einfach abweisend, sondern nehmen Sie die Bitte ernst und gehen Sie darauf ein. Fragen Sie nach und finden Sie heraus, warum der Patient nicht mehr leben will. Seien Sie nicht tadelnd oder vorwurfsvoll, sondern zeigen Sie Verständnis für die Lage Ihres Patienten. Aber welche Lage ist das? Wer sagt „Ich will nicht mehr weiterleben", meint in der Regel: Ich will *so* nicht weiterleben – nicht mit solchen Schmerzen, Einschränkungen, solcher Übelkeit, nicht so ausgeliefert, wundgelegen, nicht mit solcher Luftnot, nicht an Maschinen oder der Aussicht darauf. Niemand möchte so weiterleben.

Wenn jemand ernsthaft nach Sterbehilfe fragt, so sollten Sie anerkennen, dass er offenbar schon viel durchgemacht hat oder enorme Ängste aussteht, die den Gifttod attraktiv erscheinen lassen. Sie können ohnehin nicht verhindern, wenn jemand in die Schweiz reist, um sich dort beim Selbstmord helfen zu lassen. Machen Sie Ihrem Patienten aber klar, dass eine solche Entscheidung nicht zu früh getroffen werden soll, nicht nur, weil er dann ausgerechnet die kostbare Zeit, die ihm zum Leben bleibt, mit der Planung seines Todes zubringt.

Ganz offensichtlich haben die meisten Kranken keine Angst vor dem Tod, sondern Angst vor dem Sterben. Finden Sie heraus, was genau dem Patienten solche Angst macht – sind es die Schmerzen, das Ausgeliefertsein? In der Regel lassen sich die Argumente des lebensmüden entkräften, sobald man die Angst vor dem abstrakten Sterben (das sich sowieso nicht verhindern lässt) in Angst vor konkreten Zuständen übersetzen kann. Mancher Patient, der vorgibt, von eigener oder ärztlicher Hand sterben zu wollen, hat sich gar nicht so genau überlegt, was genau er am natürlichen Tod so fürchtet. Meist ist es die abstrakte Vorstellung von Leiden, Schmerz und Ausgeliefertsein.

Niemand sucht sich aus, wann und wo er geboren wird, in welche Familie, welche Gesellschaft und welche Epoche. Wir dürfen unsere Gaben und Mängel nicht frei wählen, und auch die Krankheit, an der ein Patient stirbt, hat er nicht selbst bestimmt. Trotzdem argumentieren manche, dass es zur menschlichen Autonomie gehören müsse, ausgerechnet den eigenen Tod in die Hand zu nehmen.

Für eine kerngesunde, junge Ärztin mag es sich anmaßend anfühlen, wenn sie einem schmerzgeplagten Todkranken erklären muss, dass sie ihm nicht helfen wird, sein Leiden zu verkürzen, und er das Sterben abzuwarten habe. Wer nichts auszuhalten hat, hat leicht reden. Berufener erscheint da der Wiener Neurologe und Psychiater Viktor Frankl (1905–1997). Er überlebte mehrere Konzentrationslager und hat seine Erlebnisse nach der Befreiung aufgeschrieben. Er beschreibt die unvorstellbaren physischen und psychischen Qualen und kommt doch zu folgendem Schluss: „Die geistige Freiheit des Menschen, die man ihm bis zum letzten Augenblick nicht nehmen kann, lässt ihn auch noch bis zum letzten Atemzug Gelegenheit finden, sein Leben sinnvoll zu gestalten. Denn nicht nur ein genießendes Leben hat Sinn, indem es dem Menschen Gelegenheit gibt, im Erlebnis der Schönheit, im Erleben von Kunst oder Natur sich zu erfüllen, sondern auch noch das Leben behält seinen Sinn, das – wie etwa im Konzentrationslager – kaum eine Chance mehr bietet, schöpferisch oder erlebend Werte zu verwirklichen. (…) Wenn Leben überhaupt einen Sinn hat, dann muss auch Leiden einen Sinn haben. Gehört doch das Leiden zum Leben irgendwie dazu – genau so wie das Schicksal und das Sterben. Not und Tod machen das menschliche Dasein erst zu einem Ganzen." [31]

Der ehemalige EKD-Vorsitzende Wolfgang Huber schreibt dazu: „Die ärztliche Verantwortung für die Entscheidung des Patienten ist groß. Seine freie Willensbestimmung muss den Charakter einer informierten Zustimmung tragen. Die Orientierung an der Selbstbestimmung setzt eine ‚sprechende Medizin' voraus, die nachvollziehbar über die gesundheitliche Lage und die medizinische gegebenen Möglichkeiten Auskunft gibt. (…) Auch der Todeswunsch kann dann am ehesten ‚freiverantwortlich' genannt werden, wenn er angesichts der verbleibenden medizinischen Handlungsmöglichkeiten geäußert wird. Ärzte haben deshalb die Aufgabe, solche Möglichkeiten aufzuzeigen; ihre Verantwortung kann sich niemals darin erschöpfen, einem solchen Wunsch stattzugeben."

In den vielen Hospizen, die es bereits gibt und die neu entstehen, kann man sehen, was gute palliative Betreuung kann. Dort helfen Entspannungsübungen gegen Atemnot, menschliche Nähe lindert Ängste, die individuelle Zuwendung rund um die Uhr lässt das Schlagwort „Lebensqualität" sehr lebendig werden. Auch der abstrakte Begriff der Würde wird dort sehr konkret und präsent.

Und was antwortet man, wenn Patienten fragen, wie das Sterben ist? Das, was Sie wissen: Natürlich weiß kein lebender Mensch, wie es sich anfühlt, aber von außen betrachtet, sterben die meisten Menschen friedlich. In den letzten Tagen vor dem Tod werden sie immer schläfriger, die Wachphasen werden immer kürzer, und irgendwann schlafen sie hinüber. Natürlich kann die tödliche Krankheit mit Schmerzen einhergehen. Die sollte man mit Medikamenten lindern können. Ein typisches Zeichen der Sterbephase ist die Rasselatmung, die vermutlich für den Sterbenden gar nicht belastend ist, aber Außenstehende verstören kann. Ursache dafür ist eine Verschleimung der Lunge. Da auch Sterbende in der Klinik oft bis zu vier Liter Flüssigkeit per Infusion bekommen, bildet die Lunge extrem viel Schleim. Das kann man vermeiden, indem man die Infusionen reduziert.

Die Horrorvision der meisten ist es, beatmet an diversen Versorgungs- und Entsorgungsschläuchen zu hängen und damit einer unmenschlichen Gerätemedizin gnadenlos ausgeliefert zu sein. Dem kann man begegnen, indem man eine Patientenverfügung aufsetzt, die das verhindert, oder eine Vorsorgevollmacht, die eine andere Person, bevollmächtigt für den Sterbenden Entscheidungen zu treffen. Die Perspektive eines Menschen, der gesund ist oder sich noch so fühlt, ist freilich eine andere als die eines Todkranken. Gesunde können sich schwer vorstellen, wie anpassungsfähig die Seele offenbar ist und welch ungeheures Leid sie ertragen kann, wenn es so weit ist.

Schwerkranke und Sterbende halten oft unglaubliche Strapazen aus. Doch manchmal können auch die Tapfersten nicht mehr. Wenn einen Patienten Tumorschmerzen oder offene Wunden quälen, wenn er nicht mehr schlafen kann, sich aber unendlich nach Ruhe sehnt, dann ist die therapeutische Sedierung eine Möglichkeit, dem Geplagten Linderung zu verschaffen. Dazu wird die Patientin oder der Patient künstlich in Schlaf versetzt. Die therapeutische Sedierung erfordert viel Vertrauen und muss vorher sehr gut abgesprochen werden.

Im besten Fall sediert man für eine Nacht. Das nimmt dem Patienten den Druck und verschafft ihm eine Auszeit von Luftnot, Angst und Schmerzen. Am nächsten Morgen erwacht der Patient hoffentlich erholt, hat erstmals seit langem tief und fest geschlafen und kann danach alles wieder bei vollem Bewusstsein erleben. Es hilft ihm, zu wissen, dass er wieder eine solche therapeutische Sedierung bekommen kann, wenn sein Zustand unerträglich wird. Im Extremfall versetzen Palliativmediziner Leidende dauerhaft in einen Dämmerschlaf.

► Das ist doch kein Leben

Herr S. (56) hat Analhautkrebs und einen Anus praeter.

Nach Chemo und Bestrahlung soll der Darmausgang zurückverlegt werden. Die Stanzbiopsie aus der Narbenplatte zeigt aber, dass sein Krebs weiter wächst, und ich muss alleine die Nachricht überbringen.

„Ich habe eben die Ergebnisse aus den Biopsien bekommen. Leider ist in vier von den fünf Proben wieder derselbe Tumor gefunden worden.“ „Und was bedeutet das?“

„Das müssen wir noch mit den Strahlentherapeuten besprechen. Möglicherweise kann man es nochmal mit einer weiteren Chemo oder Bestrahlung probieren, oder man rät zu einer Operation. Das wird erst nächste Woche entschieden.“ „Eine Operation? Das bedeutet dann für immer den hier?“ Er klopft sich auf den Stomabeutel. „Das ist doch kein Leben. Das kommt für mich nicht infrage.“

„Ich verstehe, dass das für Sie jetzt ein Schock ist, wir hätten uns auch gewünscht, Ihnen bessere Nachrichten überbringen zu können. Aber Sie müssen an diesem Krebs nicht sterben, da gibt es noch verschiedene Behandlungsmöglichkeiten.“

„Darüber habe ich nachgedacht, seit ich die Diagnose kenne. Leben hat doch auch etwas mit Freude zu tun, und mit diesem Ding habe ich keine Lebensqualität. So will ich nicht leben, das sollte ja immer nur vorübergehend sein.“ Er nickt mehrmals und blickt mir jetzt intensiv in die Augen. „Können Sie denn da nichts für mich tun, eine Tablette oder Spritze?“ „Eine Tablette oder Spritze wofür?“ „Wenn ich nicht mehr leben will.“ „Nein, das können wir nicht. Das ist in Deutschland verboten.“

Ich versuche, ihm die Behandlungsalternativen klarzumachen, aber er redet immer nur vom Sterben, davon, dass er mit einem künstlichen Darmausgang nicht leben will, dass vom Hochhaus springen oder gegen einen Baum fahren „nicht so das Wahre“ sei, sondern er lieber schmerzlos und sauber eine Spritze hätte. Mit diesem Gespräch fühle ich mich überfordert.

„Wir sprechen hier nicht von einer Krankheit, an der Sie in Kürze sterben müssen, das sollten Sie sich bewusst machen. Auch wenn die reine Chemo und Bestrahlung nicht gereicht hat, gibt es noch Möglichkeiten, diesen Tumor zu heilen.“

Wir reden über Verfügungen, ich kann ihn beruhigen, dass die Empfehlung der Tumorkonferenz genau das ist, eine Empfehlung, und dass niemand ihn operieren wird, wenn er es nicht will. Und dass er nicht schlechter behandelt wird, weil er sich für ein anderes Behandlungsverfahren entschieden hat, sondern dass wir ihn immer behandeln werden, so gut wir können.

Am Ende dieses Gesprächs scheint er mir nicht mehr ganz so todessehnsüchtig zu sein, aber natürlich ist er immer noch enttäuscht und traurig, aber er sieht die Lage nicht mehr ganz so schwarz. Asisstenzärztin, 28 Jahre ◄

Spiritual Care

Inhaltsverzeichnis

J. von Campenhausen, *Ärztliche Kommunikation für Medizinstudierende*, https://doi.org/10.1007/978-3-662-61749-6_10

10.1 Es gibt mehr Dinge zwischen Labor und Diagnose

Was gibt Ihnen Halt? Was ist Ihnen wichtig? Und woraus schöpfen Sie Kraft? Aus der Familie, Ihrem Glauben, der Musik, Natur, Meditation? All das sind Begriffe, die in dem jungen Gebiet „Spiritual Care" vorkommen. Das Fachgebiet ist nicht halb so esoterisch, wie es in manchen Ohren klingen mag, sondern eine ernst zu nehmende Disziplin, die wertvolle Impulse für Ärzte, Pflegende, Seelsorger und Psychotherapeuten gibt. Es gibt einen Lehrstuhl für Spiritual Care an der medizinischen Fakultät in München sowie eine Fachzeitschrift, die Forschungsergebnisse nach dem Peer-Review-Verfahren prüft und wertvolle Expertenmeinungen veröffentlicht.

Was aber heißt „Spiritual Care"? Die Arbeitsdefinition von Spiritualität der European Association for Palliative Care (EAPC) lautet: „Spiritualität ist die dynamische Dimension menschlichen Lebens, die sich darauf bezieht, wie Personen (individuell oder in Gemeinschaft) Sinn, Bedeutung und Transzendenz erfahren, ausdrücken oder suchen, und wie sie in Verbindung stehen mit dem Moment, dem eigenen Selbst, mit anderen/m, mit der Natur, mit dem Signifikanten und/oder dem Heiligen." Kurz: Spiritualität ist das, was die Augen eines Menschen leuchten lässt, das, was ihm wichtig ist. Nach dieser Definition ist jeder Mensch spirituell, und jeder Mensch hat spirituelle Ressourcen. Das kann die Verbundenheit mit der Natur, die gefühlte Heimat im Freundeskreis oder das Bewusstsein für das Selbst sein.

Jeder Mensch hat spirituelle Bedürfnisse. Das sind wichtige Bedürfnisse, die die Medizin nicht stillen kann. Sie im medizinischen Betrieb zu ignorieren wäre allerdings fatal. Jeder kennt Fälle, die zeigen, dass der Lebenswille einen Menschen länger als erwartet am Leben hält und dass ein Mensch, der sich aufgibt, schnell verfällt – beides unabhängig von aller medizinischen Zuwendung.

Heilung hat immer auch eine spirituelle Seite. Spiritual Care kümmert sich um genau diesen Aspekt. Wenn Sie nicht gerade einen Seelsorger zum Gespräch dazubestellen können (was viel öfter eine gute Idee ist, als sie denken), sind Sie als Ärztin oder Arzt dafür verantwortlich, dass der Mensch, den sie als Patient vor sich haben, in seiner Gänze angesehen wird, und dazu gehört auch seine Spiritualität. Das ist keine Zeitverschwendung und keine Kür, sondern hat messbare medizinische Effekte.

Was immer dem Menschen spirituell Halt gibt, sorgt auch für Resilienz – und zwar nicht nur beim Patienten selbst, sondern auch beim medizinischen Team, das ihn versorgt. Spiritualität ist eine Kraftquelle, und Resilienz steht nicht für Harmonie und Wohlgefühl, sondern für die Widerstandskraft, Krisen zu überstehen. Resilienz (Abfederungsvermögen) beschreibt eine positive Anpassung oder Entwicklung angesichts widriger äußerer Ereignisse. Es ist kein Zustand des Gleichmuts, sondern ein dynamischer Prozess.

Es braucht keine Einführung in die Placebo- und Noceboforschung, um sich klarzumachen, dass die Erdung, die Verbindung eines Menschen zu seiner Kraftquelle einen Menschen so stärken kann, dass er schneller gesund wird oder sich besser mit seinem Schicksal arrangiert.

Spiritualität hilft

Arndt Büssing, der sich als Arzt und „Spiritualitätsforscher" mit Fragen der Lebensqualität und des Copings beschäftigt, befragte 798 Patienten mit chronischen Krankheiten zu ihrer Spiritualität oder Religiosität („SpR") und dem Nutzen, den sie daraus ziehen [32]. Davon waren 56 % Schmerzpatienten, 22 % hatten Krebs und 9 % Multiple Sklerose (der Rest andere Erkrankungen).

61 % sagen, SpR hilft zu einem bewussten Umgang mit dem Leben

58 % finden dadurch eine tiefere Beziehung zu Umwelt und Mitmenschen

63 % finden damit Zufriedenheit und inneren Frieden

54 % finden damit innere Kraft

52 % können damit besser mit der Krankheit umgehen

42 % hilft SpR, die geistige und/oder körperliche Gesundheit wiederzuerlangen.

Und warum steht oben Nocebo? Verletzte Spiritualität kann krank machen. Ob jemand gestärkt aus einer Krise geht oder daran zerbricht, ob er neue Kräfte mobilisieren kann oder depressiv und ausgebrannt zusammenbricht, hängt nicht von der medizinischen, sondern von der spirituellen Versorgung ab.

Wenn die Ressource, aus der jemand Kraft schöpft und die ihm Rückhalt gibt, seine Religion ist, so ist die entsprechende Verletzung das Gefühl der Gottverlassenheit. Wenn jemand in der Natur auftankt, so kränkt ihn das Gefühl, ein Fremdkörper in der Natur zu sein oder naturfern zu leben. Ist die Kraftquelle ein Kreis aus Menschen, Freunde oder Familie, so wird das Ausgestoßensein oder Einsamkeit zur bedrohlichen Kränkung. Menschen, die Erfüllung in der Verbundenheit mit sich selbst finden, leiden extrem unter einem Verlust von Selbstvertrauen.

So weit die Theorie, aber was heißt das für die medizinische Praxis? Die Psychologie arbeitet an und mit den Defiziten eines Menschen, Spiritualität dagegen beschäftigt sich mit den Stärken. Spiritualität kann im Leid enorme Kräfte freisetzen. Sie sorgt für geistige Gesundheit, hilft beim „Coping" (dem Umgang mit und dem Aushalten von Leid) und vermittelt Resilienz. Es lohnt sich also, herauszufinden, was einen Menschen hält, was ihn auftankt, stärkt und ihn seelisch schützt.

Im Krankenhaus ist der Anfang denkbar einfach: Schauen Sie aufmerksam hin, was ein Mensch auf seinem Nachtschrank platziert. Diese 50 mal 50 Zentimeter relativer Privatheit zeigen oft, was einem Menschen wichtig ist. Liegt dort ein Buch, steht dort ein Bild der Enkelkinder oder des Hundes, eine Engelsfigur oder eine Blume aus dem eigenen Garten? Sprechen Sie den Patienten darauf an: Was lesen Sie da für ein Buch? Einen schönen Engel haben Sie da!

Wenn Sie keinen Anhaltspunkt haben, fragen Sie: „Was hat Ihnen in anderen Krisen geholfen?" „Was gibt Ihnen Kraft?" Die Antworten sind so verschieden und vielfältig wie Ihre Patienten: alte Musik, der Hund, der nächste Urlaub, Spaziergänge, Gottesdienst, in der Familie aufgehoben sein, im Garten arbeiten, Singen, Beten oder Bergsteigen.

Eine andere hilfreiche Frage lautet: „Was macht Ihnen Sorgen, wenn Sie länger hierbleiben müssen/wir operieren müssen/Sie gehen müssen?"

Erwarten Sie nicht, dass Sie eine Lösung aus dem Hut zaubern können. Oft hilft es dem Patienten schon, über die Dinge reden zu dürfen, die ihm wichtig sind. Sie bekommen ein besseres Gefühl dafür, wen Sie vor sich haben und welche flankierende Maßnahme sinnvoll sein könnte. Gegebenenfalls können Sie so auch die Klinikseelsorge gezielt informieren. Mit Fingerspitzengefühl und Kreativität können Sie die Kraftquelle des Patienten nutzen.

► Was gibt Ihnen die Kraft?

Was mir auch guttut ist, wenn ich merke, ein Arzt sieht in mir jetzt nicht nur den Schmerz, sondern auch den Menschen, der aus mehr besteht als nur aus dem Schmerz.

Ich denke da an eine Ärztin. Als ich zum ersten Mal bei ihr war, sagte sie nach der Anamnese: „Sie haben ja eine Menge durchgemacht. Was gibt Ihnen die Kraft, das auszuhalten?" Und die Frage hat mir insofern gutgetan, weil da auf einmal die Aufmerksamkeit weg war von den ganzen Defiziten und was ich alles nicht kann.

Die ganze Aufmerksamkeit war auf einmal bei irgendwelchen Kraftquellen, und um die Antwort geben zu können, musste ich selber darüber nachdenken. Es ist eine gute Frage, die nachwirkt. Diese Frage hat jedenfalls nachgewirkt, lange über das Gespräch hinaus.

Es gibt einen anderen Arzt, der mir jedes Mal mindestens eine Frage stellt, die überhaupt nichts mit meiner Krankheit zu tun hat. Entweder fragt er, was ich gerade lese – er sieht ja, dass ich beim Warten lese, und dann stellt er eine Frage zu dem Buch. Oder was

anderes Persönliches, wie damals, als unser erstes Enkelkind geboren wurde. Also immer eine Frage, die mit mir als Person zu tun hat. Und das tut gut, irgendwie. Ich habe zwar den Schmerz, aber ich bestehe aus mehr als nur aus dem Schmerz. Das ist auch wichtig.
Schmerzpatientin, 60 Jahre ◄

Krankenhausseelsorger erleben atemberaubende menschliche Dramen und finden oft erstaunliche Wege, um an schwer zugängliche Menschen heranzukommen oder verzweifelten eine Kraftquelle zu eröffnen. Wenn Sie in einer Klinik arbeiten, sollten Sie sich unbedingt mit den Seelsorgern vertraut machen. Bieten Sie Ihren Patienten an, einen Kontakt herzustellen, und schildern Sie den Seelsorgern die wichtigsten Fakten. Es reicht nicht, Patienten, die gerade mit sich selbst zu tun haben, mitzuteilen, dass es die Abteilung gibt. Vielen fehlt die Kraft, der Mut oder einfach der Impuls, selbst die Initiative zu ergreifen. Tun Sie es für sie.

- „Möchten Sie einen weiteren Gesprächspartner?“
- „Brauchen Sie jemanden zum Reden?“
- „Ich würde gern jemanden vorbeischicken, der das mit Ihnen nochmal durchsprechen kann.“

Die Seelsorgerin schreibt sich die Zimmernummer auf und kommt, wenn sie kann. Sie kommt auch nachts und am Wochenende, wenn die Verzweiflung groß ist. Während psychologische Unterstützung abgerechnet werden muss, können Seelsorger ohne bürokratische Hürden mit jedermann reden – mit Patienten, Angehörigen und auch mit Ihnen.

Sie können die Seelenprofis auch zu schwierigen Gesprächen dazubitten. Das ist nicht nur bei Gesprächen gut, in denen Sie eine schwerwiegende Diagnose oder einen schlimmen Befund vermitteln müssen. Auch bei Aufklärungsgesprächen vor großen Operationen ist es gut, jemanden dabeizuhaben. Sie werden bemerken, dass sich das Gespräch verändert, wenn eine Seelsorgerin dabeisitzt. Während Angehörige in der Regel medizinische Fragen haben, haben Seelsorger den ganzen Menschen, die Seele, das Befinden im Blick. Auch wenn Sie glauben, dass Sie den ganzen Menschen ansähen, werden Sie merken, dass sich unter den Blicken eines Spiritual-Care-Spezialisten vieles ganz anders anhört.

Wenn Sie irgend können, bitten Sie nach einem gemeinsamen Gespräch um ein Feedback! Von Seelsorgern kann man viel lernen.

Und nicht nur das. Unter Ärzten gilt es immer noch als Tabu, selbst Hilfe zu brauchen. Die wenigsten machen einen ordentlichen Termin, sondern verstricken die Seelsorger in Türrahmengespräche. Machen Sie es lieber ordentlich. Das ist kein Eingeständnis, dass Sie überfordert wären, sondern zeigt, dass Sie alle Möglichkeiten ausloten, Patienten optimal zu versorgen. Und außerdem können Sie auch eigene Sorgen ansprechen und damit etwas für Ihre Psychohygiene tun. Seelsorger wissen, was zu tun ist, wenn die professionelle Distanz bröckelt, oder wie man erlebte Schrecken in der Traumatherapie auflöst. Sie bieten oder vermitteln Supervision, sie kommen in schwierige Teambesprechungen und Debriefing-Runden.

Wie vielfältig Wirken und Tätigkeiten der Seelsorge sind, zeigt etwa diese Geschichte aus einer norddeutschen Universitätsklinik: Ein 40-jähriger Mann liegt mit einem nicht mehr behandelbaren Weichteilsarkom in der Klinik. Er ist wortkarg und teilnahmslos und wirkt sozial vernachlässigt. Der Sozialpsychiatrische Dienst hat ihn aus der Wohnung geholt und in die Klinik fahren lassen. Seine Mutter und seine Schwester reisen an, verlassen den Raum aber bald wieder, weil er ja sowieso nicht rede. Die Mutter erzählt, dass der Patient in der Schule ein Überflieger war, aber nicht zurechtkam und die Schule abbrach. Er arbeitete als Fahrradkurier, bis er wegen des Weichteilsarkoms ein Bein verlor. Seitdem saß er zu Hause in einem schlecht angepassten Rollstuhl und vernachlässigte sich.

Alle Beteiligten scheinen trostlos und hoffnungslos, alles scheint auf ein sprachloses Warten auf den Tod hinauszulaufen – auch für die Ärzte und Pflegenden ist es eine beklemmende Situation. Die Klinikseelsorgerin schließlich fragt den teilnahmslosen Patienten: „Was ist für Sie jetzt die schlimmste Vorstellung?" Antwort: „Dass meine Plattensammlung auf dem Flohmarkt verramscht wird." Es stellt sich heraus, dass dem Patienten, dem alles egal zu sein scheint, Musik wichtig ist – seine Musik, die er früher mit seinen Freunden in Clubs hörte. Jetzt sagt die Mutter: „Ja, das Einzige, was er in seinem ganzen Leben geordnet hat, waren seine CDs."

Diese Erkenntnis kommt an einem Freitag. Die Klinikseelsorgerin nutzt die Steilvorlage. Die Schwester des Patienten fährt in die Wohnung des Patienten und packt hunderte CDs in Kartons. Dann schnappt sie sich das Handy des Sterbenden und verschickt Kurznachrichten an seine lange verschollenen Freunde, Sie dürften sich bei ihm Musik-CDs aussuchen. Das ganze Wochenende läuft im Zimmer des Kranken Musik, ständig kommen und gehen Menschen. Sie sitzen da, hören zu, verabschieden sich von ihrem Freund und ziehen mit Musik im Gepäck davon. Auch Mutter und Schwester sitzen jetzt stundenlang im Zimmer, einfach so. Das Zimmer ist vollkommen verwandelt. Jemand hat eine Diskokugel aufgehängt, und es herrscht eine friedliche, zauberhafte Stimmung im Raum. Als der Mann am Montag stirbt, ist seine Plattensammlung in guten Händen und dient als Erinnerung an jemanden, der sich fast selbst vergessen hatte.

Ein anderer Fall: Ein Paar möchte heiraten, doch der Vater der Braut liegt in der Klinik im Sterben. Der Hochzeitstermin wurde zwar extra um zwei Wochen vorverlegt, doch auch diesen Termin wird der Vater vermutlich nicht erleben. Die Ärzte deuten an, dass er vermutlich die Nacht nicht übersteht. Die Familie sitzt kummervoll, ratlos, unsicher und traurig dabei. Die Seelsorgerin schlägt ein Ritual vor. Das junge Paar zündet eine Kerze am Bett des Vaters an, die soll als sichtbares Andenken mit aufs Standesamt. Die Seelsorgerin nimmt die Hände des alten Herren und legt sie auf die Köpfe der jungen Leute. Obwohl keiner einen christlichen Hintergrund hat, kniet sich das Paar spontan unter der Segensgebärde hin, und dem Sterbenden rinnen die Tränen aus den geschlossenen Augen. In der Nacht stirbt der Vater. Der Segensmoment aber bleibt eine wertvolle Erinnerung, die das Paar durch die Hochzeit trug. Die besondere Kerze bleibt ein sichtbares Zeichen dafür.

Dass Spiritual Care ein wichtiger Aspekt guter Versorgung im Krankenhaus ist, zeigt sich nicht nur, wenn jemand stirbt. Wann immer Ängste zu bewältigen sind, wenn der Verlust von Fähigkeiten, Körperfunktionen oder Autonomie droht oder zu verarbeiten ist, wenn Einsamkeit bedrückend ist oder Sorgen quälen, dann ist Seelsorge eine medizinische Pflicht. Es ist schön, wenn Sie an gute Seelsorger delegieren können, aber auch Sie selbst können mit klugen Fragen und kleinen Gesten etwas für die Seele Ihrer Patienten tun. Tun Sie es!

► Es hat auch geholfen

Ich weiß noch, im Krankenhaus war eine kleine Kapelle, da ging ich immer hin, um ein bisschen zu beten. Der Glaube ist ja eine ganz wichtige Sache bei Krebserkrankungen. Also, ich bin kein gläubiger Christ. Ich glaube nicht an eine Auferstehung. Aber ich glaube an den Sinn des Lebens. Wenn das Ganze überhaupt einen Sinn hat, dann hat auch mein Leben einen Sinn, weil ich wie eine Billardkugel verschiedene andere Billardkugeln berührt habe, die nun ihrerseits andere Billardkugeln berühren. Und ich hoffe, dass ich positive Dinge weitergegeben habe.

Ich finde es wohltuend, zu beten, auch wenn ich nicht genau weiß, zu wem. Auf jeden Fall gehe ich gerne in die Kapelle und bete da vor mich hin. Eigentlich unterhalte ich mich mehr mit mir selbst. Damals habe ich allerdings noch sehr einfach gebetet: „Ich habe Angst" oder: „Befreie mich von meinen Ängsten". Das hat mich sehr bewegt, und es hat auch geholfen.

65-Jähriger mit Prostatakrebs ◄

10.2 Auch Ärzte sind spirituell

Auch für Ärztinnen und Ärzte ist Spiritualität ein Resilienzfaktor. Auch Sie müssen irgendwo und irgendwie auftanken und tun es auch. Natürlich lernen Sie, professionelle Distanz zu halten, aber das kann nicht immer gelingen.

Ein schönes Ritual an einer Klinik ist eine Gedenkstunde für diejenigen, die auf der Station gestorben sind. Es findet alle drei Monate statt und ist ausdrücklich für das medizinische Team gedacht: die Ärztinnen und Ärzte, die die Verstorbenen behandelt, die Schwestern und Pfleger, die sie versorgt, und die Therapeuten, die mit ihnen gearbeitet haben. Die Angehörigen dürfen auch dabei sein, haben aber keine tragende Rolle. Für sie ist es tröstlich zu sehen, dass das Schicksal ihrer Lieben auch die Mediziner berührt.

Eine Ärztin oder ein Arzt begrüßt alle Anwesenden, eine Schwester verliest einen kurzen, ernsten Text, danach wird für jeden Toten eine Kerze angezündet. Schließlich gibt es Kaffee und Kekse und die Gelegenheit, noch einmal über die Menschen zu sprechen, die hinter den Fällen stecken.

Dieses schlichte Ritual, das viermal im Jahr ohne jede medizinische Indikation stattfindet, ist ein wichtiger Moment für die gesamte Station, der allen Beteiligten Kraft gibt und hilft, das Erlebte zu verarbeiten, zu trauern und damit abzuschließen.

Ob Teambesprechungen, Supervisionen oder Debriefing-Runden – jede strukturierte Form, Emotionen zu teilen, unterstützt die Resilienz der Ärztinnen und Ärzte. Allein die Tatsache, dass man seine Gefühle in Worte fassen und erfahren darf, dass man nicht allein ist mit Trauer, Enttäuschung, Versagensangst, Wut oder Leere, hilft. Jede gemeinschaftsstiftende Runde stützt den Einzelnen.

10.3 Jeder hat eine Kraftquelle

Der amerikanische klinische Psychiater Arthur Kleinman sattelte noch ein Studium zum Anthropologen drauf, weil ihn der Umgang mit Krankheit und Kranken, Leiden und Heilen und die Geschichten so faszinierten, die jeder Patient, jede Kultur und jede Gesellschaft ins Krankenhaus tragen. Er beschreibt in einem Buch ein Ereignis, das ihn früh prägte: Kleinman war im dritten Jahr seines Medizinstudiums und hatte die Aufgabe, die unverletzte Hand eines siebenjährigen Mädchens zu halten. Große Teile ihres Körpers waren verbrannt, und sie musste täglich in eine Badewanne steigen, in der die Schwestern mit Pinzetten das verbrannte Fleisch von ihren offenen Wunden zupften. Diese Prozedur war extrem schmerzhaft, und das Mädchen schrie, weinte und winselte und wehrte sich mit aller Kraft gegen die vielen Hände, sie wand sich, zuckte und strampelte.

Unbeholfen und unsicher hockte der junge Kleinman am Wannenrand, hielt die kleine Hand so fest, dass sie ihm nicht entglitt, und versuchte beruhigend auf das verzweifelte Kind einzureden, während sich das Wasser langsam rot färbte. Er versuchte, die kleine Patientin zur Einsicht zu bringen – wenn Du Dich nicht wehrst, geht es schneller, es muss sein, dann heilt es besser. Er versuchte sie abzulenken und über ihr früheres Leben, ihr Zuhause und ihre Familie zu reden. Nichts funktionierte, und der tägliche Termin mit Baden und anschließendem Verbinden wurde auch für den angehenden Mediziner zur Tortur. Seine Hilflosigkeit angesichts des Leids wurde ihm unerträglich.

Doch dann, erzählt Kleinman, drang er zu dem Mädchen durch. Als dem Studenten nichts mehr einfiel und er, ärgerlich und verzweifelt über seine Ratlosigkeit und Unfähigkeit nichts mehr zu sagen wusste, fragte er das Kind: „Wie hältst Du das nur aus? Jeden Tag diese grässliche Behandlung, wie machst Du das bloß?"

Das Mädchen musste erst nachdenken, fasste seine Hand fester und begann zu erzählen. Das Kind hörte auf, sich zu wehren, schrie nicht mehr, sondern berichtete mit seinen einfachen Kinderworten, was mit ihm passierte. Von diesem Tag an vollzog sich das schmerzhafte Ritual in der Wanne kampflos. Das Mädchen verstand sehr wohl, was passierte und warum, sie erzählte es dem jungen Mann, der so interessiert zuhörte und nachfragte, und ihr Zustand besserte sich endlich. Diese Begegnung hatte einen großen Effekt auf Kleinman. Das Mädchen habe ihm „eine entscheidende Lektion erteilt: Dass es möglich ist, mit Patienten über ihre Erfahrung mit der Krankheit zu reden, selbst mit den verzweifeltsten. Und dass das Zuhören und damit Sortieren-Helfen dieser Erfahrung einen therapeutischen Wert hat."

Dieser therapeutische Wert hat viele Gesichter. Kraftquellen können helfen, den Verlust von Körperfunktionen und Fähigkeiten anzunehmen, Pläne loszulassen, Leid anzunehmen und Therapien anzupacken. In Reha-Kliniken wird sehr deutlich, wie wichtig die Bereitschaft des Patienten ist, heil zu werden.

Es ist eine gute Nachricht, dass das Sortieren-Helfen therapeutische Kraft hat. Denn die zu nutzen ist eigentlich einfach. Sortieren muss ja der Patient, und dazu animieren Sie ihn, indem Sie fragen. Scheuen Sie sich nicht, jedem Patienten eine Frage zu Wünschen, Hoffnungen oder persönlichem Erleben zu stellen. Es braucht kein langes Gespräch (für das Sie keine Zeit haben). Er reicht ein Denkanstoß, der nachwirkt, wenn Sie den Raum längst verlassen haben.

Das Besondere an den zahllosen Geschichten, die man unter die Überschrift „Spiritual Care" stellen könnte, ist, dass sie so zutiefst menschlich sind und jeden berühren. Wenn eine Verbindung zur Kraftquelle eines Patienten geschaffen ist, dann geht es nicht nur dem Kranken besser. Der Effekt strahlt auf alle aus, die mit ihm zu tun haben. Das gilt für Angehörige wie für Pflegende und auch für Ärzte. Es gibt kitschig-schöne, herzzerreißende und zutiefst tröstliche Momente selbst bei den traurigsten Fällen, wenn die Seelen Frieden finden, weil sie nicht mehr hadern, kämpfen, beschuldigen oder klagen müssen.

Der Weg dahin ist manchmal einfacher als gedacht, und den Schlüssel zum Törchen besitzt in der Regel die Patientin oder der Patient. Man muss ihn nur finden.

► Vielen vielen Dank dafür

» „Ich möchte mich bedanken bei allen Mitarbeitern der Station N4 für Betreuung, Pflege und Behandlung meines Mannes und die Fürsorge und Hilfe für mich. Mein Mann und ich haben auf der Station sehr viel menschliche Nähe, Freundlichkeit und professionelle Pflege und Behandlung erfahren. Allen voran möchte ich mich bedanken für die Betreuung und Unterstützung und die medizinische Hilfe für meinen Mann. Es waren aber auch die Therapeuten, die uns umsorgt haben und alles versucht haben, meinem Mann die Situation erträglich zu machen. Alle Krankenschwestern und -pfleger und auch die Servicekräfte auf der Station waren in der gesamten Zeit um meinen Mann bemüht und haben mir geholfen in den letzten, für mich sehr schweren Tagen. Vielen vielen Dank dafür!"

Angehörige auf der Gästebuch-Seite einer Klinik ◄

10.4 Danke!

Der einfachste Weg, das spirituelle Klima in Ihrer Praxis oder auf Ihrer Station zu verbessern, ist eine Kultur des Danke-Sagens. Ein Dank zeigt immer Anerkennung, ja überhaupt eine Wahrnehmung. Man kann sich bei Patienten bedanken, dass Sie gut mitmachen, dass sie gewartet haben, dass sie bereit sind, etwas Persönliches von sich preiszugeben. Danke sagen heißt, etwas nicht für selbstverständlich zu nehmen. Das Englische kennt die schöne Formulierung „I appreciate it", die eine schöne Haltung ausdrückt.

Und weil es so wichtig ist, dass jemand anerkennt, würdigt und schätzt, was Sie tun, sollten Sie Dank zur Motivation nutzen. In Patientenforen wird immer wieder ernsthaft und lange diskutiert, wann und wie viel Trinkgeld man als Dankeschön nach einem Klinikaufenthalt da zu lassen habe. Die meisten Stationen haben ein verstecktes Sparschwein, das für die Kaffeekasse sammelt und in der Regel vom Pflegepersonal geschlachtet wird. Es zeigt, wie gern auch Patienten sich bedanken. Nutzen Sie diesen Impuls und bitte Sie um ein Feedback, das Sie – nur fürs medizinische Personal sichtbar – aufhängen können.

Eckart von Hirschhausen hat eine ähnliche Idee: Warum gibt es die Fotowand nur auf Neonatalstationen? Er kennt die Dankesfotos von der Frühchenstation: „Oft kämpft das ganze Team dort Tage und Nächte um das Leben der Winzlinge. Und für Momente, in denen man am wenigsten Sinn in der ganzen Arbeit sieht, gab es etwas, das einen unmittelbar wieder aufrichten konnte: eine Fotowand. An der Wand neben dem Schwesternzimmer befand sich eine bunte Collage aus Kinderfotos. Eltern hatten sich bedankt, indem sie Fotos schickten, die zeigten, was aus den 500 Gramm inzwischen geworden war: Sophie kann jetzt laufen, Kevin kann Dreirad fahren, und Melina kommt nächstes Jahr schon in die Schule. Ein Blick, und man wusste wieder, wofür man da war und sein Bestes gab. Ich frage mich ernsthaft, warum es solche Fotowände nicht auf jeder Station gibt. Ja, doch, es gibt Datenschutz. Aber ich wette, es gäbe genug Patienten, denen das egal wäre. Und die Fotowand muss ja nicht im Flur hängen. Sie könnte auch an der Innenseite des Medikamentenschrankes angebracht sein, als Stärkungs- und Beruhigungsmittel, bevor man durchdreht oder nicht mehr kann.

Was spricht dagegen, jedem Patienten bei der Verabschiedung eine Postkarte in die Hand zu drücken, mit der Adresse der Station drauf und dem Verweis: ‚Porto zahlt Empfänger'? Nach sechs Wochen soll der Patient die Karte mit Grüßen aus dem echten Leben und einem kurzen Text schicken, was ihm im Krankenhaus geholfen hat und wie es ihm jetzt geht." [33]

Entschuldigung

Inhaltsverzeichnis

J. von Campenhausen, *Ärztliche Kommunikation für Medizinstudierende*, https://doi.org/10.1007/978-3-662-61749-6_11

11.1 Eine Entschuldigung hilft immer

Ein Flugzeug steht auf der Rollbahn, darf aber nicht abheben. „Wir warten auf die Startfreigabe", sagt der Kapitän. Eine halbe Stunde später steht die Maschine immer noch da, die Passagiere sind allesamt genervt. Da sagt der Kapitän: „Ich wäre jetzt auch lieber unterwegs." Das ist ein Fehler. Erst mit einer Stunde Verspätung hebt das Flugzeug in München ab, um nach Hamburg zu fliegen. Die Stimmung im Flugzeug ist gereizt. Schuld daran ist der Mann am Mikrofon. Er hat zwar nicht die verspätete Startfreigabe zu verantworten, aber er hat es versäumt, sich angemessen dazu zu äußern. So ärgerlich die Verzögerung auch für ihn selbst sein mag, er muss kommunizieren, dass es ihm für die Passagiere leidtut. Das Einzige, was in einer solchen Situation hilft, ist eine ehrlich gemeinte Entschuldigung. Die Verspätung ist nicht zu ändern, wohl aber die Art, wie sie kommuniziert wird und welche Folgen Sie dadurch in Sachen Kundenzufriedenheit und Beschwerden hat.

11

Entschuldigungen wirken Wunder. Das gilt für jede Branche, spielt aber kaum irgendwo so eine gewaltige Rolle wie im Gesundheitssystem. Hier werden die Regeln menschlichen Umgangs und guter Kommunikation besonders konsequent ignoriert, und der Schaden ist gewaltig. Sie fühlen sich nicht angesprochen, denn Sie machen Ihre Arbeit, bereuen nichts und haben auch keinen Grund, sich für Ihr Tun zu entschuldigen? Denken Sie neu.

Wer sich verteidigt, klagt sich an – und für Entschuldigungen galt lange das Gleiche: Ärztinnen und Ärzte, die sich entschuldigen, müssen wohl Grund dazu haben. Lange Jahre hüteten sich Ärzte deshalb davor, etwas zu sagen, das als Entschuldigung gedeutet werden könnte. Grund war die Sorge, dass ihnen das als Eingeständnis für eine fehlerhafte Behandlung ausgelegt werden könnte und am Ende sogar justiziabel wäre. Tatsächlich stand in ärztlichen Haftpflichtversicherungen, dass bei einem „Schuldanerkenntnis" des Arztes der Anspruch auf Versicherungsleistung erlischt.

Was genau ein Schuldanerkenntnis war, wusste allerdings niemand genau, deshalb verzichteten Ärzte sicherheitshalber auf jede konziliante, höfliche, bedauernde oder auch nur andeutungsweise entschuldigende Formulierung – und machten damit menschlich und medizinisch einen schweren Fehler. Seit dem 1. Januar 2008 sind Vertragsklauseln hinfällig, die die Versicherung bei Schuldanerkenntnis von der Leistungspflicht befreien [34].

Vor allem aber zeigt eine wachsende Zahl von Studien, was für ein wirksames Instrument eine Entschuldigung im Medizinbetrieb ist. Entschuldigungen werden als Zeichen von Souveränität gewertet, sie wirken vertrauensbildend, sympathisch und empathisch. Außerdem hat eine ehrliche Entschuldigung einen messbaren medizinischen Effekt. 2010 ließen Mediziner 184 Testpersonen Matheaufgaben lösen, während sie verbal belästigt wurden. Das führte zu Stress, Herzfrequenz und Blutdruck stiegen an. Folgte auf die Belästigung eine ehrliche Entschuldigung, so gingen Blutdruck, Puls sowie die Kortisonkonzentration im Speichel schnell zurück. Eine halbherzige „Pseudo-Entschuldigung" hatte dagegen keinen normalisierenden Effekt [35].

Selbst überflüssige Entschuldigungen haben positive Effekte. Forscher der Harvard Business School schickten eine Testperson los, um sich ein Handy für einen Anruf zu borgen. Der Mann fragte 65 Passanten. Bei der Hälfte schickte er ein „Tut mir leid, dass es regnet" voraus. Das ist überflüssig und sinnlos, aber folgenreich. 47 % derer, die als Erstes die Worte „Tut mir leid" hörten, liehen ihm das Telefon. Unter den Passanten, die direkt gefragt wurden, waren es nur 9 % [36]. Ob angebracht oder nicht, ein Wort des Bedauerns öffnet Türen.

Sogar juristisch wirkt eine Entschuldigung segensreich. In den USA sorgen in vielen Bundesstaaten „Apology Laws“ dafür, dass ein Arzt sich entschuldigen darf, ohne dass dies als Schuldanerkenntnis gewertet wird. Seit Einführung dieser Gesetze in 36 Staaten einigte man sich in Arzthaftungsprozessen 20 % schneller, und die Entschädigungszahlungen sanken um 17 %. Dabei wurde noch nicht einmal untersucht, wie viele Ärztinnen und Ärzte von der neuen Freiheit Gebrauch machen und ihren Patienten gegenüber Bedauern ausdrücken.

11.2 Entschuldigung ohne Schuld

In der Entschuldigung steckt das Wort Schuld. Das ist für unseren Gebrauch irreführend. Hier geht es weniger um Schuld und Sühne oder Schuld und Vergebung, sondern darum, dass man erkannt hat, dass etwas nicht gut gelaufen ist und dass man das bedauert. Der Pilot im Beispiel oben hängt ja genauso fest wie seine Passagiere. Trotzdem hätte er sagen sollen: „Leider müssen wir hier noch warten. Das tut mir sehr leid. Wenn wir starten dürfen, fliegen wir sie so schnell wir können, versprochen. Bis dahin dürfen Sie Ihre Handys gerne wieder einschalten.“ Niemand käme dadurch auf die Idee, dass der Pilot Schuld an der Verspätung trägt.

In Klinik und Praxis passiert so viel – es kann gar nicht immer alles perfekt laufen. Wenn Termine nicht eingehalten werden, wenn Unterlagen nicht rechtzeitig zur Stelle waren, wenn der Ablauf im Krankenhaus nicht reibungslos verläuft, wenn kein Zimmer in der gewünschten Klasse da ist, ist es vollkommen egal, warum das so ist. Wichtig ist, dass Sie Ihre Patienten da abholen, wo sie emotional sind. Die vorherrschenden Gefühle im Krankenhaus sind oft Ärger, Genervtheit und Langeweile – allesamt keine gute Voraussetzung für ein gutes Gespräch. Sie können Ihre Patientin aber schnell freundlich stimmen, wenn Sie sie mit einer Bemerkung des Bedauerns überraschen.

Das hilft deshalb, weil es zeigt, dass Sie wahr- und ernstgenommen haben, dass etwas nicht optimal gelaufen ist. Es zeugt von Ihrem Anspruch. Sie finden offenbar, dass es besser gehen kann und sollte. Sie sind nicht zufrieden, wenn der Patient es nicht ist.

Wenn Sie nichts sagen, erweckt das beim Patienten den Anschein, als hielten Sie die Wartezeit, die Umstände oder die Schmerzen für tolerabel und in Ordnung. Als fänden Sie es richtig oder egal, was die Klinik, die Umstände, die Krankheit mit dem Patienten machen.

Wirksam ist eine Entschuldigung allerdings nur, wenn Sie als ehrlich empfunden wird. Halbherzige Äußerungen machen die Situation nicht besser, sondern schlimmer. Schlechte Entschuldigungen (auch das zeigen verschiedene Studien) ärgern das Gegenüber. Nach dem Motto: Sie glaubt, sie könne das mit einem so lapidaren Satz ungeschehen machen.

▶ Das kann man doch mal sagen

Uns ist so viel Schlimmes passiert, in den Monaten auf der Intensivstation. Und bei manchen Mitpatienten war es viel schlimmer als bei uns. Aber keiner der Ärzte hat je ein Wort darüber verloren, die haben immer so getan, als wäre alles in bester Ordnung. Selbst nachdem man einem Mädchen nach der erfolgreichen Herz-OP die falsche Infusion angehängt hat und sie starb. Als mein Mann sich beschwert hat, weil die Ärzte in den Entlassungsbrief eine tödliche Dosierung von einem Medikament reingeschrieben haben, da hat der Chefarzt ihn ins Zimmer gebeten und nur gesagt: „Bitte nichts Schriftliches.“ Aber nie ein Wort des Bedauerns. Er hätte ja auch sagen können „O gut, dass Sie es merken, kann ja mal passieren“ oder so. Noch besser wäre gewesen, er hätte gesagt „O, das tut mir leid.“ Das kann man doch mal sagen, wenn einem so was passiert.

Mutter eines Kindes mit Muskeldystrophie ◀

11.3 Nichts ist zu nichtig

Warten: Wenn eine Patientin lange und geduldig auf ihren Termin gewartet hat, den Sie – aus welchen Gründen auch immer – nicht eingehalten haben, und sie höflich darauf hinweist, sollten Sie wissen, dass eine lapidare Antwort jetzt eine Unverschämtheit ist.

„Frau Doktor, ich hatte doch den Termin um 15:00 Uhr. Ich habe mich so beeilt und sitze ich hier seit über einer Stunde!" Ein solcher Satz erlaubt nur eine mögliche Entgegnung: „Ich habe das mit Schrecken gesehen. Es tut mir sehr leid, dass Sie so lange warten mussten." Gerne auch eine Begründung (ein Gerät ist ausgefallen, ein Notfall kam dazwischen) oder ein Versprechen, dass es so schlimm nicht wieder vorkommen soll. Patienten empfinden es zurecht als Frechheit, wenn darauf Sätze fallen wie:

- Ich habe die Termine auch nicht gemacht.
- Ich habe nur zwei Hände.
- Jaja, hier braucht man Geduld.
- Manche Patienten reden einfach zu viel.

11

Tatsächlich sind Sie für organisatorische Missstände in der Klinik (die lange Schlange beim Röntgen z. B.) ebenso wenig persönlich verantwortlich wie für Komplikationen bei der Behandlung. Aber das bedeutet ja nicht, dass Sie die gut finden müssen. Im Gegenteil: Kommunizieren Sie, dass Sie das genauso unbefriedigend finden wie die Patienten. Sie zeigen damit, dass Sie ebenso hohe Ansprüche an die Behandlung in Ihrer Praxis oder Klinik haben wie sie. Tun Sie nicht so, als wären Sie zufrieden, wenn es der Patient nicht ist, und denken Sie daran, dass Schweigen als Akzeptanz gedeutet wird, nicht als Missbilligung.

Wenn Sie als niedergelassene Ärztin arbeiten und für den reibungslosen Ablauf in Ihrer Praxis verantwortlich sind, dann nehmen Sie dringend folgenden Satz in ihren aktiven Wortschatz auf: „Es tut mir leid, dass Sie warten mussten." Sie werden sehen, dass Sie über so banale Dinge nicht mehr reden müssen, weil das Thema damit abgehakt ist. Sie haben deutlich gemacht, dass Sie das Problem erkannt haben und die Warteleistung des Patienten anerkennen. Eine solche vorauseilende Entschuldigung erspart Ihnen leidige Diskussionen und damit Zeit und Nerven.

Sie dürfen es auch gern als Lob formulieren: „Ich hatte eben einen schwierigen Fall – Sie haben ja wirklich Geduld bewiesen, vielen Dank." Der Patient, der eben noch gereizt und beleidigt seinen berechtigten Ärger bei Ihnen loswerden wollte, kann jetzt huldvoll Dank und Entschuldigung entgegennehmen – und Sie können gleich zur Sache kommen.

Komplikationen und Schmerzen: Wenn Sie kein Wunderheiler sind, kommt es vor, dass Komplikation auftreten, dass Medikamente nicht vertragen werden oder eine Behandlung nicht wirkt. Das ist kein ärztlicher Fehler, sondern ärztlicher Alltag, Schicksal, Zufall und manchmal Pech, nichts worüber ärztlicherseits viel zu reden wäre.

Ein Beispiel: Eine Patientin ist vor drei Wochen mit Hautproblemen gekommen, Sie haben eine Salbe verschrieben, und nun ist die Haut rot und spannt so unangenehm, dass die Dame schlecht einschlafen kann. Für Sie ist der Fall klar: Die Salbe wurde nicht so gut vertragen, Sie schreiben eine andere auf. Niemand kann vorhersehen, wer auf welche Salbe wie reagiert.

Aber versetzen Sie sich in die Patientin. Sie hat brav die Salbe besorgt, zugezahlt und sie genau so angewendet, wie Sie es aufgeschrieben hatten. Selbst als nach drei Tagen klar war, dass die Symptome nicht verschwinden, hat sie weitergemacht, weil sie etwas von „Erstverschlimmerung" gehört hat. Mittlerweile trägt sie nur noch lange Ärmel, weil die Haut an den Armen so fleckig ist, sie leidet physisch und psychisch. Dazu stellt sich ihr die Frage: Wie konnte meine Ärztin mir eine Salbe verschreiben, die eine so entsetzliche Wirkung entfaltet?

Ja, wie konnten Sie nur? Es reicht nicht, lapidar zu sagen: „Das kann passieren, wir versuchen eine andere Salbe." Wenn Sie wirklich wollen, dass die Dame Ihnen noch einmal vertraut und auch die zweite Salbe verwendet (und nicht zu einer anderen Praxis wechselt), müssen Sie sie da abholen, wo sie emotional ist, nämlich in einem bedauernswerten Zustand.

„Haut ist sehr sensibel, und jeder Mensch reagiert anders. Ich sehe, dass Sie die Salbe gar nicht gut vertragen haben. Das tut mir wirklich leid. Das muss sehr unangenehm sein. Wir sollten auf jeden Fall umstellen auf etwas anderes. Wenn das Spannungsgefühl nicht in zwei Tagen weg ist, rufen Sie bitte an, und cremen Sie nicht weiter. So schlimm soll es nicht wieder werden."

Auch hier ist Lob angebracht: Für die Compliance und für die Duldsamkeit. „Frau X, da haben Sie ja was mitgemacht! Es ist bewundernswert, dass Sie so konsequent durchgehalten haben, wirklich toll. Aber ich sehe deutlich, dass hier keine Besserung eintritt. Wir sollten umsteigen, meinen Sie nicht auch?"

Auch hier gilt: Wenn Sie das kommentarlos zur Kenntnis nähmen, wirkt es so, als fänden Sie das normal und in Ordnung. Sie brauchen sich nicht zu entschuldigen im Sinne einer Schuldzuweisung bezüglich der Tatsache, dass die Heilung nicht vorangeht, denn es ist keine Schuldfrage. Als Ärztin bedauern Sie aber, wenn eine Therapie nicht wie erhofft anschlägt, und genau das sollten Sie auch formulieren.

Gewöhnen Sie sich an Formulierungen wie

- Es tut mir sehr leid, dass …
- Wie ärgerlich! Ich hatte so gehofft, dass …
- So sollte es nicht sein. Da haben Sie ja was ausgehalten.

11.4 „Entschuldigung" ist ein magisches Wort

Der amerikanische Wirtschaftspsychologe und Verhaltensökonom Dan Ariely untersuchte mit verschiedenen klugen Versuchen das Phänomen der Rache [37]. Wenn Menschen das Gefühl haben, ungerecht und schlecht behandelt worden zu sein, nehmen sie erstaunliche Mühen und ökonomische Einbußen in Kauf, um sich zu rächen. Lange Wartezeiten beim Kundendienst etwa werden mit viel zeitaufwändigeren schlechten Bewertungen gerächt. Und Patienten, die unzufrieden aus Ihrer Praxis kommen, hinterlassen gern vernichtende Kommentare auf den gängigen Bewertungsportalen. Menschen stecken erstaunliche Energie in Denkzettel, die sie Institutionen oder Personen verpassen, denen sie das Gefühl verdanken, nicht ernstgenommen und nicht angemessen höflich und wertschätzend verarztet worden zu sein.

Ein weiterer Versuch Arielys zeigte, dass der Drang, sich für schlechte Behandlung zu rächen, zuverlässig und augenblicklich verschwand, wenn der Verursacher sich entschuldigte. Ein einziger Satz reichte aus, um das Geschehene zu relativieren. „Entschuldigung, das hätte ich nicht tun sollen" war der Satz, der das Ergebnis des Experiments komplett veränderte.

Interessant ist bei Arielys Arbeiten, dass einzig und allein das Eingeständnis eines Fehlers und die Bitte um Entschuldigung ausreichten, um eine ärgerliche Erfahrung zu neutralisieren. Keine Erklärung, keine Rechtfertigung, keine Kompensation – eine einfache kurze Entschuldigung bringt alles wieder ins Lot.

Daraus lässt sich viel lernen für den Medizinbetrieb. Sowohl in modernen und gut geführten Praxen als auch in großen Kliniken gibt es kleine und große Ärgernisse. Die Spanne reicht von Wartezeiten, Missverständnissen, besetzten Telefonleitungen, fehlerhaften oder unvollständigen Unterlagen, Abrechnungsmängeln, Verwechslungen bis hin zu Spritzenabszessen, Fehldiagnosen und folgenreichen Behandlungsfehlern. Patienten haben für all das bemerkenswert viel Verständnis und dulden bereitwillig, was sich manchmal nicht vermeiden lässt. Eines aber nehmen sie erfahrungsgemäß nachhaltig übel: Wenn man ihnen das Gefühl gibt, dass das so in Ordnung sei. Das Gefühl der Missachtung und der schlechten Behandlung entsteht weder durch tatsächliche Fehler noch durch schnodderige oder unpassende Bemerkungen, sondern durch fehlende freundliche. Kurz: Wenn Sie vergessen, sich für welchen Unbill auch immer zu entschuldigen, ist das ungut. Eine Entschuldigung ist Ihre Chance, die Erinnerung an den verstörenden, ärgerlichen Arztbesuch im Kopf des Patienten rückwirkend in ein angenehmes, positives Erlebnis umzuwidmen. Nutzen Sie sie!

Falls Sie jetzt meinen, dass Sie das nicht nötig hätten, weil Ihnen bisher – zum Glück – noch keine schlimmen Fehler unterlaufen seien, dann haben Sie nicht verstanden, für wen Bedauern und Entschuldigung wichtig sind. Es geht nicht um Sie, sondern um den Patienten. Wenn er unzufrieden ist, dann können Sie nicht zufrieden sein. Ob Sie die Situation genauso bewerten, bleibt dahingestellt. Sie müssen sich nicht der Meinung Ihres Patienten anschließen, aber sie sollen sie wahrnehmen und ernst nehmen und ansprechen. „Es tut mir leid, dass Sie es für Sie so mühsam war, einen Parkplatz zu finden. Es ist wirklich ärgerlich, wenn man so lange um den Block fahren muss. Sprechen Sie doch mit Ihrer Krankenversicherung, ob Sie Ihnen ein Taxi erstattet.“ Manchmal muss man die banalsten Dinge ansprechen, damit der Patient aufhören kann, sich darüber zu ärgern und sich auf das Gespräch konzentrieren kann. Die effektivste Art, Ärger zu dämpfen, ist ein „Es tut mir leid“, das als ehrlich empfunden wird. (Also nicht: „Es tut mir wirklich leid, dass Sie mit ihrem Porsche Cayenne nicht in ein normales Parkhaus passen. Bedauerlicherweise kann ich die Praxis nicht Ihretwegen verlegen.“)

Der Psychologie-Professor Scott Atran von der University of Michigan schreibt, dass es fruchtlos sei, einen Konflikt lösen zu wollen, der auch daraus resultiert, dass die eine Konfliktpartei die Werte des anderen nicht anerkennt (oder einer das vermutet). Atran berät den US-Senat und den Nationalen Sicherheitsrat der USA. Es sei sinnlos, nach Übereinstimmungen zu suchen, kalkulierte Zugeständnisse zu machen und auf einen Kompromiss zu hoffen, wenn nicht vorher eine Entschuldigung gefallen sei. Eine Entschuldigung sei eine symbolische Geste, die die Wertschätzung des anderen Glaubenssystems zeigt, sie ist ein Zeichen des Respekts. Erst wenn der Konterpart eine aufrichtige Entschuldigung gehört hat und Respekt für das eigene Glaubenssystem fühlt, könne er auf rationale Verhandlungen eingehen.

Diese Einschätzung lässt sich wunderbar auf Ärzte und Patienten übertragen. Sie können nicht weiter rational über die nächsten Behandlungsschritte reden, wenn Ihr Patient sich missverstanden fühlt. Erst eine ehrliche Entschuldigung schafft eine Gesprächsebene, auf der Sie zu einem Konsens kommen können.

▶ Da waren wir echt sauer

Ich habe extra angerufen und gesagt, dass die Kanüle zu klein ist und die nächstgrößere nicht ins Tracheostoma geht. Dann sollten wir uns in der Klinik vorstellen. Dr. B. zieht also die Kanüle und legt sie auf die Behandlungsliege, stellt fest, dass die nächstgrößere nicht reingeht, während das Kind langsam blau wird. Also hat er einfach die alte Kanüle wieder reingesteckt, unsteril von der ekligen Behandlungsliege! Diesen Termin hätten wir uns echt sparen können. Wir sind also unverrichteter Dinge wieder nach Hause gefahren, und die nächsten drei Wochen war mein Sohn krank von diesen fiesen Keimen. Darüber hat

Dr. B. nie ein Wort verloren. Und mein Kind war drei Wochen lang richtig krank! Da waren wir echt sauer!

Mutter eines beatmeten Kindes ◄

11.5 Was Patienten erwarten

US-Mediziner haben für eine Untersuchung 78 Krebspatienten identifiziert, die mit ihrer Behandlung unzufrieden waren, weil sie glaubten, dass etwas falsch gelaufen sei. Die Behandlung von Krebs ist von Natur aus strapaziös für die Patienten. Sie ist komplex, involviert verschiedene Ärzte, toxische Therapien, unsichere Resultate und ernsthaft kranke Patienten. Damit ist die Wahrscheinlichkeit groß, dass Schwierigkeiten und unerwünschte Wirkungen auftreten und echte Fehler passieren. Krebspatienten sind physisch und psychisch verletzlich und sowohl auf Informationen als auch auf emotionale Unterstützung sowie natürlich die medizinische Versorgung durch ihre Ärzte angewiesen. Verschiedene Untersuchungen zeigen, dass mangelnde Kommunikation in der Onkologie nicht nur das Vertrauensverhältnis von Arzt und Patient beschädigt, sondern auch die Versorgung beeinträchtigt und schlechtere Behandlungsergebnisse bringt.

Für die Studie wurden die Patienten zu problematischen Vorgängen und zum Verhalten der Mediziner befragt. 22 der Befragten bemängelten ein Scheitern bei der Behandlung (verspätete Diagnose, chirurgische Probleme, Infektionen und verspätete oder inadäquate Reaktion auf Komplikationen oder Nebenwirkungen der Chemo). 37 Patienten beschrieben einen Zusammenbruch der Kommunikation, ohne dass ein Scheitern der Behandlung zugrunde lag. Dazu zählten

- mangelnde Aufklärung über andere Behandlungsoptionen,
- mangelhafte Information über die Diagnose,
- Nicht-Zuhören.

Außerdem bewerteten Sie es als Mangel, wenn jemand aus dem medizinischen Team kalt, gefühllos und unempathisch war. 19 Patienten erlebten beides, ein Scheitern von Behandlung und Kommunikation. Aus den Berichten der Patienten destillierten die Autoren der Studie [38] folgende Forderungen, die die Patienten gegen ihre Ärzte haben:

■ Sagen Sie deutlich, was schiefgelaufen ist

Patienten wollen genau wissen, was los ist, und zwar ganz besonders, wenn die Dinge nicht laufen wie geplant. Wenn sie das Gefühl bekommen, dass etwas schiefgeht, aber niemand sagt, was genau, vermuten sie, dass Schlimmes vertuscht wird. Das schadet nicht nur dem Vertrauensverhältnis, sondern verschlechtert auch das Befinden.

Es war den Patienten aber auch ausdrücklich wichtig, dass alle, die in die Behandlung involviert sind, über das Geschehene Bescheid wissen. Sie sollen alle wissen, was schiefgelaufen ist, damit es nicht wieder passiert.

Und sie schlugen folgende nützliche Formulierungen vor: „Es tut mir leid, ich habe einen Fehler gemacht"; „Ich habe einen Fehler gemacht, ich hätte Handschuhe anziehen sollen"; „Es tut mir leid, dass ich das gesagt habe. Das war falsch. Ich hätte warten sollen, bis wir mehr Informationen haben". Eine Patientin sagte, eine Entschuldigung hätte „mir ein besseres Gefühl gegeben mit dem Team und der Behandlung, denn das hätte mir gezeigt, dass sie wirklich wissen, was sie tun und dass sie ihre Patienten verstehen."

■ Entschuldigen Sie sich und zeigen Sie Bedauern

Patienten schätzen Entschuldigungen sowie Äußerungen des Bedauerns, der Sorge, des Mitgefühls und der Empathie. Die meisten Patienten lobten es ausdrücklich, wenn ihnen so etwas begegnet war. Diejenigen, die Bedauern und Empathie vermissten, äußerten Ärger und Unzufriedenheit darüber. Einige hörten zwar eine Entschuldigung, allerdings nicht von der Person, die für den Fehler verantwortlich war. Trotzdem bewerteten sie die Entschuldigung immer positiv. Ein Patient sagte: „Die Tatsache, dass jemand anderes sich für die Aktionen der Ärztin entschuldigte, zeigte mir, dass er mitfühlte und es ihm leid tat, dass mir das passiert ist." Ein anderer Patient sagt über eine Entschuldigung: „Ich denke, sie tat das Richtige ... Sie erkannte an, dass es für mich eine ziemlich schreckliche Erfahrung war."

Für manche Patienten wäre eine Entschuldigung wichtiger gewesen als die Information, was genau schiefgelaufen ist. Dazu sagt einer der Befragten: „Ich weiß nicht, ob es mir geholfen hätte, wenn sie das alles erklären. Was ich wirklich wollte, war, dass sich einer kümmert und dass er sagt, O, das tut mir so leid." Eine Patientin sagt: „Meine Hausärztin war auch traurig, das passte zu meinen Emotionen. Sie versuchte nicht, so zu tun, als wäre nichts passiert. Das machte für mich einen gewaltigen Unterschied. Sie war einfach ehrlich und authentisch."

11

▪ Übernehmen Sie Verantwortung

Für alle Patienten spielte Verantwortung eine Rolle – die Tatsache, dass sich jemand für Missstände oder Fehler verantwortlich zeigt. Allein die Tatsache, dass jemand ausdrücklich Verantwortung übernimmt, zeigte den Betroffenen, dass man überhaupt zur Kenntnis genommen hatte, dass der Patient gelitten hatte. Das wertete auch die Entschuldigung auf. „Das zeigte mir, dass ich dieser Ärztin vertrauen konnte, ich meine, sie übernahm Verantwortung, sie bereute, was passiert war. Sie wiegelte nicht ab." Ein anderer sagte: „Für mich bedeutet es sehr viel, wenn jemand anerkennt: Ich habe einen Fehler gemacht. Und es bedeutet mir sogar noch mehr, wenn er sagt, wie er das künftig vermeiden will. Aber das habe ich nie gehört. Das habe ich von der Chirurgin nie gehört, und ich weiß wirklich nicht, ob sie überhaupt denkt, dass sie einen Fehler gemacht hat."

▪ Beugen Sie vor

Alle Patienten betonten, wie wichtig es ist, dass sich nicht wiederholt, was immer ihnen widerfuhr. Sie alle wünschten sich Veränderungen im Verhalten Einzelner wie auch im System. Durch alle Interviews zieht sich der Tenor: „Hauptsache, so etwas passiert nicht wieder." Die Patienten betonen, dass Ärzte aus Fehlern lernen können und müssen. Eine Patientin sagte ausdrücklich, sie würde sich wirklich besser fühlen, wenn sie wüsste, dass ihr Arzt sagt: „Davon habe ich etwas gelernt." Ein Patient wünscht, sein Arzt hätte gesagt: „Ich werde mich bemühen, mehr darüber zu lernen."

Die Patienten hoffen schließlich auch, dass Ärzte aus früheren Fehlern gelernt hätten. Es ist beunruhigend, glauben zu müssen, dass die Ärzte die gleichen Fehler immer wieder machen. Dazu sagt ein Patient: „Er hätte wenigstens sagen sollen: Mann, das habe ich übersehen. Tut mir leid, dass das passiert ist. Das ist mir noch nie passiert."

▪ Nicht nur reden, auch handeln

Bedauern und Entschuldigung sind schön, aber am Ende nichts als heiße Luft und damit eine Enttäuschung für Adressaten, wenn den Worten keine Taten folgen. Es reicht nicht zu sagen, dass etwas dumm gelaufen ist, wenn man alles weiterlaufen lässt wie bisher. Ein Patient meint dazu, es sei eine Beleidigung für seine Intelligenz, wenn ein Arzt sich entschuldige, aber nichts ändere. Ein anderer sagt: „Es hat mit Verantwortung zu tun. Ich möchte nicht hören ‚Tut mir leid'. Tut mir leid heißt gar nichts. Ich möchte sehen, was sie tun, um das Problem zu beheben. Sagt mir nicht, dass es euch leid tut, dass das Problem aufgetreten ist ... ich will Resultate sehen." Und welche Handlungen erwarten die Patienten? Herausfinden, was schiefgelaufen ist, alle informieren, die damit zu tun hatten, Sorge tragen, dass es nicht wieder passiert, und möglicherweise den Patienten fragen, was er jetzt erwartet.

Schadensersatz

Obwohl es in den USA aufgrund der Rechtsprechung weit üblicher ist, auf Schadensersatz zu klagen, spielte finanzieller Ausgleich keine überragende Rolle. In der gesamten Studie hätten nur zwei Patienten gern die zusätzlichen Kosten erstattet bekommen, die ihnen durch ärztliche Fehler entstanden sind.

Alle Patienten, die an der Befragung teilnahmen, lebten mit dem Gefühl, bei ihrer Behandlung seien vermeidbare Fehler passiert – in der Kommunikation, in der Behandlung oder bei beidem. Und praktisch alle empfanden, dass die Mediziner damit nicht adäquat umgingen. Die Studie beschäftigte sich nicht mit der Frage, ob tatsächliche Mängel in der Behandlung dingfest zu machen waren und ob sie vermeidbar waren. Entscheidend ist das Gefühl des Patienten. Wenn niemand auf die Irritation eingeht, die mit den möglicherweise medizinischen Komplikationen einhergeht, dann leidet das Vertrauen. Schnell wird unterstellt, man vertusche Fehler, sei nicht ehrlich, und ein solches Empfinden zieht die gesamte Behandlung in Zweifel. Das beeinträchtigt auch den Behandlungserfolg.

Die Patienten sind ausgesprochen klar in ihren Forderungen und Wünschen. Sie haben ganz konkrete Vorstellungen davon, was jetzt eine angemessene Äußerung wäre, und vermissen diese sehr. Wenn Sie nicht sicher sind, was ein Patient von Ihnen erwartet, schadet es nicht, ihn zu fragen. Finden Sie heraus, ob und worüber Ihr Patient grollt. Möglicherweise haben Sie nicht deutlich genug gemacht, dass Sie den Dingen auf den Grund gegangen sind, dass Sie mit dem medizinischen Team darüber gesprochen haben, dass es Ihnen leid tut, dass Ihr Patient (unnötig) leidet, und dass Sie darauf achten werden, dass was immer an vermeidbarem Unbill passiert ist, nicht wieder passiert.

Der informierte Patient

Inhaltsverzeichnis

J. von Campenhausen, *Ärztliche Kommunikation für Medizinstudierende*, https://doi.org/10.1007/978-3-662-61749-6_12

12.1 Sie kennen sich aus?

Viele Patienten lesen Gesundheitszeitschriften und informieren sich im Internet über mögliche Diagnosen und Therapien. Wer nur seine unspezifischen Beschwerden in der Suchmaschine eingibt, wird von Gesundheitsempfehlungen, Hintergrundinformationen und einer Flut möglicher Ursachen und Diagnosen überschüttet. Wer eine Weile im Netz surft und sich Informationen zusammensucht, kann exzellentes Hintergrundwissen oder hilfreiche Tipps finden, aber auch auf abstruse Empfehlungen stoßen, gefälschte Daten und gefährlichen Quatsch. Man muss nicht einmal auf unseriöse Seiten geraten, um von Kopfschmerzen zu einem lebensbedrohlichen Glioblastom zu gelangen. Nirgends blühen Unsinn, Geschäftemacherei, Ideologie und verschrobene Einzelmeinungen so ungestört wie im Internet.

Das Phänomen, dass man die Symptome bei sich entdeckt, über die man liest, war auch vor der Erfindung des Internets bekannt und manchmal lästig. Jetzt klagen manche Kollegen, dass Patienten komplett voreingenommen in die Praxis kommen. Sie zählen Symptome auf, die zu einer Diagnose passen, die sie sich angelesen haben, und sind davon überzeugt, dass ihr Arzt eine ganz bestimmte Diagnostik durchführen oder ein bestimmtes Medikament verschreiben müsste.

So wünschenswert der gut informierte, engagierte Patient ist; der falsch informierte Patient kann ziemlich mühsam sein. Die Bertelsmann Stiftung hat gemeinsam mit der Barmer GEK niedergelassene Ärztinnen und Ärzte dazu befragt, was sie von informierten Patienten halten. Ergebnis: nicht viel. Mehr als die Hälfte der Mediziner bewerten die zweifelhafte Vorbildung als problematisch. 45 % meinen, dass die Selbstinformation oft unangemessene Erwartungen und Ansprüche produziere, die die ärztliche Arbeit erschwere. Knapp ein Drittel der Befragten glauben, dass das Wissen aus dem Internet die Patienten verwirre und das Vertrauensverhältnis zum Arzt beeinträchtige. Ein knappes Viertel der Ärzte raten den Patienten deshalb davon ab, sich im Internet schlau zu lesen.

Dass ein solcher Rat wenig fruchten wird, sollte jedem Arzt klar sein. Auch wer nicht im Internet recherchiert, ist meist kein unbeschriebenes Blatt. Apothekenblättchen und Zeitschriften vom Kiosk, Gesundheitssendungen im Fernsehen und Nachbarschaftsklatsch liefern ebenfalls Informationen, die mal hilfreich und manchmal irreführend sind.

2012 gaben 74 % der Befragten in einer Studie an, dass sie sich zu Gesundheitsthemen im Internet informieren. Wenn drei Viertel ihrer Patienten also das Internet nutzen, können Sie das unnötig und lästig finden, aber Sie dürfen das nicht ignorieren. Sie werden Dr. Google als ernstzunehmenden Konkurrenten nicht ausstechen können. Das Einzige, was hilft, ist, ihn mit einzubeziehen.

Wer genau nachfragt, stellt fest, dass die meisten Menschen es vor allem schwierig und verwirrend finden, sinnvolle und für sie brauchbare Gesundheitsinformationen aus dem überwältigenden Überangebot des Netzes herauszufiltern. Die Suchmaschine weiß zwar eine Menge über ihren Nutzer, doch die meisten Nutzer wissen fast nichts darüber, warum welche Seiten zuerst angezeigt werden. Wer nicht gezielt auf bestimmte Seiten geht, um zu lesen, sondern sich von einem Link zum nächsten hangelt, endet leicht im völligen Informations-Dickicht. Viele greifen dann doch zur Broschüre oder gehen in den Buchladen und kaufen dort entweder einen Ratgeber oder sogar ein medizinisches Lehrbuch.

Eben weil das Online-Angebot so verwirrend ist, landen viele Menschen in Foren, wo „echte Menschen" auf Fragen antworten. Nicht immer geraten sie dort an einen passenden Gesprächsfaden. Einige Foren geben sich wissenschaftlich und sind doch mehr oder weniger kritisch der Schulmedizin gegenüber und empfehlen abstruse bis gefährliche Behandlungs-„Alternativen".

Es ist nicht hilfreich, wenn Sie Patienten nur zu verstehen geben, dass deren Bemühungen umsonst, ihr Wissen unzureichend und ihre Informationen falsch sind. Das ist nicht nur enttäuschend, kränkend und demotivierend. Ein Patient, der sich mental mit bestimmten Hypothesen auseinandergesetzt hat, wird sich nicht so einfach von seiner aufwändig erworbenen Überzeugung trennen. Wenn Sie das Wissen, das der Patient mitbringt, wegwischen, so schadet das dem Vertrauen. Schon längst ist die Frage nicht mehr, ob und wie sich ihre Patientinnen im Internet informieren, sondern wie Sie damit umgehen. Dazu gibt es Regeln:

1.) Klären Sie zu Beginn des Gesprächs ab, welches Vorwissen Ihr Gegenüber hat. Ob er Vermutungen zur Diagnose hat und Wünsche dazu, was abgeklärt werden soll und welche möglichen Therapien er kennt, wünscht oder erwartet. Fragen Sie offen und freundlich danach, sodass sich der Patient nicht ertappt fühlt und sein Wissen verschweigt und am Ende damit hadert, dass Sie etwas ganz anderes sagen als die Apothekenzeitschrift oder eine Internetseite. „Haben Sie dazu schon etwas gelesen?" „Was wissen Sie schon darüber?" „Kennen Sie sich damit aus?" Wenn es gut läuft, können Sie sich Zeit und Spucke sparen, weil Sie keine Basisinformationen mehr vermitteln müssen, sondern gleich ins Detail gehen können. Fordern Sie Ihren Patienten ruhig auf, nächstes Mal die betreffende Seite ausgedruckt mitzubringen, damit Sie genau ansehen können, was er gelesen hat. Erklären Sie, wie Sie die Seite bewerten und warum.
2.) Loben Sie den Patienten für sein Engagement. Ein Patient, der Initiative ergreift und wissbegierig ist, ist ein guter Partner für eine Therapie. Und wenn er sein Wissen mit Ihrer Einschätzung abgleicht, ist die Sache perfekt. Selbst zu recherchieren, ist silber; die Informationen mit dem Fachmann zu besprechen, ist gold. Zeigen Sie, welcher Teil der Info für diesen Fall zutreffend ist und ob er richtig ist. Schön, dass Sie das jetzt tun können.
3.) Erklären Sie kurz, aber klar, warum Sie anders vorgehen möchten als Dr. Google, was Sie tun möchten, um zu einer eigenen Einschätzung zu kommen, um eine seriöse Diagnose stellen zu können. Erläutern Sie, warum und inwiefern Ihre Schritte möglicherweise anders sind als von Dr. Google vorgeschlagen.
4.) Blocken Sie nie ab und entwerten Sie die Informationen des Patienten nicht. Sie wollen ja keinen Streit, sondern arbeiten auf eine Diagnose hin, die stimmt, und auf ein Behandlungskonzept, das der Patient mitträgt. Sonst hat Ihr Gespräch gar keinen Sinn. Das Gespräch leidet aber, wenn sich der informierte Laie vor den Kopf gestoßen oder seine Vorschläge zurückgewiesen werden. Sagen Sie also niemals: „Da sind Sie aber völlig auf dem Holzweg", „Das ist leider alles falsch" oder „Sie müssen nicht alles glauben, was im Netz steht". Das mag zwar stimmen, kränkt aber den Internet-User. Nehmen Sie die Vorlage lieber auf, zeigen Sie, dass Sie zugehört und verstanden haben und das Ergebnis der Netzrecherche ernst nehmen. Aber dann kommen Sie zu Ihrem Vorschlag. „Ja, da haben Sie ja eine Menge gelesen und schwierige Sachen noch dazu. Die Krankheit, auf die Sie gestoßen sind, ist eine Möglichkeit, wenn auch eine sehr seltene. Ich würde zunächst gern klären, ob es nicht an X oder Y liegen könnte." „Diese Methode ist riskant und wird nur angewandt, wenn Medikamente nicht anschlagen. Ich schlage vor, dass wir bei Ihnen zunächst etwas anderes versuchen."

5.) Lenken Sie die Recherchelust Ihres Patienten auf nützliche Pfade. Empfehlen Sie gute Informationsquellen, damit der Patient künftig die richtigen Seiten liest. Dafür müssen Sie sich gelegentlich Zeit nehmen, Gesundheitsseiten im Internet anzusehen. Sorgen Sie eventuell für gutes Infomaterial, das Sie mitgeben können. Sie können von findigen und klugen Patienten auch profitieren, indem Sie ihnen Hausaufgaben geben. „Klären Sie doch mit Ihrer Krankenversicherung, ob die auch alternative Therapien bezahlen und wenn ja, welche." „Vielleicht finden Sie heraus, ob jemand mit einer Kombination aus beiden Therapien Erfahrung hat." „Es wäre natürlich gut, wenn wir die Zahlen zu den beiden Methoden vergleichen könnten. Könnten Sie die Studien finden?" Manche Patienten bewegen sich mit Leichtigkeit durch Medline und Researchgate. Machen Sie die zum Partner.

Kaum ein Patient geht gänzlich ahnungslos und erwartungsfrei zum Arzt. Die meisten haben eine Vermutung, was mit ihnen los ist, und eine Idee, was dagegen helfen könnte. Sei es, dass Tante Gertrud genauso ein Gefühl hatte, bevor sie starb, sei es, dass der Nachbar mit Kennerblick über den Gartenzaun eine unheilbare Krankheit diagnostiziert hat. Es ist viel über das Phänomen geschrieben worden, dass die Erwartung ein bestimmtes Krankheitsbild produziert. Das gilt übrigens nicht nur für Patienten. Auch Ärzte, die gerade viel über ein seltenes Syndrom gelesen haben, neigen dazu, es überall zu erkennen. Deshalb ist es so wichtig, die Erwartung des Patienten abzuklären und auch die eigene zu überprüfen.

Oft ist es erhellend, detailliert abzufragen, was der Patient gelesen hat und wann die passenden Symptome bei ihm auftraten. Die Angst, ernsthaft krank zu sein, verändert die Selbstwahrnehmung. Durch Fehlinformation sensibilisierte Patienten entdecken bisher nie dagewesene Symptome und können sich bisweilen in beeindruckender Weise hineinsteigern.

Wenn Sie den Eindruck haben, dass Ihr Patient sich gerade die Symptome einbildet, von denen er gehört oder gelesen hat, so sollten Sie das nicht aussprechen. Es könnte ja heißen, dass Sie die Symptome nicht ernst nehmen oder zumindest deren Schilderung, am Ende gar den ganzen Patienten?

Wenn Sie am Ende zu einem Ergebnis kommen, das der Patient nicht erwartet hat, kann das eine Erleichterung, aber ebenso gut eine Enttäuschung sein. Nehmen Sie diese Gefühle ernst und sprechen Sie sie ruhig an: „Jetzt haben Sie so viel über XY gelesen, dass Sie sich schon darauf eingestellt haben. Jetzt müssen wir umdenken." (Über den Umgang mit einer unterwartet schweren Diagnose lesen Sie in ▶ Kap. 7)

Wie so oft sind es weniger die Fakten als die Emotionen, die bei falsch informierten oder überinformierten Patienten zu Reibungen mit dem Arzt führen können. Wenn ein Krebspatient glaubt, mit einer Ernährungsumstellung das Ruder herumreißen zu können, so tut er das auch, weil sein Leben auf dem Spiel steht. Er *möchte*, dass es noch eine Hoffnung gibt. Da reicht es nicht, wenn Sie sagen, dass Studien zeigten, dass man diesen Tumor nun mal nicht aushungern könne. Das ist die Faktenebene, aber dramatisch ist die Gefühlsebene. „Ja, das ist natürlich ein wunderbarer Gedanke, und ich kann verstehen, dass Sie alles tun würden, um den Tumor zu verkleinern. Man liest immer wieder solche Berichte, aber wir haben an der Klinik noch nie gesehen, dass es funktioniert. Ich mache mir mehr Sorgen um Sie: Sie brauchen jetzt all ihre Kraft für sich. Deshalb schlage ich vor, dass …"

▶ Man muss nur richtig fragen

Wenn ich – aus welchen Gründen auch immer – mal einen Tipp bekommen habe oder mich an anderer Stelle – sei es nur in einem Medizinlexikon – sachkundig gemacht habe, dann sage ich das meinem Hausarzt auch. Es gibt ja heutzutage nichts, was nicht im Internet steht. Man muss nur richtig fragen, dann kriegt man auch die richtigen Antworten. Da steht zwar auch eine Menge Blödsinn drin, aber es stehen auch ein paar gute Sachen drin. Es gibt immer wieder den ein oder anderen, der neue Erkenntnisse hat und die auch ins Internet stellt. Dann bringe ich sicherlich auch den Vorschlag mit, und der wird von meinem Hausarzt grundsätzlich positiv behandelt und auch aufgegriffen. Falls er das nicht kennt, macht er sich sachkundig, und wir sprechen darüber, sei es telefonisch später oder bei einem neuen Termin.

59-Jähriger mit Typ-2-Diabetes ◄

12.2 Chronisch Kranke

40 Millionen Deutsche nutzen das Internet, um sich mit Gesundheitsinformationen zu versorgen, das suggeriert der EPatientSurvey mit 10.000 Befragten. Der durchschnittliche Nutzer von Gesundheitsseiten ist 59 Jahre alt, und 43 % der Nutzer sind chronisch krank – das ist beinahe jeder zweite.

Die meisten chronisch Kranken nutzen sehr gezielt Internetdienste oder Apps, die auf ihre Erkrankung zugeschnitten sind. So bietet etwa „Diabetes plus" einen Blutzucker-Manager. Diabetiker können hier ihre Blutwerte eingeben, dazu Basis- und Bolus-Insulingaben, Mahlzeiten und Sporteinheiten. Die App bietet eine gute Übersicht über die Werte und lässt sich gut auslesen. Andere Apps (z. B. Migräne-Tagebuch) sind digitale Schmerztagebücher, Medisafe erinnert an die Einnahmezeiten von Medikamenten. Wer mit einer chronischen Erkrankung lebt, weiß in der Regel genau, was ihm hilft, was ihm fehlt und welche Aspekte seiner Krankheit schwierig zu beherrschen sind. In diesem praktischen Expertenwissen sind Chroniker ihren Ärzten oft voraus.

In der Umfrage wünschten sich die Hälfte der Befragten, dass ihr Arzt ihnen Internetseiten oder Apps empfiehlt. Tatsächlich hatte von den 10.000 Studienteilnehmern keiner angegeben, wertvolle Hinweise von seinem Arzt bekommen zu haben. Kein einziger!

„Das ist peinlich", urteilt Alexander Schachinger, Geschäftsführer von ePatient, „Damit ist eine Parallelwelt zur konventionellen professionellen Versorgungsstruktur entstanden." Ärzte hätten offenbar keinen Bezug zum Informations- und Servicemarkt für Patienten. Dabei sind sich alle Experten darüber einig, dass dieses Segment dramatisch an Bedeutung gewinnen wird.

Asthmatiker, Diabetiker, Neurodermitiker, Epileptiker, Menschen mit Muskelerkrankungen, entzündlichen Darmerkrankungen, Rheuma, schweren Allergien oder chronischen Schmerzen – die Liste chronischer Krankheiten, die das Leben beeinträchtigen, lässt sich lange, lange fortsetzen. Was, glauben Sie, machen chronisch kranke Menschen, wenn sie nicht bei Ihnen in der Klinik oder in der Praxis sind? Sie managen ihre Krankheit selbst, und nicht nur die. Sie organisieren Beruf, Familie und Freizeitaktivitäten trotz und mit und um die Krankheit herum. Sie kümmern sich um ihren Körper und ihre Kinder, besorgen Medikamente und Kinokarten, planen Therapien und Urlaub. Sie leben! Das erfordert Energie, Geschick, Planung, Organisationstalent, Aufmerksamkeit und unschätzbar viel praktisches Wissen.

Die Chancen stehen gut, dass Sie als behandelnder Arzt außer dem Rezept für die Medikamente nichts dazu beigetragen haben, dass dieser Alltag funktioniert. Das tun Sie bei Gesunden ja auch nicht, und deren Alltag kann auch kompliziert und anstrengend sein. Gerade für Chroniker sind Foren, auf denen sich Betroffene austauschen, besonders wichtig. Deshalb sollten Sie sich gute sagen lassen und sie an Betroffene weiterempfehlen.

Zum einen bieten Internetcommunities Erfahrungen, wie man Krisen mit der Erkrankung meistert. Sie geben Empfehlungen zu Therapien, Ärzten, Krankenhäusern, sie liefern praktische Tipps für den Alltag, Ratschläge zu Organisatorischem und seelische Unterstützung. Zum anderen strotzen die Foren nur so vor Emotion. Hier melden sich Patienten zu Wort, die frustriert und verärgert vom Arzt kommen, hier beklagen sie ihren Zustand, und hier erfahren sie Trost und Beistand. Die User loben und bestärken sich gegenseitig und nehmen Ihnen damit viel Arbeit ab.

Vor allem sind die Seiten Austauschbörsen für lebenspraktische Tipps, für Erfahrungswissen, das Patienten nur von anderen Patienten bekommen können. Das sollten Sie anerkennen, bevor Sie das Internet pauschal verteufeln, schließlich können Sie keinen solchen Schatz an nützlichen Ratschlägen bieten, und Sie haben auch nicht die Zeit, all die Themen zu erörtern, die in den Foren erschöpfend abgearbeitet werden.

Das ist das Dilemma der Chroniker: Man erwartet von ihnen, dass sie möglichst unabhängig und aktiv leben und gut auf sich selbst aufpassen. Wie der Alltag eines Patienten zu bewältigen ist, das bringen sich die Menschen in der Regel selbst oder gegenseitig bei. Wenn sie allerdings schwerkrank werden, sollen sie sich an ihr medizinisches Team wenden, das sich dann kümmert, indem es sie abhängig und inaktiv macht und vorwurfsvoll erklärt, was sie alles falsch gemacht haben, sodass die Krankheit so schlimm werden konnte. Spätestens nach einer stationären Aufnahme werden Patienten bevormundet und herumgeschoben.

Eine Patientin mit Multipler Sklerose sagt: „Ich muss jeden Tag 1000 Schlachten schlagen, aber wenn ich zu meinem Arzt gehe, dann will er immer nur über meine Medikation reden." Und ein renommierter Neurologe schrieb: „Ich habe mein ganzes Leben lang Parkinsonpatienten behandelt und bin einer der führenden Forscher auf dem Gebiet. Ich dachte, ich wüsste alles über diese Krankheit. Dann bekam ich selbst die Diagnose und musste einsehen: Ich wusste überhaupt nichts über Parkinson." Ärzte sind Experten für Diagnose und Therapie, aber Patienten sind Experten fürs Leben mit einer chronischen Krankheit, für die vielen kleinen Hürden und großen Herausforderungen, die der Alltag mit sich bringt.

Diese Expertise werden Sie kaum erreichen können. Hier ist das Internet keine Konkurrenz, sondern eine extrem wertvolle, hilfreiche Ergänzung zu dem, was Sie leisten können. Damit Sie aufholen können, gibt es mittlerweile auch Seiten für Ärzte: Um die Situation chronisch Kranker zu verbessern, gründete die Europäische Stiftung für Gesundheit (EUHCF) ein Patientenportal, das chronisch kranken hilft, den Alltag zu bewältigen (► http://patientenfuchs.de). Außerdem hat die Stiftung ein E-Learning und ein Blended-Learning-Konzept entwickelt, über das Ärzte lernen können, wie man chronisch kranke Patienten im Selbstmanagement betreut (► www.euhcf.org).

Nutzen Sie solche Angebote!

► Das ist doch absurd

Man bekommt dauernd wechselnde Signale. Erst sagen sie, ich trage die Verantwortung, ich soll auf dem Laufenden sein, planen, abschätzen, entscheiden, flexibel sein und aufmerksam beobachten usw. Wenn sich die Situation dann ändert, war es das mit der Verantwortung. Dann heißt es: Vertrauen Sie den Experten, die entscheiden, was man in einer solchen Situation macht. Das kann extrem frustrierend sein. Soll ich die Verantwortung jetzt denen überlassen, oder soll ich verantwortlich sein? Wenn es mir gutgeht, werde ich immerzu gedrängt, mehr zu machen und alles selber im Griff zu haben und aktiv zu sein. Wenn ich krank werde, heißt es, das hätte ich mir selbst zuzuschreiben, weil ich zu viel gemacht hätte. Das ist doch absurd.

36-jähriger nierenkranker Diabetiker ◄

12.3 Internetseiten, die Sie guten Gewissens empfehlen können

► www.patienten-information.de

Diese Seite wird von der Bundesärztekammer und der Kassenärztlichen Bundesvereinigung betrieben. Hier finden Sie Leit linien, Kurzinformationen und Checklisten. Empfehlen Sie Ihren Patienten die Kurzinformationen. Die sind sehr verständlich und gut, und außerdem bietet die Seite Übersetzungen ins Arabische, Türkische, Russische etc. Das ist eine gute Hilfe für nicht muttersprachliche deutsche Patienten.

▶ www.patientenberatung.de

Diese Seite wird von einer gemeinnützigen Gesellschaft betrieben und listet die Kontaktmöglichkeiten zur Beratung auf. Hier kann man auch eine kostenlose App herunterladen, die Beratungsgespräche terminiert und über die man Befunde und Arztbriefe übermitteln kann.

▶ www.krankheitserfahrungen.de

Auf dieser Seite der Universitäten Göttingen und Freiburg sowie des Instituts für Public Health erzählen Menschen von ihren Erfahrungen mit der Medizin. Schmerzpatienten, Diabetiker, Epileptiker, Krebspatienten u. a. berichten, was ihnen geholfen hat und worunter sie litten. Das ist für Patienten sowie für Angehörige und Ärzte aufschlussreich.

▶ www.washabich.de

Eine großartige Initiative: Medizinstudenten übersetzen Befunde und Arztbriefe in verständliche Sprache, sicher und passwortgeschützt. Empfehlenswert für Menschen, die ihre Akte verstehen wollen. Diese Seite spart Ihnen viel Zeit, denn dort kann ein Patient z. B. seine medizinische Vorgeschichte übersetzen lassen und so die Anamnese erleichtern.

▶ www.wissenwaswirkt.org

ist die deutsche Seite der Cochrane Collaboration. Das ist eine unabhängige, internationale, gemeinnützige Institution, die systematische Übersichtsarbeiten zur Bewertung von Therapien erstellt. Seit der Gründung 1993 verfasst diese Arbeitsgruppe Übersichtsartikel zu medizinischen Themen und veröffentlicht sie. Auf der Seite ist ein Blog mit Links zu den Veröffentlichungen. Gut lesbar und lohnend für Patient und Arzt!

▶ www.gesundheitsinformation.de

Sehr übersichtliche und umfassende Seite des IQWIG (Institut für Qualität und Wirtschaftlichkeit im Gesundheitswesen). Hier findet sich zu praktisch jedem Thema von banal bis lebensbedrohlich ein erschöpfender, fundierter Artikel – auch zum Herunterladen oder Drucken.

▶ www.bzga.de

ist die Seite der Bundeszentrale für gesundheitliche Aufklärung. Sie beschäftigt sich vor allem mit Prävention und allgemeinen Gesundheitsthemen. Dazu kann man Infomaterial anfordern, das per Post kommt. Gut ist eine Version der Seite in einfacher Sprache sowie in Gebärdensprache.

▶ www.weiße-liste.de

Diese Initiative der Bertelsmann Stiftung und verschiedener Patienten- und Verbraucherorganisationen will die Unterschiede zwischen Ärzten, Krankenhäusern und Pflegeeinrichtungen transparent machen. Hier gibt es Entscheidungshilfen zu bestimmten Therapien, Impfungen etc., außerdem eine Suchhilfe für Ärzte, Krankenhäuser und Pflegedienste sowie nützliche Checklisten für Arztbesuch und Krankenhausaufenthalt.

▶ www.bundesaerztekammer.de

Die Seite der Bundesärztekammer bietet umfangreiche Patienteninformationen zu Organsystemen, Krankheiten und Behandlungen, außerdem Informationen über Patientenrechte, Behandlungsfehler und Schlichtungsstellen sowie Vordrucke für Patientenverfügungen.

Krebs

▶ www.krebsinformationsdienst.de

ist eine exzellente Anlaufadresse, seriös und ausgesprochen nutzerfreundlich. Neben Infobroschüren zu Krebsarten und Therapien gibt es verständliche Artikel und zahlreiche nützliche Links zu hilfreichen Seiten. Außerdem hat der Dienst auch eine Telefonleitung, sodass User einen Menschen um Rat fragen können. Hier können auch Ärzte sich auf den neuesten Stand bringen!

► www.infonetz-krebs.de

ist eine Seite der Deutschen Krebshilfe, ebenfalls mit einer Telefonnummer (die können Sie auch Menschen empfehlen, die kein Internet haben!).

► www.Leitlinienprogramm-onkologie.de

bietet alle Leitlinien zur Behandlung von Krebs in der neuesten Version zum Download.

Medikamente

► www.gutepillen-schlechtepillen.de

ist ein gemeinnütziges und unabhängiges Projekt verschiedener Pharma-Fachzeitschriften. Gute, kritische Berichterstattung gegen (moderate) Bezahlung.

► www.arzneimittel-telegramm.de

Der Online-Auftritt des pharmakritischen Mediums ist nur Abonnenten zugänglich. Die Berichte sind immer aktuell und sehr fundiert, aber eher etwas für Fachleute oder vorgebildete, sehr interessierte Laien.

► www.patienteninfo-service.de

Hier finden Sie die Beipackzettel zum Medikament.

Zusatzleistungen

► www.igel-monitor.de

Diese Seite des Medizinischen Dienstes des Bundes der Krankenkassen nimmt kostenpflichtige Zusatzleistungen unter die Lupe.

Selbsthilfe

► www.nakos.de

Hier findet man Selbsthilfegruppen, Selbsthilfeunterstützung sowie die Möglichkeit, andere Betroffene mit bestimmten Erkrankungen zu kontaktieren. Hier gibt es auch alle erdenkliche Literatur zum Thema Selbsthilfe.

► Man wird da sehr freundlich und hilfsbereit behandelt

Ich hab viel gelesen und recherchiert im Internet. Eine neue Operation könnte möglich sein. Ich lese auch sonst viel im Internet. Das ist die beste Variante für mich, mich zu informieren. Ich habe eigentlich auch einen Stomatherapeuten, aber ich mache das gerne für mich. Ich habe eine relativ kompetente Ärztin, die hatte ich auch schon während meiner ersten Zeit mit der Colitis ulcerosa, und die versucht mir Kontaktadressen zu geben, und gibt mir Hilfestellung. Aber als so eine Art Ersatztherapeut habe ich das Internet mit dem Forum gefunden, wo sich Leute treffen, die dieses Stoma haben. Und da kann man eine Frage stellen. Jedes Problem findet man da schon, weil es da einmal hingeschrieben wurde. Dann bekommt man da Antworten, die einen aufbauen, weil diejenigen wissen, wie es sich anfühlt, dieses Problem zu haben. Man wird da sehr freundlich und hilfsbereit behandelt.

Wie ich recherchiere, ist problemabhängig. Entweder ich habe gerade akut ein Problem und gucke danach, ob es dazu schon Antworten gibt. Aber es gibt tatsächlich auch Abende, an denen ich recherchiere und gucke, was gibt es sonst so, und dann lese ich irgendwelche Erfahrungsberichte. Aber ich glaube, das kommt nur zweimal im Monat vor.

24-jähriger Patient mit Colitis Ulcerosa ◄

Glaubenssachen? Statistik und Alternativmedizin

Inhaltsverzeichnis

J. von Campenhausen, *Ärztliche Kommunikation für Medizinstudierende*, https://doi.org/10.1007/978-3-662-61749-6_13

13.1 Statistik und Prognosen

Als der Biologe und glänzende Essayist Stephen Jay Gould 1982 die Diagnose abdominales Mesentheliom erhielt, riet ihm sein Arzt, lieber nichts darüber zu lesen. Das Mesentheliom ist ein seltener Krebs des Bindegewebes, und Gould hatte die bösartige Variante. Er ging direkt in die Harvard Countway Medizin-Bibliothek und begann zu lesen: Seine Krankheit war unheilbar, die mittlere Überlebensrate lag bei acht Monaten. Bestürzt fragte der 40-jährige Gould den nobelpreisgekrönten Immunologen Peter Medawar, was gegen Krebs helfe. Antwort: „Eine zuversichtliche Persönlichkeit." Die hatte Gould, und als Naturwissenschaftler konnte er auch Zahlen lesen.

Was heißt schon der Mittelwert? Die Hälfte der Patienten mit Mesentheliom leben kürzer, die andere länger als acht Monate. Gould schrieb einen klugen Aufsatz über das Lesen von Statistik, der heute noch in Krebsforen kursiert. Gould überlebte seine Diagnose um 20 Jahre und starb an Lungenkrebs, der nichts mit dem Mesentheliom zu tun hatte. Möglicherweise hatte sein Arzt das gemeint, als er ihm riet, nichts über das Mesentheliom zu lesen. Zahlen und Statistiken können extrem irreführend sein – sowohl für Ärzte als auch für Patienten. Weil aber jeder Patient, der eine Diagnose erhält, wissen möchte, wie es weitergeht, sind Ärzte dauernd gezwungen, mit solchen Zahlen zu hantieren. „Die mittlere Lebenserwartung beträgt acht Monate", klingt für die meisten Menschen wie: „Ich habe noch acht Monate zu leben."

Es ist gut, wenn Sie die Daten zu einer Erkrankung kennen und eine kluge Prognose abgeben können. Oder wenn ein Patient selbst recherchiert hat und mit Zahlen kommt, ist es gut, wenn Sie ihm helfen können, die Zahlen klug und richtig einzuordnen. Dazu hilft es, ein gesundes Grundverständnis von Statistik und einen kühlen Verstand zu haben.

Grundsätzlich gilt: Seien Sie zurückhaltend mit allzu präzisen Vorhersagen. Die Wahrscheinlichkeit, dass Sie falsch liegen, ist hoch, und es ist auch nicht hilfreich, eine bestimmte Zeitspanne zu nennen. Menschen neigen dazu, solche Zahlen sehr ernst zu nehmen und ihre Lebensplanung danach auszurichten. Das wäre eine schöne Geschichte, wenn Stephen Jay Gould seinen Job gekündigt und sein Haus verkauft hätte, um seine verbliebene Lebenszeit von geschätzten acht Monaten für eine Weltreise zu nutzen und danach ins Hospiz einzuchecken.

Wie wichtig es andererseits ist, Richtgrößen zu haben, steht in ▶ Kapitel 9. Einen klugen Rat für Lebenszeitprognosen zu geben ist schwierig. Machen Sie deutlich, dass die Zeit begrenzt ist, damit Menschen sich nicht an falsche Hoffnung klammern, aber lassen Sie der Hoffnung immer eine Chance. „Eher Monate als Jahre."

Menschen sind irrational, und Zahlen werden entweder ignoriert oder so gedeutet, wie es ins Leben und zur Erwartung passt. Die Tatsache, dass Millionen Menschen Millionen für Lotto-Spiele ausgeben, zeigt, dass den meisten Wahrscheinlichkeiten herzlich egal sind. Wenn es allerdings um wissenschaftlich fundierte Fakten geht, kommen Zahlen ins Spiel, die extrem ernst genommen werden. Soll man zu einem Test raten oder nicht, muss man das Testergebnis ernst nehmen? Soll man prophylaktisch Maßnahmen ergreifen? Ist es sinnvoll, ein Medikament zu nehmen, verlängert eine OP die Lebenserwartung? Bei solchen Fragen kommen Zahlen ins Spiel, die nicht nur für Laien schwer einzuordnen sind. Auch Ärzte rechnen in der Regel nicht nach, wenn eine Pharmafirma phantastische Zahlen über den Nutzen eines Medikaments vorlegt. Manchmal lohnt sich das. Sie helfen Ihrem Patienten, indem Sie Zahlen einordnen, relativieren und erklären können – am besten mit einem Beispiel.

▪ Prozente, Prozente

Der häufigste Fehler im Umgang mit Prozentzahlen ist das Verwechseln von Anteil und Anzahl. Beispiel: Auf dem Küchentisch liegen sieben Würstchen und drei Eier. 30 %

der Gegenstände auf dem Tisch sind Eier. Ein Mops kommt in die Küche und stiehlt dem Koch fünf Würstchen. Jetzt sind 60 % der Gegenstände Eier. Der Mops hat den Eieranteil verdoppelt! Eine naheliegende Schlussfolgerung lautet: Der Mops kann Eier legen. Das Beispiel zeigt, dass Prozentzahlen wenig aussagen, man muss die tatsächlichen Zahlen kennen.

Arbeiten Sie deshalb niemals mit Prozentzahlen, zu denen Sie die Bezugsgröße nicht kennen. Wenn ein nebenwirkungsreiches Medikament die Überlebenschancen eines Kranken um 20 % erhöht, dann klingt das viel. Wenn die erwartbare Überlebenszeit ein Jahr beträgt, dann verlängert das Medikament die Lebenszeit rechnerisch um zehn Wochen. Wiegt der Verlust an Lebensqualität das auf?

Wenn Sie zu den Prozentwerten, die Ihr Patient recherchiert hat, keine absoluten Zahlen bekommen können, nützt wenigstens der Hinweis: Wenige Prozent von sehr viel können dementsprechend viel sein; hohe Prozentzahlen von sehr kleinen Mengen sind dagegen winzig.

Der Median (oder Zentralwert, engl. median)

„Der Median sagt gar nichts", schrieb Gould über die scheinbar vernichtende Prognose für sein Mesentheliom. Statistiker und Epidemiologen nennen den Median ein Lagemaß. Er sagt nur aus, wo die Mitte der erhobenen Daten liegt. Wenn Sie Fingerlängen zwischen 4 und 12 cm gemessen haben, so beträgt die mittlere Fingerlänge, der Median 8 cm. Das sagt aber gar nichts darüber, ob mehr Finger länger oder kürzer sind, und hat damit wenig Aussagekraft.

Das arithmetische Mittel, der Durchschnitt (engl. mean, average)

Durchschnittswerte sind verbreitet, nützlich und doch oft nur bedingt aussagekräftig. Achten Sie auch auf die Streuung der zugrunde liegenden Werte! Wenn von vier Patienten mit Schaufensterkrankheit zwei nur 10 und 12 Schritte ohne Pause gehen können, die anderen beiden 78 und 100 Schritte, so ergibt sich eine durchschnittliche Laufstrecke von 50 Schritten pro Fußpaar. Das ist rechnerisch korrekt, beschreibt die Laufleistung der Kranken aber trotzdem nicht annähernd richtig. Für die einen erinnert 50 Schritte an eine nicht zu bewältigende Marathonstrecke, für die anderen ist der kurze Gang ein Klacks – sie könnten doppelt so weit gehen!

Oder: Die Bewohner eines Dorfes haben ein durchschnittliches Monatseinkommen von 15.000 Euro. So ein Wert kann zustande kommen, wenn dort ein Multimillionär und viele bitterarme Menschen wohnen.

Absolutes oder relatives Risiko

Vorbeugende Maßnahmen können das Risiko senken, bestimmte Krankheiten zu entwickeln. Solche Risikoberechnungen werden gern in Prozent angegeben und sind deshalb wenig aussagekräftig. Wie immer gilt: Verwenden Sie nur Prozentzahlen, zu denen Sie die Bezugsgröße kennen. Bevor Sie etwas Kluges über das relative Risiko sagen können, müssen Sie das absolute Risiko kennen. Wenn das Risiko, einen Herzinfarkt zu erleiden, ohnehin gering ist, dann können Sie die Tatsache vernachlässigen, dass ein Medikament dieses schon geringe Risiko um einige Prozent senkt.

Beispiel: Die 4S-Studie gilt als Mutter aller Cholesterinstudien. Sie verspricht 30 % weniger Todesfälle durch Herz-Kreislauf-Erkrankungen dank Cholesterinsenkern. Die Zahlen:

4444 Versuchspersonen (davon 82 % Männer und 18 % Frauen)

2222 in bekommen das Medikament (Verumgruppe), 2222 ein Placebo

5,4 Jahre dauert die Untersuchung

Todesfälle: 182 in der Verumgruppe, 256 in der Placebogruppe

Relative Risikoreduktion: 256–182 = 74. 256 entspricht 100 %, 74 sind also 29 %. In der Verumgruppe überleben 74 Menschen oder knapp 30 % mehr.

Absolute Risikoreduktion: 74 von 2222 werden gerettet, das sind 3,3 % in 5,4 Jahren.

Das heißt: In jedem Jahr werden durch das Medikament statistisch 13,7 Menschen von 2222 gerettet. Oder: Pro Jahr, in dem 100 Menschen den Cholesterinsenker schlucken, profitiert knapp einer, genauer: 0,6 Menschen. Die Vorteile liegen also im Promillebereich – während die gerundeten 30 % in Laienohren so klingen, als würde jeder Dritte profitieren.

▪ 5-Jahres-Überlebensrate

Epidemiologen geben gern die 5-Jahres-Überlebensrate an, und zwar in Prozent. Fünf Jahre nach der Brustkrebs-Diagnose leben in Deutschland noch 76 % der betroffenen Frauen. Das ist ein schöner Wert für Studien, aber wenig aussagekräftig für eine Betroffene. Gründe: 1.) Der Wert berücksichtigt nicht, wann und in welchem Stadium die Diagnose gestellt wurde. Das hat aber einen großen Einfluss auf die Heilungschancen. 2.) Der Wert sagt nicht darüber aus, ob und wann die Patientinnen sterben. Sind sie nach sechs Jahren geheilt oder tot? (Studien zeigen, dass eine höhere 5-Jahres-Überlebensrate bei Krebs keinen Einfluss auf die Mortalität hat.)

▪ Signifikanz

Als Mediziner wissen Sie es: Signifikant heißt nicht „bemerkenswert“, sondern bedeutet nur, dass die Zahlen einer bestimmten Definition entsprechen. Ein Ergebnis gilt dann als signifikant, wenn die Wahrscheinlichkeit über 95 % liegt, dass die Zahlen einen tatsächlichen Zusammenhang beleuchten und kein purer Zufall sind. Beispiel: Raucher bekommen signifikant häufiger Lungenkrebs als Nichtraucher. Die Wahrscheinlichkeit dafür, dass die gemessenen Unterschiede etwas mit dem untersuchten Faktor zu tun haben, liegen bei mindestens 95 %. Sie ist nicht absolut, aber hoch genug, so dass man sich auf dieses Kriterium geeinigt hat.

Doch auch wenn die Signifikanz noch so sauber berechnet wurde, heißt das: Bei 5 von 100 Studien liegt womöglich kein echtes Ergebnis vor, sondern die Daten lassen es zufällig so erscheinen, als gäbe es einen Zusammenhang zwischen Rauchen und Lungenkrebs oder als hätte z. B. eine neuartige Krebsbehandlung die erwünschte Wirkung.

Studien untersuchen meist mehrere Parameter. Wenn zwei unabhängige Parameter untersucht werden, ist das wie zweimal würfeln. Es erhöht die Wahrscheinlichkeit für ein nur zufällig signifikantes Ergebnis.

▪ Spezifität und Sensitivität

Die Sensitivität eines Krankheitstests beschreibt, wie sicher das Verfahren die bestimmte Krankheit ermittelt. Wenn ein AIDS-Test von 100 Infizierten 90 richtig erkennt, so hat er eine Sensitivität von 90 %. Je sensibler ein Test ist und je mehr der Erkrankten er tatsächlich erkennt, desto höher ist das Risiko, dass auch nicht infizierte ein positives Testergebnis erhalten (falsch-positive).

Dieses Risiko beschreibt die Spezifität. Ein Test, der an 100 gesunden 95 als gesund und 5 als infiziert beschreibt, hat eine Spezifität von 95 %. Gerade bei AIDS-Tests möchte man sehr sicher sein, keine falsch-negativen zu produzieren, damit die vermeintlich Nichtinfizierten die Krankheit nicht weiterverbreiten. Deshalb achtet man auf eine hohe Sensitivität. Dadurch leidet die Spezifität, und auch Gesunde bekommen ein positives Testergebnis. Deshalb wird der Test grundsätzlich zweimal gemacht, bevor man einem Patienten ein positives Ergebnis mitteilt.

Grundsätzlich sollten Sie bei Tests mit schwerwiegenden Diagnosen auf die Möglichkeit hinweisen, dass der Patient fälschlich positiv getestet wurde, und das Ergebnis absichern.

Grenzwerte

Ab welchem Druck man von Bluthochdruck spricht, welche Leberwerte für eine Fettleber sprechen und welche Nackenfaltendicke als auffällig einzustufen ist, legen Richtlinien fest. Grenzwerte sind immer menschengemacht – mit dem Ziel, diejenigen Patienten festzumachen, die möglicherweise weitere Untersuchungen oder eine bestimmte Behandlung brauchen. Sie sind ein guter Richtwert, aber auch nicht mehr als das. Ein Embryo kann auch mit „auffälliger" Nackenfalte kerngesund sein. Grenzwerte für Bluthochdruck werden immer weiter gesenkt, sodass immer mehr Menschen zu Hochdruckpatienten werden. Nur weil ein Grenzwert überschritten ist, heißt das noch lange nicht, dass man deswegen eine Therapie beginnen müsste.

Wichtig ist auch zu wissen, dass die Messwerte nicht in Stein gemeißelt sind. Manches wächst sich aus oder normalisiert sich von allein. Blutwerte, Blutdruck oder Lungenkapazität sind veränderlich. Auch die Hörschwelle variiert stressbedingt. Extrem verunsicherten Patienten kann man immer anbieten, eine Weile zuzuwarten und erneut zu messen.

13.2 Und was heißt das jetzt?

Zahlen belegen Wirksamkeiten, sind Grund für Hoffnung und Sorge und zeigen (wenn es keine Schätzwerte sind) vor allem wissenschaftliche Evidenz. Was der Patient braucht, sind aber Handlungsanweisungen. Wenn die Nackenfalte eines ungeborenen 2,5 mm in der 12. Woche beträgt und das adjustierte Risiko für eine Trisomie 21 bei 1 : 178 – was tun? Sowohl die sicheren Messdaten als auch die relativen Risikoberechnungen liefern Zahlen. Doch wie liest man die? Was folgt daraus?

Manchmal ist die Interpretation der Zahlen wichtiger als die Zahl selbst. Die ist schließlich völlig abstrakt, während das beklemmende Gefühl und die Sorgen spürbar und damit konkret sind. Weil Zahlen so wichtig und gleichzeitig so unsicher sind, sollten Sie für die naheliegenden Fragen präpariert sein.

» „Was heißt denn erhöhtes Risiko wegen der Nackenfalte?"

- Man hat festgestellt, dass 70–80 % der Kinder mit Down-Syndrom im Ultraschall eine erhöhte Nackentransparenz hatten. Deshalb gilt der Wert als Hinweis, dass das Syndrom vorliegen könnte. Wenn Sie sichergehen wollen, muss man eine Fruchtwasseruntersuchung oder einen Bluttest machen. Es gibt auch Kinder, die keine auffällige Nackenfalte und trotzdem das Down-Syndrom haben.
- Es heißt nicht, dass ihr Kind Gefahr läuft, das Down-Syndrom zu bekommen. Down-Syndrom hat man, oder man hat es nicht.

» „Was heißt ein Risiko von 1 : 178?"

- Das ist ein rechnerischer Wert. Er besagt, dass von 178 Patientinnen, die solche Messwerte haben, eine ein Kind mit Down-Syndrom bekommt.

» „Was heißt denn 86 % Sicherheit? Die Prozedur ist also nicht 100 prozentig sicher?"

- Keine Methode ist 100 prozentig sicher. Ich kann Ihnen nur so viel sagen: Nach dem jetzigen Stand der Forschung würde ich mein Kind/meine Frau, meinen Vater damit behandeln lassen.
- Ich habe heute morgen schon fünf Dinge getan, die definitiv gefährlicher sind.
- Es ist sicherer als die bekannten Alternativen.
- Wenn wir Nutzen und Risiken abwägen, so überwiegt eindeutig der Nutzen.

» „Ich habe eine Studie gefunden, die ganz andere Zahlen bringt. Ignorieren Sie die Forschung?“

- Stellen Sie sich vor, eine Studie an zwei Millionen Kindern in den USA zeigt keinen Zusammenhang zwischen Schokoladenkonsum und Intelligenz. Eine Untersuchung an 30 Kindern aus Usbekistan zeigt dagegen einen Effekt. Wem glauben Sie?
- Es gibt zu dieser Frage eine Menge Untersuchungen. Mit den Daten werden die Behandlungen verbessert. Wenn sich die Daten bestätigen, wird man bei bestimmten Fällen möglicherweise auch die andere Vorgehensweise empfehlen. Das gibt die Datenlage aber noch nicht her.
- Wir ignorieren das nicht. Diese Studie ist interessant, weil sie uns zeigt, wo möglicherweise noch Fragen geklärt werden müssen und man die Therapie weiterentwickeln kann. Die Ergebnisse zeigen aber nicht, dass wir die Therapien ändern sollten. In meiner Erfahrung ist die geplante Vorgehensweise die beste.

» „Warum wissen Sie das nicht? Sie sind doch der Experte?“

13

- Ich bin Arzt, aber nicht Hellseher. Kein seriöser Mediziner kann sicher sagen, wie die Sache ausgeht. Was ich Ihnen sicher sagen kann, ist das: Wir geben uns alle Mühe, dass Sie wieder gesund werden.
- Es wäre unseriös, jetzt solche Aussagen zu machen. Wir wissen noch zu wenig und wollen kein Signal senden, das sich dann als falsch herausstellt. Nach dem jetzigen Forschungsstand ist das die empfohlene Vorgehensweise, die die wenigsten Unsicherheiten birgt.

» „Woher wollen Sie wissen, dass ich nicht zu den 2 % gehöre, bei denen es ganz anders läuft?“

- „Das weiß ich nicht, und niemand kann das wissen. Ich würde es Ihnen sehr wünschen, und wir werden den Verlauf sehr aufmerksam verfolgen. Aber die Wahrscheinlichkeit, dass es so läuft wie besprochen, ist hoch. Deshalb empfehle ich …“

Zahlen sind ein guter Ausgangspunkt. Am Ende entscheidet aber die Einschätzung. Chirurgen und Anästhesisten kennen das Phänomen, wenn Sie über einen Eingriff aufklären. Die Risiken und realen Gefahren sind mit oder ohne Zahlenbeleg für den Laien abstrakt. Am Ende gibt den Ausschlag, wie sehr man den Medizinern vertraut und was sie raten. Umfragen zeigen immer wieder, dass es extrem bedeutsam ist, wenn Sie deutlich machen, dass Sie sich anstrengen, dass Sie sich bemühen, sich reinhängen, alles tun. Wenn das glaubhaft ist, gibt das dem Patienten das Gefühl: Der kümmert sich. Der strengt sich an. Der will es wirklich schaffen. Dann wird es auch klappen.

Wecken Sie keine falschen Hoffnungen, aber liefern Sie zu den Zahlen den Begleittext, der hilft, Entscheidungen zu fällen. „Rechnerisch sind die Chancen zwar gering, aber die Zahlen stammen ja aus einer groß angelegten Studie, bei der extrem viele Patienten begleitet wurden. Und die Zahlen zeigen, dass es Chancen gibt. Wir haben nichts zu verlieren und viel zu gewinnen, und ich werde mich bemühen, dass wir gewinnen.“

13.3 Warum Statistik hilft

Jeder kennt Geschichten von Menschen, die weit länger lebten, als die Statistik nahelegte. Das mag ein Grund sein, warum viele Patienten Statistiken als belanglos abtun. Das ist unklug. Statistiken liefern die Essenz aus der Erfahrung, die eine Vielzahl von Patienten über lange Zeit mit der gleichen Erkrankung gemacht haben. Damit sind solche Daten Gold wert.

Wenn Patienten das anzweifeln und mit Einzelfällen und Anekdoten aufwarten, können Sie ein einfaches Beispiel geben. Jeder kennt einen Raucher, der keinen Lungenkrebs entwickelt hat. Nach der Einzelfall-Logik dürfte man daraus schließen, dass Rauchen doch nicht so gefährlich ist und offenbar doch keinen Lungenkrebs verursacht. Erst wenn man sehr viele Raucher über längere Zeit verfolgt und die Daten aufbereitet, zeigt sich der Effekt. Die Tatsache, dass nicht jeder Raucher an Lungenkrebs erkrankt, heißt nicht, dass Rauchen nicht Lungenkrebs fördert. Welchen Effekt eine Veranlagung, Lebensweise oder eine Therapie haben, sieht man erst, wenn man vernünftige statistische Daten darüber hat. Diese Daten helfen, sich auf etwas einzustellen, was kommt, und in den Blick zu nehmen, was hilft.

Statistische Evidenz zeigt, welche Behandlungen wirksam sein könnten und welche sinnlos wären. Es ist nicht immer die neueste oder teuerste Therapie nötig, sondern oft genug reicht die Standardbehandlung vollkommen aus. Daten schützen auch davor, Therapien radikaler durchzuführen als nötig.

Wenn eine Studie keine gute Prognose liefert, so kann sie eine starke Motivation dafür sein, etwas *anders* zu machen als in der Studie. Diese Erfahrung machte der US-amerikanische Programmierer Steve Dunn, der mit 32 Jahren die Diagnose „Fortgeschrittener Nierenkrebs“ erhielt. Eine Studie, die er las, kam auf eine 1-Jahres-Überlebensquote von 10 %, und nach viereinhalb Jahren war auch der letzte Studienteilnehmer gestorben. Dunn befasste sich intensiv mit der Literatur, las Studien, Zahlen und Daten und lernte, Statistik zu nutzen. Als er zwölf Jahre später an einer Hirnhautentzündung starb, war er hauptberuflicher Betreiber der Website ▶ www.cancerguide.org, die erklärt, wie und warum Statistik wichtig, nötig und oftmals lebensrettend ist. „Ich wusste, dass ich Glück hatte, wenn ich etwas fand, das einigen wenigen Patienten wirklich half. In meiner Situation konnte ich mir den Luxus nicht erlauben, abzuwarten, bis man Sicherheit über die Behandlung hatte. Ein vielversprechender Hinweis hieß für mich, dass ich es probieren musste. Das stand in der Statistik. Statistiken haben mein Leben gerettet, weil ich ihre Botschaft verstehen konnte.“

Eine wichtige Botschaft lautet: Daten repräsentieren eine Bandbreite von Möglichkeiten, die eine bestimmte Patientengruppe erfahren hat. Die Zahlen können aber nie alle Möglichkeiten all der vielen Patienten zu jeder Zeit ausdrücken. Ja, es gibt Spontanremissionen und andere verblüffende Verläufe. Es gibt Rückschlage und Ausreißer. Statistik hilft, Erkrankungen und Therapien einzuschätzen. Wer sie zu lesen weiß, profitiert von den Erfahrungen, die andere Generationen von Kranken gemacht haben – und zwar im Guten wie im Schlechten. Wenn eine Therapie kaum jemandem etwas gebracht hat, ist sie vielleicht nicht angezeigt. Wenn eine Therapie nur einigen wenigen wirklich geholfen hat, so sollte man sorgfältig prüfen, was dafür und dagegen spricht, dass Ihr Patient zu genau diesen wenigen gehören könnte.

13.4 Hirn und Herz sind getrennte Organe

Eine Anhängerin des demokratischen Präsidentschaftskandidaten Adlai Stevenson sagte: „Gouverneur, Sie haben die Stimmen aller denkenden Menschen!“ Er antwortete: „Das genügt nicht, Madam. Ich brauche die Mehrheit!“ Diese Anekdote fragwürdigen Ursprungs legt den Finger auf ein gern vernachlässigtes Detail: Wenn Akademiker „Menschen“ erreichen wollen, zielen Sie unbewusst auf den Kopf. Sie kennen Zahlen, Daten und Fakten, können sie erklären und glauben, die Fakten sprächen für sich. Sie glauben, man könnte Menschen über den Kopf gewinnen. Auch Mediziner argumentieren häufig mit Fakten, die rational verarbeitet werden müssten. Die Tatsache, dass gerade die überinformierten Mütter ihre

Kinder nicht impfen lassen, zeigt, dass das nicht funktioniert.

Die Deutschen hegen wie kein anderes Volk einen irrationalen Argwohn gegen Technik, Chemie, Forschung, Medizinbetrieb und Pharmaindustrie. Nirgends sonst sind Gentechnik und Stammzellforschung so geächtet, werden Ängste vor Giften, „Chemie", Strahlung und sogar Impfungen so ernst genommen. Gleichzeitig schwören erstaunlich viele Menschen auf die Fähigkeiten ihres Heilpraktikers, der sie über ihre getrocknete Blutprobe mit Bioresonanz fernheilt.

Da kommt eine promovierte Juristin zum Kinderarzt, die ihren Kindern Bernsteinketten umhängt, weil sie glaubt, dass prähistorischer Harz über unerforschliche physikalische Kräfte das Zahnen erleichtere. Sie hat das gehört, und weil sie eine kritische und intelligente Frau ist, hat sie ihre Kinder genau beobachtet und kann berichten: Die Großen haben den Zahnwechsel vollkommen problemlos überstanden – und das nur dank der Bernsteinkette. Wunderbar! Und dann soll ein Kind ein Paukenröhrchen eingesetzt bekommen, und dieselbe Frau möchte jedes Detail von Warum über das Wie und Womit handfest wissenschaftlich begründet bekommen. Wie kann man das erklären?

13

Die Erklärung ist einfach: Die Legende von der wunderlinden Bernsteinkette ist ihr vertraut, sie ist alt, bewährt und klingt warm. Der Gegenstand ist schön, die Prozedur tut nicht weh, ist nebenwirkungsfrei und sicher. Alle sagen, es wirke. Die Kinder finden es auch gut. Kurz: Die Bernsteinkette gibt der Mutter das gute Gefühl, etwas Gutes für ihr Kind zu tun. Genau, Gefühl! Es ist eine Bauch- und Herzensentscheidung.

Das Einsetzen eines Paukenröhrchens ist ein Eingriff. Der tut vielleicht weh. Das Kind braucht eine Narkose und Medikamente. Das Paukenröhrchen ist ein Fremdkörper, den das Kind dann mit sich herumträgt. Und dann muss es in einem erneuten Eingriff wieder herausgeholt werden. Das tut vielleicht auch weh. Das klingt nicht so schön, und man muss sich überlegen, ob das wirklich nötig ist. Überlegen macht der Kopf. Wenn er unsicher ist, möchte er noch mehr Fakten, zumindest denkt er das.

Natürlich funktionieren Herz und Kopf verschieden. Wenn Sie jemanden vor sich haben, der zweifelt, hadert oder aus anderen Gründen endlos Fakten- und Zahlenfragen stellt, so müssen Sie sich nicht allzu sehr anstrengen, Faktenwissen auszubreiten. Was tatsächlich hilft, ist, wenn Sie die Bauchebene ansprechen, und zwar so, wie Sie es immer tun: Benennen Sie die Emotion.

„Es ist eine Ihnen unangenehme Vorstellung, dass ihre Kleine eine Narkose bekommen soll." Und dann reden Sie mit dem Mutterherz: Ja, die Vorstellung ist ungewohnt, aber Narkose sorgt dafür, dass der kleine Schatz keine Schmerzen hat und gar nichts merkt, und wenn der Paukenerguss und die ewigen Mittelohrentzündungen vorbei sind, ist das eine große Erleichterung für alle.

Behalten Sie im Hinterkopf, dass am Ende immer das Herz entscheidet. Menschen sind nicht rational, sie tun nur manchmal so.

► Wenn er es nicht mitträgt, mache ich es trotzdem

Ich wollte neben der Chemo eine homöopathische Behandlung laufen lassen, gegen die Nebenwirkungen. Mein Onkologe hatte kein Problem damit. Wenn mir das Sicherheit gäbe, wäre er damit einverstanden. Die homöopathische Behandlung ist auch etwas, wo er dahintersteht, hat er gemeint. Es gibt bestimmte alternative Heilmethoden, da stünde er nicht dahinter.

Dem Heilpraktiker habe ich auch gesagt, dass ich die Chemotherapie mache, egal, wie er dazu steht. Das Mittel, das er mir rausgesucht hat, das sollte die Übelkeit während der Chemotherapie etwas eindämmen. Das hat nicht geklappt.

Aber ich habe nach der zehnten Chemo sehr starke Knieschmerzen bekommen, wo ich mal einen Skiunfall hatte. Die Orthopäden konnten mir die Schmerzen mit Schmerzmitteln nicht eindämmen, und ich konnte nicht mehr laufen vor Schmerzen. Diese Problematik habe ich über die Homöopathie gelöst. Daher bin ich sicher, dass mir Homöopathie hilft.

51-jährige Darmkrebspatientin ◄

13.5 Alternativmedizin und Wunderglaube

Wenn etwas wissenschaftlich untersucht wird, dann heißt das gründlich und penibel, eventuell auch erbarmungslos. Wissenschaftlich arbeitende Mediziner dürfen nichts glauben, sie müssen alles infrage stellen, müssen genau sein, kritisch und sachlich. Niemand mag jemanden, der pingelig ist. Netter wäre, man drückte ein Auge zu und ließe Fünfe gerade sein – eine undenkbare Vorstellung, wenn wir von Evidenz und exakter Wissenschaft reden.

Als wäre das nicht unsympathisch genug, benutzt die Wissenschaft gemeine Methoden, um unsere schöne Welt zu entzaubern. Kein Wunder, dass sich die wunderbaren Effekte der Homöopathie immer dann verstecken, wenn man sie wissenschaftlich festnageln möchte. Müssen Sie immer alles so genau wissen? Könnten Sie die Dinge nicht der Phantasie Ihrer Patienten überlassen? Wäre es nicht zauberhaft, wenn bei Mondschein verschütteltes Wasser seine Schwingungen heilend auf den Körper übertrüge? Wäre es nicht beruhigend, dass warme Gedanken und warme Hände heilen können, und himmlisch, wenn wunderbare, magische Schwingungen uns ins Lot bringen? Die Welt ist bunter, wenn man glauben darf, dass Kristalle geheimnisvolle, segensreiche Wirkungen haben, wenn Pendel Diagnosen stellen und Zaubersprüche (Mantras) die Blutwerte normalisieren. Menschen wollen an Wunder glauben. Rätsel, Magie, unerklärliche Kräfte und wundersame Zeichen sind nicht nur in Fantasy-Büchern beliebt. Auch die Aufgeklärten, die nicht an Bernsteinketten gegen Zahnungsschmerz und Bioresonanz gegen Krebs glauben, mögen den Partypuper nicht, der das Licht anmacht, wo es so schön schummerig war.

Wenn Sie als evidenzbasiert arbeitende Ärztin Patienten behandeln, die an esoterische Abstrusitäten glauben, so können Sie wertvolle (unbezahlte) Minuten damit vergeuden, Ihre Patienten von ihren merkwürdigen Auffassungen abzubringen. Aber sparen Sie es sich. Hier haben wir es mit Glaubensfragen zu tun. Wenn Sie einem überzeugten Katholiken erklären, dass kein Mensch unfehlbar und Jungfrauengeburt unmöglich ist, mögen Sie recht haben. Sie werden einen Gläubigen deshalb aber nicht von seiner Überzeugung abbringen. Das, womit Sie aufwarten, heißt Wissen, und das berührt den Glauben nicht.

Sie können aber viel kaputt machen, weil es Menschen kränkt, wenn ihr Glaube angegriffen wird. Es ist nicht nötig, sich in Glaubenskriegen zu verzetteln. Einzige Ausnahme ist, dass jemand Maßnahmen oder Medikamente bekommt, die schädlich oder gefährlich sind, oder dass er aus Glaubensgründen notwendige medizinische Maßnahmen unterlässt. Solche Fälle sind selten.

Öfter werden Ihnen Patientinnen und Patienten begegnen, die „Alternativmedizin" praktizieren. Das ist nicht nur nichts Schlimmes, es kann sogar nützlich und wirksam sein. Die Pflanzenmedizin bietet viele gut verträgliche, wirksame Mittel. Salbei gegen Husten, Kamille gegen Halsweh, Arnika gegen Schwellungen, Honig für schlecht heilende Wunden und Kümmelöl gegen Bauchweh sind ebenso sinnvoll wie Güsse und Bäder, Leberwickel (Wärmflasche auf den Bauch) und Leinsamen für die Verdauung oder Wadenwickel gegen Fieber. Für die Wirkung osteopathischer Behandlungen gibt es mittlerweile sehr gute Evidenz, und auch unter den Akupunkteuren gibt es gute (allerdings noch mehr nicht so gute).

Als Ärztin oder Arzt wissen Sie, dass Sie kein stundenlanges Gespräch abrechnen können. Seien Sie froh, wenn Ihre Patientin zu einem klugen Heilpraktiker geht, der die Funktion eines Psychotherapeuten übernimmt. Sehen Sie den Heilpraktiker nicht als Konkurrenz, sondern als das, was das Wort „Komplementärmedizin" andeutet: eine Ergänzung. Wenn Sie einen Patienten vor die Wahl ‚Er oder ich!' stellen, dann laufen Sie Gefahr, dass Sie verlieren, und zwar das Vertrauen, die Kooperationsbereitschaft, Ihren Ruf als freundlicher Arzt und einen Patienten.

Lassen Sie sich nicht auf Konkurrenzspielchen ein, das ist unter Ihrer Würde. Machen Sie Ihre Arbeit so, wie Sie es für richtig halten, und lassen Sie Ihren Patienten ihr alternatives Standbein, wenn es denn hilft oder wenigstens nicht schadet.

Sie müssen aber nicht zu allem Ja und Amen sagen. Ein beliebter Satz von Heilpraktikern lautet: „Wer heilt, hat recht." Dieser Satz ist gefährlich und dumm. Welche Methode langfristig und zuverlässig heilt, zeigt nur eine saubere Statistik. So wie ein Raucher ohne Lungenkrebs nicht beweist, dass Rauchen nicht Lungenkrebs befördert, so zeigt auch ein Mensch, der glaubt, Homöopathie hätte seinen Krebs geheilt, nicht, dass das möglich wäre. Ob eine bestimmte Therapie oder nur ein Zufall, die Zeit oder der Placeboeffekt Besserung bringen oder ob die Besserung nur eingebildet ist, kann niemand seriös sagen. Auch für Ihre Therapien gibt es keine 100 prozentige Wirkgarantie, aber Evidenz. Von Eckart von Hirschhausen stammt der schöne Satz: Jeder hat ein Recht auf seine eigene Meinung, aber nicht auf eigene Fakten.

► Das ist genau das, was ich brauche

Also, die manuelle Medizin insgesamt ist für mich sehr, sehr gut. Das ist genau das, was ich brauche. Krankengymnastik ist auch wichtig. Man muss ja auch selbst was tun, damit man muskulär ein bisschen in Form bleibt. Aber es ist einfach bei mir so, dass die ganzen Verkrampfungen, Verspannungen, Verklebungen, Verquellungen in die Struktur des Gewebes eingreifen und die verändern. Da komme ich selbst ja mit Übungen nicht so richtig ran. Da brauche ich dann ein paar freundliche Hände auf mir, die diese Verkrampfungen lösen. Damit ich überhaupt erst wieder in den Stand gesetzt werde, dass ich selbst üben kann. Also, die beiden Dinge, manuelle Therapie und Krankengymnastik in Kombination, sind eigentlich sehr wichtig. Ich glaube, am wichtigsten ist für mich wirklich die Osteopathie, weil mein Körper darauf wirklich reagiert.

Schmerzpatientin, 45 Jahre ◄

Für den Umgang mit Esoterikern sollten Sie sich einen Grundsatz des Improvisationstheaters zu eigen machen: Im Improvisationstheater werden aus dem Stehgreif Szenen gespielt. Die Handlung entwickelt sich von selbst, die Charaktere folgen spontanen Eingebungen (oder manchmal Zurufen von außen). Alles ist erlaubt, außer: Nein sagen, korrigieren, verbessern. Was immer der eine Schauspieler dem anderen zuwirft, muss er aufnehmen – egal, wie blöde und absurd es auch sein mag. Auch wenn man die Handlung gern umbiegen möchte, muss man das akzeptieren, was vorgegeben ist. Egal, was kommt, die Haltung ist: „Na schön, und dann …" oder „Ja, aber jetzt …".

Sie sind Mediziner und kein Schauspieler. Es lohnt sich aber diese innere Haltung anzunehmen. Sie müssen sich auf die Realität Ihres Patienten einstellen – nicht gegen sie ankämpfen.

Ärzte sind auch Menschen

Inhaltsverzeichnis

J. von Campenhausen, *Ärztliche Kommunikation für Medizinstudierende*,
https://doi.org/10.1007/978-3-662-61749-6_14

14.1 Gute Ärzte sind Superhelden

Eine gute Ärztin ist eine Charakterriesin, ein guter Arzt ein Superheld: Diese Menschen sind immer höflich, aufmerksam und zugewandt. Sie sind fachkompetent und entscheidungsschnell, geschickt und souverän, dabei herzensklug und mitfühlend. Sie werden niemals müde und lassen sich weder von aggressiven Patienten noch von nervigen Kollegen aus der Ruhe bringen. Diese Souveränität zeigt sich auch im Gespräch: Gute Ärzte verstehen es, stets den richtigen Ton zu treffen. Sie sprechen gewandt und einfühlsam über Sex und Tod, Alkoholismus und Eheprobleme, haben immer die richtige Diagnose, Behandlung oder Empfehlung zur Hand und schnurren nach getaner Arbeit klare, informative und kluge Arztbriefe herunter.

Zu Hause sorgen sie mir leichter Hand für Harmonie in ihrer Familie, pflegen Freundschaften und Hobbys, kümmern sich um genug Bewegung, essen gesund und schlafen erholsam, um frisch und aufgetankt am nächsten Tag Patienten zu verarzten. Zum Glück stellt sich dem guten Arzt niemals die Sinnfrage, denn was er tut, ist offensichtlich richtig und hilfreich: Leiden lindern, Leben retten.

Schön wärs.

Der Arztberuf ist hart. Krankenhausärzte leiden Studien zufolge vor allem unter Zeitmangel und dem Druck, ständig konzentriert sein zu müssen. Niedergelassene Kollegen belastet vor allem die Verantwortung für die Patienten, die sie oft allein tragen. Dazu kommen die Unvereinbarkeit von Beruf und Familie, wirtschaftlicher Druck, die emotionale Last mit schwerkranken Patienten, Leistungsdruck, Entscheidungszwang, Schlafmangel und Versagensangst. Nicht umsonst ist Schlafentzug eine Foltermethode.

In vielen Kliniken und manchen großen Praxen müssen immer weniger Mediziner immer mehr Arbeit schultern. Unter Kosten- und Konkurrenzdruck leidet auch die Kommunikation. Konstruktive Gespräche, gute Arbeitsaufteilung und seelische Konfliktbewältigung kommen zu kurz, Prüfungen und Kontrollen zur Qualitätssicherung kosten zusätzliche Zeit und fördern Misstrauen und Angst. In vielen Kliniken werden Kollegen schonungslos gemobbt.

Zahllose Studien bescheinigen Medizinern ein hohes Morbiditäts-, Mortalitäts- und vor allem Suizidalitätsrisiko. Die schaurig schönen Zahlen beruhen allerdings oft auf Schätzungen. Neuere Umfragen zeigen, dass es Ärztinnen und Ärzten in Deutschland gar nicht so schlecht geht. Doch es stimmt: Die Selbstmordrate von Ärzten und vor allem Ärztinnen ist deutlich höher als die der Normalbevölkerung. Auch Depressionen und Burn-out sind ein ernstes Problem unter Medizinern.

Doch von einem leichten Frust in der Assistenzarztzeit oder gelegentlicher Arbeitsunlust an Wochenenden bis hin zur Erschöpfungsohnmacht, stressbedingten Nahtoderfahrungen oder Selbstmordplänen ist es ein weiter Weg.

► Die Patienten saugen mich aus

Um ehrlich zu sein: Ich brauchte ein Sabbatical von meiner Praxis. Dann könnte ich mich um meine akademischen Interessen kümmern. Dafür habe ich einfach nicht die Zeit, die ich brauche. Aber vor allem habe ich das Gefühl, dass mich die klinische Praxis ausbrennt. Man kann nur ein gewisses Maß aushalten – die ganzen Probleme, die ganzen Anrufe, die ganzen Patienten und Familien. Das habe ich mir nicht vorgestellt, als ich mich niedergelassen habe. Ich hatte keine Ahnung, dass es so hart würde. Gegen Ende der Woche habe ich das Gefühl, dass ich es kaum noch aushalten kann. Das ist definitiv nicht das, wofür ich Medizin studiert habe. Ich habe eher intellektuelle Neigungen. Hier bin ich ein teurer Techniker und eine Krankenschwester in einem. Wenn das Geld nicht wäre, würde ich zurück in die Forschung gehen, je mehr das von mir wegrückt, desto mehr erkenne ich, dass ich da am glücklichsten war – ohne Anrufe an Angehörige, ohne die ganze Zeit Leuten zuzuhören, die Beschwerden haben. Jeder will etwas von mir. Ich habe das Gefühl, ich müsse mich davor schützen, mich zu sehr auf die Patienten einzulassen. Wenn ich könnte, würde ich nur die kognitive Seite leben und die Emotionen, die Familien und das ganze Zeug anderen überlassen. Ich fühle mich, als würden die Patienten mich aussaugen. Sie wollen so viel, jeder einzelne von ihnen. Wenn das so weitergeht, bin ich in ein oder zwei Jahren ausgebrannt, oder ich werde eine Gefahr für meine Patienten und mich selbst.

Internist, 46 Jahre, seit sechs Jahren niedergelassen [39] ◄

Eine Längsschnittstudie in Erlangen hat mit DFG-Mitteln untersucht, wie sich das Lebensgefühl junger Mediziner entwickelt. Die Forscher befragten die Ärzte nach dem Staatsexamen, in der AiP-Zeit und in der Assistenzarzt-Zeit. Ergebnis: Nach dem Studium sind die Medizinerinnen idealistisch, fürsorglich, beziehungsorientiert und altruistisch. In der AiP-Zeit werden berufliches Fortkommen und Prestige wichtiger, und die Work-Life-Balance spielt eine Rolle. Die Arbeitsplatzbeschreibung der Ärztinnen und Ärzte ist ernüchternd. Viele Befragte leiden unter mangelndem Handlungsspielraum, hierarchischer Führung und hoher Arbeitsbelastung.

Die Assistenzärztinnen und -ärzte sind auf gutem Wege zum „Workoholic"; Belastung und Engagement nehmen zu, die meisten Befragten bewerten den Beruf als Lebensaufgabe, und vor allem Männer sind zufrieden.

Bei der dritten Befragung zeichnen sich deutlich Unterschiede zwischen den Geschlechtern ab. Das Selbstvertrauen der Ärztinnen sinkt, das der Ärzte steigt. Junge Ärztinnen sind ernüchtert und entmutigt, rechnen mit schlechteren Aufstiegschancen. Interessanterweise gilt das nicht nur für Medizinerinnen, die nebenher Kinder managen, sondern auch für kinderlose Ärztinnen. Auch die Wertevorstellungen ändern sich: Die Befragten werden pragmatischer und sehen die Kommunikation nicht mehr als Mittelpunkt ärztlicher Tätigkeit. Das ist ein Fehler. Wer von Anfang an ein gutes Verhältnis zu Kollegen, Vorgesetzten und dem Pflegepersonal hat und dazu ein funktionierendes Netzwerk von Freunden pflegt, manövriert sich nicht so leicht in Missverständnisse, kann Druck besser ablassen und bekommt mehr Unterstützung, wo sie nötig ist.

Eine Umfrage unter 5700 Vertragsärzten aller Fachrichtungen zeigte, dass die Kollegen vor allem viel arbeiten und dementsprechend unter Zeitdruck stehen. Im Schnitt arbeiten die Befragten elf Stunden pro Werktag und versorgen in der Zeit 51 Patienten. Damit kommen sie auf 255 Patienten pro Woche und damit rechnerisch 1122 Patientenkontakte im Monat. Es ist schwer vorstellbar, dass irgendjemand solche Menschenmassen menschlich angemessen behandeln kann. Das ist nicht nur für die Qualität der Behandlung und das Verhältnis zu Patienten ein Problem.

59 % der Ärzte sagen, die Arbeit laugt sie aus,

58 % sind am Ende des Arbeitstages „völlig erledigt",

57 % nehmen ihre Mahlzeiten unter Zeitdruck ein,

69 % sagen, dass ihr Privatleben unter der Überbeanspruchung in der Praxis leide,

59 % leiden unter einem Schlafdefizit.

Natürlich müssen Sie wirtschaften, d. h., Sie müssen eine angemessene Anzahl von Patienten haben, um Geld zu verdienen. Das schaffen Sie dauerhaft aber nur, wenn Sie sich von Anfang an ein gutes Zeitmanagement auferlegen. Richten Sie sich feste Ruhezeiten und Auszeiten ein. Wenn Sie eine eigene Praxis haben, dann ziehen Sie sich für einen kurzen Mittagsschlaf zurück. (Als Mediziner wissen Sie ja, welch ungeheures Potenzial eine „Powernap" von nur 15 Minuten bringt. Nutzen Sie das!)

Damit Sie lange Freude an Ihrem Beruf und dem Leben in Ihrem Körper haben

Passen Sie auf sich auf:
Halten Sie die Ruhezeiten ein, und zwar regelmäßig,
schlafen Sie mal aus,
pflegen Sie Freundschaften,
treiben Sie Sport.
Haushalten Sie mit Informationen:
Reduzieren Sie Druck und Tempo,
kanalisieren Sie die Informationsflut,
muss das Handy an den Gürtel?
Checken Sie Mails zu festen Zeiten, nicht immerzu zwischendurch,
lassen Sie sich nicht ständig aus allem herausreißen.
Reden Sie mit Kollegen (und zwar nicht nur über Fälle)
Beantworten Sie sich folgende Fragen:
Was möchten Sie bis Jahresende erreichen?
Worauf wollen Sie stolz sein?
Wofür möchten Sie gelobt werden?
Von wem?
Was sagen Ihre Kinder zu dem, was Sie machen?
Wenn Sie nur Zeit und Geld für drei Projekte hätten, welche wären das?

14.2 Ärzte als Patienten

Kranke Ärzte sind schwierige Patienten. Manche sind Hypochonder, die jedes Jucken von einem Spezialisten abklären lassen müssen; die meisten aber sind hartnäckige Verdränger, die selbst eindeutige Befunde ignorieren, herunterspielen oder verleugnen. Gleichzeitig gehen erstaunlich viele Ärzte erstaunlich liederlich mit ihrer Gesundheit um. Eine Umfrage an 4000 US-amerikanischen Ärzten zeigte, dass mehr als die Hälfte nicht gegen Hepatitis und Grippe geimpft war. Bei den Frauen tasteten mehr als die Hälfte ihre Brüste nicht regelmäßig ab.

Jeder dritte von 1784 Schweizer Ärzten gab an, Mühe damit zu haben, ärztliche Hilfe in Anspruch zu nehmen. Nur jeder fünfte hatte überhaupt einen Hausarzt. 90 % der Befragten behandelten sich bei Bedarf selbst, 65 % hatten in der vergangenen Woche selbst Medikamente genommen, die meisten Schmerzmittel, gefolgt von Beruhigungsmitteln und Antidepressiva.

Der Weg dorthin beginnt bei allen Medizinern gleich: Mit den ersten Leichen im Sektionssaal und den ersten Kranken in den klinischen Fächern verändert sich der Umgang mit der eigenen Gesundheit. Viele Studenten, die so jäh mit Leiden und Tod konfrontiert werden, reagieren mit erhöhter Aufmerksamkeit für den eigenen Körper. Kleinste Symptome werden registriert – und die treten passend zu dem Krankheitsbild auf, das gerade gelernt wird. Eine solche „reaktive Hypochondrie" mag junge Mediziner zum Arzt treiben, das wird ihnen aber schnell ausgeredet. Alles Einbildung, das geht vorbei. Angehende Ärzte sind nicht krank.

Diese Einstellung hilft, später körperliche Warnsignale zu ignorieren. Die Arbeit als Arzt zeigt es ja: Patienten sind krank, Ärzte sind gesund. Dieses Wissen unterstützt Verdrängung, Verleugnung und Dissimulation alles Kranken.

Wenn nach langem Raubbau am eigenen Körper einige Symptome doch so auffällig werden, dass auch ein geübter Arzt sie nicht mehr verdrängen kann, bietet der Medikamentenschrank auf der Station oder in der Praxis die freie Auswahl an Mitteln zur Selbstbehandlung. Das kann lange gutgehen, aber wenn nicht, ist es in der Regel ziemlich schlimm.

Der Heidelberger Allgemeinmediziner Thomas Ripke hat klug über seine Erfahrungen als „Patient Kollege" geschrieben. Eine Krebserkrankung zwang ihn, ärztliche Hilfe zu suchen. Weil er sich nicht entschließen konnte, einem allein zu vertrauen, konsultierte Ripke gleich mehrere Kollegen. Sie alle tun das, was Ärzte leider meistens tun: Sie bleiben sachlich. Die beiden Ärzte disputieren gelehrt über „den Fall", sie versuchen sich gegenseitig zu zeigen, wie kompetent sie sind. Dass einer von ihnen die Rolle des Patienten übernommen hat, wird ausgeblendet.

Zunächst ist Ripke froh, als Kollege ernst genommen zu werden. Immer wieder hört er den Satz: „Sie als Kollege wissen am besten, was für Sie gut ist.“ Aber mittlerweile ist er ein Patient im wörtlichen Sinn, ein leidender, und er benimmt sich auch wie ein Patient: Wider besseres Wissen meidet er die Tumormarkerkontrolle, weil er Angst hat. Er nimmt seine Kalziumtabletten nicht, weil sie so scheußlich groß sind. Er wünscht sich, dass ihm jemand verständnisvoll, empathisch und warmherzig zuhört. Er möchte nicht mehr sachlich über medizinische Daten und Befunde reden, sondern als Kranker wahr- und angenommen werden.

Später, als er wieder arbeitet, hilft ihm diese Erfahrung. „Da seine eigene Angst letzten Endes berechtigt war, kann er sie jetzt bei den Patienten besser akzeptieren, mehr noch, es entsteht eine erkennende Resonanz, die von den Patienten dankbar aufgenommen wird. (…) Patienten mit Schmerzen sind für ihn, auch wenn sie diese stark betonen, keine aggravierenden Patienten mehr. Er weiß, wie gravierend seine eigenen Schmerzen zum Beispiel in einsamen Nächten waren, und auch wenn er dies dem Patienten nicht sagt, spürt dieser die Gemeinsamkeit und lebt darüber auf“, schreibt er später über sich selbst. Er habe gelernt, besser zuzuhören, und gebe seinen Patienten Wärme und Schutz, weil er selbst erfahren hat, wie unendlich wohltuend das in Krankheitskrisen ist. Vor allem aber warnt er davor, Kollegen, die als Patienten kommen, als Kollegen zu behandeln.

Setzen Sie nicht voraus, dass der Mensch, der vor Ihnen sitzt, sich auskennt, weil er selbst Mediziner ist. Das hat nämlich zur Folge, dass bei Anamnese und Diagnostik geschludert wird. Die Aufklärung findet kurz oder gar nicht statt – der Kollege weiß es doch schließlich selber. Bleiben Sie souverän in der Rolle des Behandlers und nehmen Sie den Patienten als hilfesuchenden Kranken wahr – nicht obwohl, sondern ganz besonders weil er Arzt ist. Wenn so einer sich in eine fremde Praxis traut, dann heißt das schließlich etwas. Auch ein Patient mit Medizinstudium sehnt sich nach einer Vertrauensperson, einer Autorität, die ihm hilft, wichtige Entscheidungen zu treffen, und einer klugen Person, die einfühlsam zuhört.

Was heißt das für junge, gesunde Mediziner? Scheuen Sie sich nicht, als Patient in eine Praxis zu gehen. Schaffen Sie sich einen Hausarzt ihres Vertrauens. Machen Sie Ihre Vorsorgeuntersuchungen und pflegen Sie das Vertrauensverhältnis als Patient. Das ist nicht nur vorbeugend gut; Sie werden so hoffentlich auch Einiges für die eigene Kommunikationspraxis lernen. Natürlich ist es nett, zu fachsimpeln. Bleiben Sie aber, wenn es um Sie geht, in Ihrer Patientenrolle und bestärken Sie Ihre Ärztin darin, in ihrer Behandlerrolle zu bleiben.

► Ich komme nicht gegen sie an

Eine Kollegin macht mich überall schlecht. Sie verteilt, wo sie kann, irgendwelche fiesen Bemerkungen, um mich schlecht dastehen zu lassen. Es fällt mehreren auf. Ich bin nicht allein und bekomme viel Unterstützung, sogar oberärztlicherseits. Aber sie hat es geschafft, ihre Station gegen mich aufzuhetzen, und es wird nur noch geguckt, ob ich Fehler mache. Daher bin ich immer sehr angespannt, ich habe wahnsinnige Angst, irgendwelche Fehler zu machen.

Einmal musste ich einen Fehler von ihr ausbaden und habe mich darüber aufgeregt. Seitdem herrscht Krieg. Ich darf in ihrer Gegenwart nichts sagen, sie schneidet mir sofort das Wort ab. Es ist hart, eine geballte Ladung Hass entgegengebracht zu bekommen. Ich bin sehr verunsichert. Sie macht es auf eine subtile Art, zum Teil aber auch offen verbalaggressiv. Ich komme nicht gegen sie an.

Assistenzärztin in einem Forum ◄

14.3 Mobbing in der Klinik

Die Weiterbildung im Krankenhaus war lange Zeit nur eine Zwischenstation zur eigenen Praxis. Die jungen Assistenten wurden hart rangenommen, ausgebeutet und später für ihr Durchhalten mit üppigen Honoraren in der eigenen Praxis oder einer glänzenden Karriere in der Klinik belohnt. Dafür nahm man hin, dass Lehrjahre keine Herrenjahre seien. Die fetten Jahre danach machten das Leiden mehr als wett. Es war akzeptiert, dass sadistische Kollegen und Chefs die jungen Leute quälten.

Heute ist die Klinik keine Durchgangsstation mehr. Für viele Ärztinnen und Ärzte ist sie zum Dauerarbeitsplatz geworden, ohne dass sie als Chefärzte die Arbeit delegieren und in die eigene Tasche wirtschaften könnten. Viele haben befristete Verträge, die Krankenhäuser sparen, und die jungen Mediziner leiden unter Zeit- und Gelddruck, sie müssen für ihre Ausbildung strampeln und sich innerhalb der starren Hierarchie der Klinik im Konkurrenzkampf gegen die Kollegen durchsetzen. Reibereien lassen sich da kaum vermeiden, aber längst ist handfestes Mobbing in vielen Kliniken ein ernstes Problem.

Befragungen zeigen, dass sich die Kollegen innerhalb der Hierarchie in alle Richtungen gegenseitig gezielt und ausdauernd das Leben schwer machen: Es gibt Mobbing unter den Assistenten und das klassische Abwärts-Mobbing der Vorgesetzten nach unten, aber auch ein Mobbing nach oben, wenn etwa die Assistenten gezielt einen Oberarzt hängenlassen oder schikanieren. Hinzu kommen Mobbing anderer Berufsgruppen gegen die Ärzte oder Schikanen der Verwaltung.

Während junge Ärztinnen und Ärzte dem Druck durch einen Stellenwechsel entkommen können, trifft es ältere Oberärzte besonders hart. Wenn der Chef sie wegen Kompetenzgerangels nicht mehr will oder die Verwaltung sie loswerden will, um Platz für die Entourage des neuen Chefs zu schaffen, macht man ihnen das Leben mit kleinen und auch großen Gemeinheiten schwer, um sie herauszuekeln. Um fristlos kündigen zu können, versucht man ihnen Unfähigkeit oder Fehlverhalten nachzusagen und nachzuweisen. Das geht so weit, dass Krankenschwestern instrumentalisiert werden, um eine sexuelle Nötigung zu behaupten.

Meist sind es regelmäßige kleine Gemeinheiten, die auf Dauer extrem belastend werden können. Sei es, dass jemand vor anderen bloßgestellt oder konsequent ignoriert wird. Wenn alle aus dem Team vorgestellt werden bis auf einen, wenn das Gespräch im Pausenraum verstummt, wenn eine bestimmte Person kommt, ist das mehr als nur gemein. Eine Ärztin berichtet, dass ihr Chef bei der Visite die Krankenakte ausschüttelt und sie erniedrigt, indem sie die herausfallenden Zettel vom Boden auflesen muss – selbst, wenn sie nicht für die losen Befunde verantwortlich ist. Mediziner, die nebenher forschen wollen, werden absichtlich mit Diensten zugeschüttet, um sie zu behindern. Wer für seine Weiterbildung bestimmte Untersuchungen und Operationen braucht, ist erpressbar, das machen sich viele Vorgesetzte zunutze. Herabwürdigen, Ausgrenzen, Demütigen, Verleumden, Lächerlich-Machen, Vorführen, Diebstahl geistigen Eigentums – die Liste der Fiesigkeiten in der Klinik ist lang.

Damit Mobbing funktioniert, ist mehr nötig als ein Täter und ein Opfer, sondern auch eine schweigende oder – noch schlimmer – mitmachende Menge. Fachleute beobachten im angespannten Medizinsystem eine „Entsolidarisierung“, die Mobbing ermöglicht und erleichtert.

Die Folgen sind nicht nur für die Betroffenen schlimm: Das Selbstwertgefühl leidet, viele entwickeln Angst vor neuen Schikanen. Körperliche Stresssymptome, bis hin zur klinischen Depression, machen nicht nur das Arbeiten schließlich unmöglich, sondern bedrohen Leib, Seele und Leben.

Auch die Klinik leidet, weil Minderleistung eingeschüchterter Mobbing-Opfer, Arbeitsausfälle, Kündigung und Neueinstellung zu Buche schlagen. Auch volkswirtschaftlich entsteht ein Schaden, denn Heilbehandlungen, Arbeitslosigkeit und alle Folgekosten der „Psychiatrisierung" trägt die Gesellschaft.

Doch was tun, damit es so weit nicht kommt? Grenzen Sie sich gegen ihre Quäler ab. Das kostet Kraft. Protokollieren Sie für sich, was wann passierte, und ertragen Sie Schikanen nicht unnötig lange. Wenn Sie sich gemobbt fühlen, müssen Sie handeln. Suchen Sie Verbündete, gehen Sie zu einem vertrauenswürdigen Vorgesetzten, zum Betriebsrat oder zur Frauenbeauftragten. Auch die Ärztekammern haben Ansprechpartner für Mobbing-Opfer. Sie versuchen zu schlichten und vertreten den Antragsteller, wenn das nötig wird.

Augen zu und durch ist keine empfehlenswerte Strategie, denn Mobbing macht auf Dauer krank. Wenn sich jemand auf Sie eingeschossen hat, die Verhaltensmuster eingeübt sind und keiner in eine andere Abteilung versetzt wird, werden Sie weiter Federn lassen. Dann ist es sinnvoll, sich nach einer neuen Stelle umzusehen.

► Was können Sie eigentlich?

Ich wurde wie ein Versager behandelt. Der Chef ging durch meine Verordnungsbögen und bemängelte alles. Wenn ich ein CT anordnete, sagte er: „Blödsinn, das hat Zeit bis morgen." Wenn ich es für morgen anordnete, sagte er: „Das ist zu spät! Das muss heute sein!"

Bei der Visite hat der Chef mich gefragt, welcher Fluss durch den Geburtsort eines Patienten fließt, und wenn ich das nicht wusste, sagte er: „Sehen Sie, diese Ärztin interessiert sich überhaupt nicht für Sie." Dann fragte er mich vor meinen Patienten und vor dem ganzen Team abseitiges Wissen ab, und meinte dann: „Was können Sie eigentlich?" Ich bin oft weinend nach Hause gegangen.

Weiterbildungsassistentin im 4. Jahr ◄

14.4 Mein Chef ist ein Psychopath

Das Krankenhaus ist wie die katholische Kirche oder das Militär streng hierarchisch aufgebaut. Die Hierarchie sorgt für Klarheit, sie befördert aber auch den Aufstieg pathologischer Persönlichkeiten. Als der katholische Bischof Tebartz-van-Elst wegen seiner Prunksucht in die Schlagzeilen geriet, bemerkten Psychologen, dass das System der katholischen Kirche Narzissten anziehe. Das Selbst- und Amtsverständnis der katholischen Kirche könne das Gefühl der Erhabenheit der eigenen Person ins Irrwitzige steigern. Menschen mit narzisstischer Grundstörung würden systematisch gefördert, das Fehlen normaler menschlicher Beziehungen werde durch ein Übermaß an Autorität kompensiert.

Das Gleiche kann man auch von Krankenhäusern mit den Halbgöttern in Weiß sagen. Es gilt mittlerweile als erwiesen, dass in der Chefetage mehr Menschen mit narzisstischer Persönlichkeitsstörung beschäftigt sind als in den Niederungen. Wenn Sie also das Gefühl haben, Ihr Chef sei ein Psychopath, stehen die Chancen gut, dass Sie recht haben.

Manche Chefs finden Gefallen daran, junge Ärztinnen bei der Visite vor Patienten bloßzustellen, sie nutzen ihre Mitarbeiter gnadenlos aus, schikanieren gern oder bremsen begabte Jungärzte willkürlich aus. Dabei sind sie oft erstaunlich charmant, gewinnend und nett zu anderen, aber vollkommen gefühlskalt. (Tatsächlich betrifft das Problem derzeit nur männliche Chefs, erst wenn genug Frauen Chefärzte sind, lässt sich beurteilen, ob unter ihnen ebenfalls auffallend viele pathologische Persönlichkeiten sind.)

„Erfolgreiche Psychopathen" nennt der Psychologe Kevin Dutton jene Extrempersönlichkeiten, die im Militär reüssieren, weil sie kaltblütig und machtbewusst sind, die als Bankmanager Milliarden verspielen, tausende um Vermögen und Job bringen und anschließend ungerührt um Millionen für ihre Abfindung feilschen. Vergleiche mit Psychopathen, die aus gutem Grund im Gefängnis sitzen, zeigen, dass sie sich in vielen Eigenschaften nicht von Serienkillern, Vergewaltigern und Bombenlegern unterschieden. Dutton interviewte Hannibal-Lecter-Persönlichkeiten und ihre nicht straffälligen Brüder im Geiste. So zitiert er den britischen Top-Chirurgen James Geraghty: „Ich habe kein Mitgefühl mit denen, die ich operiere. Diesen Luxus kann ich mir einfach nicht leisten. Im OP werde ich wiedergeboren als kalte, herzlose Maschine. (…) Wenn man dem Tod hoch oben über der Schneegrenze des Gehirns ein Schnippchen schlagen möchte, so sind Gefühle unangebracht. Emotionen sind äußerst schlecht für's Geschäft. Ich habe sie im Laufe der Jahre so gut wie ausgemerzt." [40] Dazu ergänzt Dutton: „Natürlich ist die Chirurgie nur ein Beispiel dafür, dass sich ein psychopathisches ‚Talent' als vorteilhaft erweisen kann. Es gibt andere." Mediziner rangieren auf Duttons Liste an erfolgreichen Psychopathen auf Platz vier (nach Bankern, Firmenchefs und Anwälten).

Der Hauptunterschied zwischen straffälligen und erfolgreichen Psychopathen zeigte sich in den antisozialen Eigenschaften: Kriminelle neigten eher zu Gewalt. Eine vergleichende Untersuchung an Psychatrie-Patienten, hospitalisierten Kriminellen und Managern [41] zeigte, „dass einige psychopathische Merkmale bei Wirtschaftsführern verbreiteter waren als bei sogenannten ‚verhaltensgestörten' Kriminellen – Merkmale wie oberflächlicher Charme, Egozentrik, Überredungskunst, fehlende Empathie, Unabhängigkeit und Zielgerichtetheit."

14

Die charakterkranken Chefärzte sind keine schlechten Mediziner. Weil sie von einem Gefühl innerer Leere angetrieben werden, sind sie oft extrem fleißig und leistungsstark, die innere Kälte hilft ihnen, andere für sich einzuspannen oder auszustechen. Oft manipulieren sie auch sehr geschickt. Je höher sie auf der Karriereleiter steigen, desto weiter entfalten sich die pathologischen Züge ihrer Persönlichkeit. Dabei sind sie oft ausgesprochen geistvoll, schlagfertig und gewinnend und können Gefühle gut vorspielen, wenn das opportun ist.

Was heißt das für die Menschen, die unter einem Narzissten oder einem anderen Psychopathen als Chef leiden? Lesen Sie in Ruhe ein wenig Literatur über Narzissmus und Psychopathen in der Arbeitswelt, das hilft, den mächtigen Plagegeist als Kranken zu begreifen. (Dutton untersuchte psychopathische Gefängnisinsassen und als „erfolgreiche Psychopathen" Manager auf elf Persönlichkeitsstörungen. Die Chefs litten überwiegend an Narzissmus, hatten aber auch histrionische Persönlichkeitsstörungen und Zwangsstörungen.) Achten Sie darauf, mit Ihrem Verhalten keine Angriffspunkte zu bieten. Bleiben Sie selbstbewusst und suchen Sie den Fehler für Eskalationen nicht bei sich. Und noch etwas: Die erfolgreichen Psychopathen haben oft keine gute Impulskontrolle. Vergewaltigungen durch Vorgesetzte sind nicht so selten, wie man hofft. Meiden Sie Situationen, die dem Psychopathen dazu eine Chance geben könnten.

Folgende Tipps helfen:

- Zeigen Sie keine Schwäche,
- Aber legen Sie sich nicht mit Psychopathen an.
- Argumentieren Sie nur auf der Sachebene.
- Lassen Sie sich nicht manipulieren.
- Hoffen Sie nicht auf Einsicht oder Rücksichtnahme.
- Decken oder schützen Sie niemals den Narzissten.
- Ahmen Sie ihn nicht nach.
- Suchen Sie sich Verbündete, bilden Sie ein Team.
- Dokumentieren Sie das Verhalten des Wahnsinnigen.

Im Prinzip gilt für den Umgang mit narzisstischen Chefs das Gleiche wie für den Umgang mit Patienten. Sagen Sie erst etwas Freundliches und Anerkennendes. Kritik, die konfrontativ daherkommt, wird garantiert und sofort abgeblockt. Einer, der nörgelt, etwas besser wissen will oder sich permanent schlecht behandelt fühlt, gilt einem schwierigen Chef gern als Störenfried oder Nestbeschmutzer und riskiert, zur Zielscheibe von Schikanen zu werden.

Das heißt nicht, dass Sie Ihrem Chef Honig um den Bart schmieren oder sich unterwürfig verhalten müssen. Es heißt, dass Sie mit Ihrer Haltung und Ihren Worten klarmachen, dass Sie die Autorität akzeptieren, den Chef anerkennen und ihm nicht an den Karren fahren wollen. Bleiben Sie immer sachlich und werden Sie nie persönlich. Wenn Sie auf die Beziehungsebene geraten, haben Sie verloren! Eine brauchbare Gesprächsebene schaffen Sie, wenn Sie die Leistung des Chefs anerkennen.

Nicht nur für ein Gespräch mit dem Psychopathen-Chef gilt: Nicht zwischen Tür und Angel, sondern bitte mit Termin. Alle Beteiligten sollten da sein. Wenn also zusätzlich ein Oberarzt Ihnen das Leben schwermacht, sollten Sie nicht über ihn mit dem Chef reden, sondern mit beiden gemeinsam. Es kann sinnvoll sein, dass Sie sich Verstärkung mitbringen.

Am ehesten wird Kritik angenommen, wenn Sie in Frageform daherkommt oder als sachliche Information. Also nicht: „Ich fühle mich ungerecht behandelt, wenn Sie mich vor versammeltem Team runtermachen, weil ich nicht fertig bin, dabei sind Sie doch zu spät gekommen!" Sondern: „Sie bemängeln, dass ich mit den Untersuchungen nicht fertig war. Aber sollte ich nicht warten, bis Sie auf Station sind?"

Auch wenn klar ist, dass das Problem der zu spät kommende Chef ist, sollte in einem klärenden Gespräch die Kritik daran gut versteckt sein. Erfolg hat ein Gespräch, das sich um die Problemlösung dreht: Wie bekomme ich genug Zeit für die Untersuchung? Wenn klar wird, dass dafür eine Verhaltensänderung des Chefs nötig ist, so haben Sie Ihr Ziel hoffentlich erreicht. Gut ist, wenn Sie bereits eine Idee haben, wie man das Problem lösen könnte. Zum Beispiel: Sie fangen auch ohne Chef mit Ihren Untersuchungen an. Oder: Der Chef kommt früher, oder er räumt Ihnen unabhängig davon, wann Sie anfangen können, genug Zeit ein. Sorgen Sie dafür, dass der Chef glaubt, er habe diese Idee gehabt, denn dann wird er sie auch umsetzen lassen.

► Der Chefarzt ist ein vollkommen kranker Typ

Ich habe einen Chefarzt entlassen, den wir erst zwei Wochen vorher eingestellt hatten. Er ist Orthopäde und eine große Nummer in Hüftprothesen, der sollte bei uns neuer Klinikchef sein. Eines Tages steht er im OP und beschließt spontan, doch eine andere Hüftprothese einzusetzen als ursprünglich besprochen. Für das andere Modell braucht er natürlich das passende Werkzeug und fordert das an. Die OP-Schwester sagt, das sei im anderen OP in Gebrauch, sie könne es nicht holen. Da rastet er aus, schreit sie an, fegt in den Nachbar-OP und greift sich dort das Instrument vom Tisch, an dem Blut und Knochensplitter von der laufenden OP hängen. Damit hat er dann den Knochen für's Einsetzen der Prothese bearbeitet. Das ging natürlich rum wie ein Lauffeuer. Zum Glück ist der Patientin nichts passiert. Wir haben am nächsten Tag die Schwester, die sich geweigert hatte, ihm zu gehorchen, vor der gesamten Mannschaft gelobt und den Mann sehr leise entlassen. Er ist jetzt wieder Chefarzt, ein vollkommen kranker Typ.

Geschäftsführer einer großen Klinikkette ◄

14.5 Streitgespräche

Lassen Sie Konflikte nicht schwelen. Das belastet sonst nicht nur Sie; Sie ermöglichen so, dass sich ungute Umgangsformen oder Strukturen einschleifen oder Rollen zugewiesen werden, die man schwer wieder loswird. Wenn Ihr Name nicht auf dem OP-Plan auftaucht und Sie nicht auf die erforderlichen Stunden für den Facharzt kommen, wenn Sie nicht zu Kongressen dürfen oder wenn Sie fürchten, dass die Oberarztstelle, für die Sie vorgesehen waren, auf einmal anders besetzt wird, dann ist Gefahr im Verzug. Klären Sie Konflikte so früh wie möglich. Ein entsprechender Termin sollte gut durchdacht sein, damit Sie erreichen, was Sie wollen. Weil das extrem wichtig für Karriere, Atmosphäre und das ganze Arbeitsleben ist, sollten Sie die Grundregeln für produktive Auseinandersetzungen verinnerlichen:

1. Wählen Sie den richtigen Zeitpunkt und Rahmen
2. Beharren Sie nicht darauf, im Recht zu sein
3. Hören Sie zu, ohne sich zu verteidigen
4. Werden Sie niemals beleidigend
5. Verallgemeinern Sie nicht
6. Verlieren Sie sich nicht in Details
7. Spiegeln Sie, was Sie gehört haben

1. Zeitpunkt und Rahmen

Die Grundvoraussetzung dafür, dass ein Gespräch konstruktiv, offen und gut wird, ist, dass der Rahmen stimmt. Das ist gerade im Krankenhaus oft erstaunlich schwierig. Der richtige Zeitpunkt ist dann, wenn Sie einen klaren Kopf haben, ruhig und offen sind, und nicht etwa, wenn sie sich gerade akut ungerecht behandelt fühlen und dementsprechend wütend, gekränkt und frustriert sind. Das Gleiche sollte für Ihr Gegenüber gelten. Wenn gerade eine Situation eskaliert ist und er oder Sie zornig oder beleidigt sind, hat ein klärendes Gespräch wenig Sinn. Es würde zu emotional und hätte wenig Chancen, konstruktiv zu werden.

Außerdem brauchen Sie beide genug Zeit. Ein klärendes Gespräch kann erstaunlich kurz sein. Aber kein Mensch weiß, wie es laufen wird. Sicher ist: Zwischen Tür und Angel, im Vorraum des OP oder auf dem Flur zwischen zwei Patiententerminen kann es nicht gelingen. Niemand hat in einer solchen Situation den Kopf frei, um sich vernünftig um eigene Probleme zu kümmern. Sie geben Ihrem Kollegen keine Chance, auf Ihr Gesprächsangebot einzugehen, wenn er auf dem Sprung ist. Zeitdruck führt oft zu verkürzten, überspitzten Äußerungen, die falsch aufgefasst werden.

Außerdem möchten Sie bei einem wichtigen Streitgespräch kein Laufpublikum. Flur und OP-Umkleide, Kaffeemaschine und Fahrradkeller fallen deshalb als mögliche Orte aus. Auch das Mittagessen in der Kantine oder die Pause in der Caféteria bieten selten einen guten Rahmen. Kündigen Sie an, dass Sie gern in Ruhe mit jemandem reden möchten, und gehen Sie dann in ein Zimmer, in dem Sie Ruhe haben, auf einen Balkon beispielsweise, oder machen Sie einen kurzen Spaziergang.

Wenn es Ihnen auf den Nägeln brennt, so sagen Sie, dass Sie sich am liebsten gleich ein Gespräch wünschen. „Ich würde gerne mal mit Dir einen Kaffee trinken" oder „Können wir das bitte mal in Ruhe besprechen? Aber nicht jetzt und hier". Wenn der Konflikt schlimm ist, ist es sinnvoll, einen neutralen Dritten dazuzuholen. Damit stellen Sie auch sicher, dass Ihr Gesprächspartner nachher nicht verbreitet, Sie hätten um ein Vier-Augen-Gespräch gebeten, um dann mit bösartigen Anschuldigungen aufzuwarten.

2. Beharren Sie nicht darauf, im Recht zu sein

Wenn Sie von Anfang an klarmachen, dass Sie Rrecht haben und Ihre Kollegin nicht – wohin kann das Gespräch dann noch führen? Möchten Sie vielleicht gar nicht reden, sondern nur sagen, wie wunderbar richtig Ihre Position ist, und Ihrer Kollegin die Gelegenheit geben, sich in diese erhabene Einsicht zu fügen? Glauben Sie wirklich, dass sie irgendwann, von Ihnen totgequatscht, einlenkt und zugibt: „Stimmt, Du hast recht." Das wäre eine Form der Unterwerfung, die ebenso wenig wahrscheinlich wie wünschenswert ist.

Wenn Sie Ihren Konflikt wirklich lösen wollen, dann müssen sich beide Konfliktparteien bewegen. Wenn Sie klarstellen, dass Sie sich nicht bewegen werden, ist das Gespräch bereits gestorben, denn dann wird auch Ihr Gegenüber sich auf seiner Position verschanzen.

Versetzen Sie sich einfach für einen Moment in die Rolle des anderen und überlegen Sie, welche Haltung es Ihnen ermöglichen würde, konstruktiv auf Sie zuzugehen.

Das heißt nicht, dass Sie keinen Standpunkt haben und zeigen sollen, im Gegenteil. Sie sollen aber nicht darauf beharren, weil sich das Gespräch sonst im Kreis dreht (ich habe recht – nein, ich – nein, ich – nein, ich).

Ihr Ziel ist es nicht, den anderen sagen zu hören: „Stimmt, Du hast recht", sondern dass Sie eine Lösung finden, mit der Sie beide leben können.

3. Zuhören, ohne sich zu verteidigen

Sie dürfen Ihren Standpunkt haben, müssen aber auch ertragen, dass Ihr Gegenüber sich einen leistet. Um ihn zu verstehen, müssen Sie zuhören, und zwar zuhören *und* verstehen. Es ist extrem nervig, wenn jemand dauernd einhakt und alles relativiert, indem er erklärt, warum und inwiefern das aber nötig und richtig gewesen sei. Sie werden schon noch die Gelegenheit bekommen, Ihren Standpunkt, Ihr Handeln und die Situation zu erklären, um die es geht. Aber jetzt ist der andere dran. Anstatt sich zu verteidigen, sollten Sie lieber aufmerksam zuhören, was wie verstanden wurde, was aus der Sicht des anderen das Problem ist.

Und natürlich ist es nicht nur unhöflich, sondern auch störend, ärgerlich und gesprächsverlängernd, wenn Sie unterbrechen. Also Klappe halten und die guten Argumente für später aufheben. Wenn Sie aktiv zuhören, hat das oft eine entwaffnende Wirkung. Wenn klar ist, dass Sie sich tatsächlich für den Standpunkt des anderen interessieren und nicht nur auf ihrem eigenen herumreiten wollen, schafft das Vertrauen.

4. Werden Sie niemals beleidigend

Das klingt banal, ist es aber nicht. Denn beleidigend sind nicht nur Beschimpfungen, die Sie sich ja hoffentlich ohnehin verkneifen. Als beleidigend empfinden viele Menschen jede Form der Herabsetzung. Und was jemand als Herabsetzung empfindet, ist individuell verschieden. Schon Attribute wie sensibel, vorsichtig, supergenau, unauffällig oder forsch können kränkend aufgefasst werden. Wenn Sie den Standpunkt Ihres Gegenübers als naiv oder irrational bezeichnen, seine Sichtweise als kurzsichtig oder seine Erwartungen als überzogen, so wird er das auf sich beziehen und sich persönlich angegriffen fühlen.

Nicht alle Menschen sind gleich empfindlich und gleich schnell gekränkt. Machen Sie sich klar, dass negative Wertungen beleidigend wirken können. Überlegen Sie sich vorher gut, wie Sie sagen, was Sie sagen wollen. Schon eine kleine abwertende Bemerkung kann verletzend wirken und ihr Gegenüber auf eine emotional aufgeladene Schiene bringen, die es Ihnen schwermachen wird, Ihren Streit konstruktiv zu lösen. Am sichersten ist es, wenn Sie Wertungen vermeiden und die Adjektive aus Ihrem Text streichen.

5. Verallgemeinern Sie nicht

Jedesmal, immer, nie – wenn diese Worte fallen, ist Widerspruch vorprogrammiert. Auch wenn Sie Muster entdeckt haben, unter denen Sie leiden, so sollten Sie sie nicht so ansprechen. Bleiben Sie bei konkreten Fällen, die Sie exemplarisch zeigen, und nicht bei allgemeinen Mustern. Zum einen ist die apodiktische Redeweise wenig konstruktiv, vor allem setzen Sie sich damit extrem leicht ins Unrecht. Wenn Ihr Kollege Sie 99-mal schikaniert hat und einmal nicht, so kann er Ihr „immer" mit diesem einen Fall entkräften. Und hätte auch noch recht!

6. Verlieren Sie sich nicht in Details

Das Gegenteil von „nicht verallgemeinern" ist nicht: jedes Detail, jeden Fall einzeln thematisieren. Sie haben im Streitgespräch ein Anliegen, Sie möchten grundsätzlich etwas am Miteinander ändern. Behalten Sie das große Ziel, das Wesentliche, im Blick. Niemand mag Korinthenkacker und Kleinkrämer. Wenn Sie Ihren Punkt mit einem Beispiel belegt haben, ist Ihr Punkt gemacht. Sie brauchen dann nicht noch nachzusetzen mit ähnlichen Fällen oder weiteren Details zu dem Fall. Das Wesentliche kurz und knackig ist überzeugender als eine Flut von Worten, die hochpräzise Ihre Aussage verlängern und verwässern. Verlieren Sie Ihre Botschaft nicht aus den Augen!!

7. Spiegeln Sie, was Sie gehört haben
Das können Sie als Ärztin oder Arzt ja zum Glück: Kurz zusammenfassen, was bei Ihnen angekommen ist, sagen, was Sie verstehen und hören. Dazu gehört sowohl die kurze sachliche Zusammenfassung: „Du hattest den Eindruck, dass ich mein Wunschfrei immer vor allen anderen sichere." Spiegeln können Sie aber auch die Emotion, die Sie bei Ihrem Gegenüber heraushören. „Sie sind verärgert, weil sie glauben, dass ich Sie den Arztbrief ohne Not neu schreiben lasse." Diese Gesprächstechnik ist enorm hilfreich, weil sie dem Gegenüber zeigt, wie gut, aufmerksam und sachlich Sie zuhören. Durch Ihre Rückmeldung, was ankommt, bringen Sie Ihren Gesprächspartner dazu, sachlich und konkret zu reden.

Zum anderen werden Missverständnisse so gleich bemerkt und können sofort ausgeräumt werden. Dass Emotionen, die unterm Deckel gehalten werden, ein Gespräch erschweren, wissen Sie aus ▶ Kap. 2. Es gilt auch für ein Gespräch unter Kollegen: Wenn Sie die Empfindung des anderen anerkennen und benennen (und auch ihre eigene!), erleichtert es das Gespräch gewaltig!

14

Spiegeln ist die wirksamste Methode, eine hitzige Debatte abzukühlen und ein emotionales Streitgespräch in konstruktive Bahnen zu lenken!

Anatomie und Physiologie bieten eine schöne medizinische Erklärung, warum Gespräche nicht mehr funktionieren, wenn es emotional wird. Angst und Wut machen sich im sympathischen Nervensystem bemerkbar. Dazu gehören Herzklopfen und Adrenalin, Erröten, Schwitzen – und das Ausschalten des Frontalhirns. Wenn Sie nach einem Streit sagen: „Ich weiß nicht, was mich da geritten hat", „Ich habe nicht nachgedacht" oder „Es ist über mich gekommen", dann beschreiben Sie, wie der Sympathikus die Kontrolle übernommen hat.

Lassen Sie es so weit nicht kommen. Und wenn Sie sich jemandem gegenübersehen, der ganz offenbar erregt und emotional ist, dann begeben Sie sich nicht auf sein Niveau, sondern bleiben freundlich und sachlich und spiegeln, was Sie sehen.

▪ Paradoxe Intervention

Eine einfache Strategie, einem Gegner im Gespräch den Wind aus den Segeln zu nehmen, ist die paradoxe Intervention. Vereinfacht gesagt, machen Sie dabei genau das Gegenteil dessen, was Ihr Gesprächspartner erwartet. Sie schlagen sich auf seine Seite und stimmen seinen Argumenten zu. Es ist die Strategie, die Mütter anwenden, wenn Sie ihrem Kind sagen, dass sie diesen Spinat auch auf gar keinen Fall essen würden. Man könne sich kaum ausmalen, was passiere, wenn ein Kind den äße. Es fällt Kindern einigermaßen schwer, so einen Spinat nicht wenigstens zu probieren.

Wenn Sie Ihrem Widerpart Recht geben, ist das Überraschungsmoment auf Ihrer Seite, Sie haben die Aufmerksamkeit, und der andere bekommt auf eine merkwürdige Weise die erhoffte Bestätigung. „Stimmt, diese Passage des Arztbriefs habe ich wirklich kryptisch geschrieben, die sollte ich wirklich neu machen." Gleichzeitig eröffnet die Intervention die Chance, jetzt trotzdem die eigene Botschaft loszuwerden: „Aber die anderen Arztbriefe fand auch der Oberarzt im Großen und Ganzen okay. Angesichts des Zeitdrucks, unter dem wir gerade stehen, hätten Sie die wirklich abzeichnen können."

▪ Wertschätzung und Respekt

Psychotherapeuten können mit einem Patienten nur arbeiten, wenn sie in der Lage sind, ihm das Gefühl zu geben, dass sie ihn schätzen. Ein Patient kann sich nur auf einen Therapeuten einlassen, von dem er annimmt, dass er ihn mag und respektiert, und dem er infolgedessen vertrauen kann.

Andersherum muss der Therapeut auch bei schwierigen Patienten etwas entdecken, was er anerkennen und gut finden kann. Nur dann kann er positive Gefühle für ihn entwickeln und ihm Wertschätzung entgegenbringen. Ohne die kann er kaum Einfluss auf das Verhalten des Patienten gewinnen, und die Arbeit wäre sinnlos. Diese Tatsache mag für einen Chirurgen oder Orthopäden weniger entscheidend sein, doch dass ein Gespräch nur dann gut funktioniert, wenn die Wertschätzung deutlich wird, zeigen die Kapitel über Entschuldigung und Lob.

Und natürlich gelten die gleichen Regeln auch für Gespräche unter Kollegen. Zeigen Sie Respekt. Wenn es etwas Nettes zu sagen gibt, dann sagen Sie es. Wenn der Vollidiot, der Ihnen gegenübersteht, ausnahmsweise irgendetwas richtig gemacht hat, dann sagen Sie ihm das (wenn auch nicht mit diesen Worten, sondern natürlich wertschätzend!). Wer Wertschätzung und Respekt erfährt, ist eher bereit, jemandem entgegenzukommen, etwas anzuerkennen oder Anerkennung zurückzugeben.

Einen anderen Standpunkt zu respektieren heißt übrigens nicht, den eigenen aufzugeben!

▪ Das LEAP-Konzept

Der amerikanische Psychologe Xavier Amador hat für die Lösung von Streitgesprächen ein Konzept mit dem Akronym LEAP entwickelt. Es steht für

Listen (Zuhören)
Empathy (Empathie)
Agree (Zustimmung) und
Partnership (Partnerschaftlich handeln)

[42]

Die Idee unterscheidet sich nur wenig von den Gesprächstechniken in ▶ Kap. 2. Wichtig ist hier strategisches Denken. Sie brauchen keine Sympathie für Ihren Konkurrenten oder Quälgeist zu entwickeln, sollten aber so überzeugend Wertschätzung vermitteln können, dass Sie Ihr Gegenüber zu konstruktiver Mitarbeit bewegen können. Dazu ist es wichtig, dass Sie gemeinsame Interessen finden und herausarbeiten. Damit muss der andere sein Verhalten nicht für Sie ändern, sondern tut es offenbar auch für sich. Das fällt leichter. Empathie heißt hier also, eine gemeinsame Erfahrung herauszuarbeiten, die sie beide ins gleiche Boot setzt. Durch eine solche empathische Sichtweise sollte es unmöglich werden, sich als Gegner oder gar Feinde zu betrachten.

Dafür ist es oft klug, die eigenen Interessen oder die eigene Meinung vorerst zurückzuhalten und erst auf Nachfragen oder zumindest mit einer gewissen Verzögerung einzubringen. Das partnerschaftliche Handeln kann nur funktionieren, wenn Sie einen Weg finden, bei dem beide Parteien ihr Gesicht wahren können. Überlegen Sie sich also vorher, welche Forderungen, Wünsche und Ziele aus der Sicht des anderen akzeptabel sind.

▪ Es ist nie zu spät

Manche Beziehung ist so zerrüttet, mancher Graben so tief, dass es schwer vorstellbar ist, dass ein Gespräch etwas daran ändern könnte. Möglicherweise redet die Kollegin oder Vorgesetzte, die Ihnen das Leben schwer macht, gar nicht mit Ihnen. Hollywood lebt davon, dass auch dann, wenn niemand mehr damit rechnete, am Ende doch das Unmögliche passiert.

Auch wenn das Klima an Ihrer Arbeitsstelle schon lange eisig ist, die Fronten verhärtet sind und die Gesprächskultur den Namen nicht verdient – es ist nie zu spät für einen Versuch, die Dinge zu ändern. Doch wie bekommt man Menschen zu einem Gespräch, das sie nicht zu wollen scheinen?

Eigentlich ist es ganz einfach. Man nehme drei Zutaten, die bereits mehrfach in diesem Buch thematisiert wurden:

1. Eine Entschuldigung. Machen Sie deutlich, dass es Ihnen leid tut, dass die Dinge sind, wie sie sind, und dass Sie bedauern, welche Rolle Sie dabei spielen.
2. Sagen Sie, dass Sie sich geirrt haben könnten, dass Sie möglicherweise nicht im Recht sind und Anteil am Unbill haben.
3. Zeigen Sie Respekt für den Standpunkt der anderen.

Die neue Rolle lernen

Inhaltsverzeichnis

J. von Campenhausen, *Ärztliche Kommunikation für Medizinstudierende*,
https://doi.org/10.1007/978-3-662-61749-6_15

15.1 Hurra, endlich Ärztin

„Am Ende der ärztlichen Ausbildung stehen wissenschaftlich und praktisch in der Medizin ausgebildete Ärztinnen/Ärzte (Expertinnen/Experten), befähigt zur eigenverantwortlichen und selbständigen ärztlichen Berufsausübung, zum eigenständigen Erkenntnisgewinn, zur Weiterbildung und ständigen Fortbildung." So steht es im nationalen Lernzielkatalog [43]. Tatsächlich stehen am Ende der ärztlichen Ausbildung meist junge Menschen, die Unmengen von Stoff gelernt haben und in allen wichtigen praktischen Fertigkeiten angeleitet worden sind, denen aber eines empfindlich fehlt: die vielbeschworene Eigenständigkeit.

Die meisten Berufsanfänger in der Klinik verbindet ein mächtiges Gefühl: Angst. Bei allem Tatendrang, der Entdeckerlust und der Aufbruchseuphorie, weil sie endlich das erworbene Wissen praktisch einsetzen dürfen, begleitet die meisten Angst, zu versagen, nicht schnell genug und nicht richtig zu reagieren, nicht weiterzuwissen. Angst vor Überforderung, vor Fehlern, vorm Scheitern, Angst vor der Blamage.

Die gute Nachricht lautet: Es geht fast allen so, und bisher haben alle den Berufsanfang überlebt. Schauen Sie sich in der Klinik um. Nicht jeder, der seinen Facharzt geschafft hat, ist ein Genie, und niemand hat vom ersten Tag an brilliert.

Verlieren Sie sich nicht in Gedanken, wie ausgesprochen unwissend, unerfahren oder ungeschickt sie seien. Sie sind ein Anfänger, das ist alles. Es ist allerdings klug, sich mit dem Gedanken anzufreunden, dass Sie nicht sofort perfekt funktionieren werden. Wie auch? Halten Sie den Anspruch an sich selbst realistisch – zum einen, was Ihre persönliche Leistung, Ihre Belastbarkeit, Wissen und Ihr Geschick angeht. Zum anderen hilft ein realistisches Bild vom Medizinsystem. Auch wenn Sie es sich sehr wünschen: Sie können nicht jeden retten, nicht jedem zuhören, nicht jeden schmerzfrei und heil bekommen. Aber sie können dazu beitragen, dass es möglichst vielen besser geht – im Rahmen ihrer Möglichkeiten.

Dass es Raum für Verbesserungen gibt, gehört dazu. Lassen Sie sich also nicht von Selbstzweifeln anfressen (Ich bin unfähig, aus mir wird nie ein richtiger Arzt). Bleiben Sie rational und realistisch. Geben Sie sich Zeit. Der erste ZVK ist immer eine Zitterpartie, und der fünfte und der siebte sind längst nicht viel besser.

100 Tage lässt man Politiker in ihr neues Amt hineinwachsen, bevor man eine erste Bilanz zieht und wertet. So viel Zeit sollten Sie auch sich gönnen. Die ersten Arbeitswochen und -monate auf der Station sind zum Lernen da, und zwar nicht nur zum Lernen wichtiger Handgriffe, sondern auch besonders zum Lernen überlebenswichtiger Strategien, um im Team gut zurechtzukommen. Von jetzt an werden Sie einen substanziellen Teil Ihrer Lebenszeit in der Klinik verbringen und in Zusammenarbeit mit Kolleginnen und Kollegen, Vorgesetzten und Pflegekräften. Die Arbeit auf der Station ist ein neuer Lebensabschnitt. Die Schonzeit ist vorbei.

Im Training-on-the-Job müssen Sie sich als Profi in einem komplexen sozialen Gefüge zurechtfinden und behaupten. Dafür sollten Sie Ihre Erwartungen zunächst zurückschrauben und die neuen Eindrücke wirken lassen, die sozialen Interaktionen nachvollziehen und dabei immer schön weiteratmen.

Natürlich ist jede Station, jedes Team anders. Manche steinzeitpädagogischen Ärzte und hartgesottenen Stationsschwestern werden es richtig finden, Sie alles auf die harte Tour lernen zu lassen, und mancher Vorgesetzte kann es sich nicht verkneifen, Demütigungen aus seiner Lehrzeit an Sie weiterzugeben. Zusätzlich zu allen Abläufen und allen medizinpraktischen Fähigkeiten, allem Wissen und der wachsenden Erfahrung werden Sie lernen, wessen Rat gut ist und welche Bemerkungen Sie sich zu Herzen nehmen sollten – und welche nicht. Sie werden lernen, wie man Hilfe bekommt, wie man mit Kritik umgeht, mit Fehlern und Ängsten. Sie werden lernen, Druck auszuhalten, sich gegen Instrumentalisierung zu wehren, sich durchzusetzen und mit ihrer Kraft hauszuhalten.

Für nichts davon gibt es ein Patentrezept. Ein paar Überlegungen, Strategien und Tipps allerdings gibt es schon.

▶ Wie ein Hochstapler

Ich komme mir so schlecht vor! Ich habe eine tolle Station in der Kinderklinik erwischt, alle sind nett zu mir, zeigen mir etwas, integrieren mich. Aber ich höre beim Auskultieren nichts, kann keine Trommelfelle einsehen, geschweige denn: beurteilen, ich fühle nicht, ob die Leber vergrößert ist … Mit ist brutal bewusst, was ich alles nicht kann. Meine Untersuchungen dauern ewig, und das Ergebnis ist extrem fragwürdig. Ich bräuchte eigentlich immer jemanden neben mir, der meine Befunde überprüft, aber das kann ich schlecht verlangen. Ich komme mir manchmal vor wie ein Hochstapler!

AiPler ◀

15.2 Rollenspiele

In der Klinik treten Sie als Arzt oder Ärztin auf – der weiße Kittel ist das Kostüm, das sowohl für Patienten und Angehörige als für jeden im Medizinbetrieb klarmacht, was Sie darstellen. Dass diese Verkleidung bei der Einordnung Ihrer Funktion hilft, wird vor allem in Bundeswehrkrankenhäusern deutlich, wo die Ärztinnen und Ärzte Rangabzeichen auf den Schultern ihrer Diensthemden und Kittel tragen.

Die Rollenbeschreibung zum „Ärztin"-Kostüm lautet im Lernzielkatalog: Medizinische Expertin, Gelehrte, Kommunikatorin, Mitglied eines Teams, Verantwortungsträgerin und Professionell Handelnde. Es wäre unheimlich, wenn Sie all diese Rollen von Anfang an ausfüllen könnten.

Auch wenn es sich anfangs wie eine Anmaßung anfühlen kann – Rolle und Kostüm sind auch ein Schutz. Sie verleihen Ihnen Autorität und trennen gleichzeitig Person und Funktion. Wenn Sie Erwartungen nicht erfüllen können, so ist das kein persönliches Scheitern, sondern eine Erwartung an die Rolle „Arzt", in die Sie als Person halt noch hineinwachsen müssen.

Gerade wenn Patienten ungeduldig und ungehalten sind, meinen sie in der Regel nicht Sie, sondern „den Arzt". Angesprochen ist der Weißkittel, nicht der unsichere Anfänger, der in ihm steckt.

Welche Rolle Sie als Ärztin für Ihre Patienten spielen möchten, können Sie selbst bestimmen. Mögliche Rollenverständnisse sind: Kümmerer, Medizinischer Begleiter, Ansprechperson für PJler und Famulanten, Ärztin in Weiterbildung, die vor allem Kompetenzen für den Facharzt erwerben will, oder Patientenanwalt gegenüber Chef- und Oberärzten.

Langfristig wird es zu einer überlebenswichtigen Fertigkeit gehören, mit dem Kittel auch die Rolle abzulegen, damit Sie außerhalb der Dienstzeiten ganz Sie selbst sein können. Natürlich werden manche Fälle Sie berühren und Vorgänge in Ihnen weiterarbeiten. Damit Sie sich erholen und für die nächste Schicht auftanken, ist es aber nötig, dass Sie zwischendurch abschalten und Ihr Privatleben leben. Wer aus der klinischen Rolle nicht herausfindet, ist ein Kandidat für Depression und Burn-out!

15.3 Jetzt geht's los: Der erste Dienst

Bevor Sie Ihre Stelle antreten, sollten Sie sich über Ihren Arbeitgeber gut informieren. Sie müssen Formalien wissen, wie: Was für einen Träger hat das Haus? Ist es kirchlich, kommunal oder privat? Lesen Sie das Leitbild und schauen Sie sich auf der Internetseite das Organigramm an. Gibt es einen

Aufsichtsrat, ein Kuratorium? Die meisten Kliniken haben ein Direktorium aus Geschäftsführung, Ärztlicher Direktorin und Pflegedienstleitung. Informieren Sie sich darüber, welche Fachabteilungen es gibt und wie die Chefärzte oder Abteilungsleiterinnen heißen.

Besonders gut sollten Sie Ihre neue Abteilung ansehen. Gibt es eine interne Struktur, wie sind die Schwerpunkte der Abteilung, wie viele Stationen gibt es, wie heißen die?

Schauen Sie sich die Namen der Oberärzte an. Die sind besonders wichtig, weil sie meist für Ihre Ausbildung verantwortlich sind. Lernen Sie die Namen der Sekretärinnen und seien Sie ausgesucht höflich und nett zu ihnen. Sie werden sie brauchen.

Seien Sie (nicht nur, aber ganz besonders am ersten Tag) unbedingt pünktlich! Ob Frühvisite, Morgenbesprechung oder Teambesprechung – Pünktlichkeit ist mehr als ein Zeichen von Höflichkeit. Große Organisationen brauchen Disziplin, und dazu gehört, dass Sie sich an Zeitvorgaben halten.

In einer guten Klinik werden Sie am ersten Tag offiziell vorgestellt. Seien Sie darauf gefasst, dass Sie sich selbst vorstellen müssen. Das machen Sie am besten kurz und knapp: Name, Alter, woher Sie stammen, wo Sie studiert haben. Üben Sie das vorher, indem Sie sich nicht nur überlegen, was Sie wie sagen wollen, sondern es laut aussprechen. Sparen Sie sich Heldentaten, sondern beschränken Sie sich auf Orte und Daten. Reden klar und verständlich, und wenn Sie in der Morgenrunde sitzen, stehen Sie auf, damit alle Sie sehen und den Namen zuordnen können.

Wenn Sie dann auf der Station sind, fragen Sie, wie die Pausen gehandhabt werden. Falls im Gemeinschaftsraum eine Kaffeemaschine oder andere Getränke stehen: Klären Sie, ob man sich da bedienen darf. Bringt jeder einmal Kaffeepads mit? Gibt es eine Kaffeekasse, in die jeder monatlich einzahlt? Wenn das üblich und erwünscht ist, setzen Sie sich nicht nur ins Arztzimmer, sondern zu den Pflegekräften.

Der erste Tag ist ein wichtiges Datum für Sie, aber wundern Sie sich nicht, wenn Sie wenig beachtet werden. Der Alltag auf der Station ist meist so eng getaktet, dass nicht viel Zeit für Ihre Einweisung und Einarbeitung bleibt. Es werden einige Wochen, wenn nicht die ersten Monate vergehen, bis Sie in einem Weiterbildungsgespräch über Ihre Karrierepläne sprechen können. Diese Zeit sollten Sie nutzen, um ein eigenes Konzept zu entwickeln.

Ihr erster Ansprechpartner ist die Kollegin oder der Kollege, die oder der Sie am ersten Tag anleitet und begleitet, meist ein Ausbildungsassistent. Vergessen Sie nicht, dass es für ihn eine zusätzliche Belastung ist, sich neben seinen Aufgaben noch um Sie zu kümmern. Halten Sie ihre Nachfragen im Rahmen. Sie müssen nicht alles am ersten Tag wissen und verstehen.

Ein paar Dinge aber sollten Sie so schnell wie möglich können: Lernen Sie das interne Meldesystem für Notfälle kennen und machen Sie sich mit der Erstversorgung vertraut. Niemand erwartet, dass Sie Notfälle alleine beherrschen, aber Sie müssen wissen, wen Sie wie informieren müssen. Spielen Sie das Szenario in Gedanken durch und notieren Sie sich die wichtigsten Telefonnummern (siehe Kasten unten). Wenn Sie unter Druck sind, fallen Ihnen auch einfachste Dinge nicht sofort ein. Sie müssen auch wissen, wie man ein CT, Röntgen, EKG oder Routine-Labor anordnet.

In vielen Kliniken gibt es eine Einführungsveranstaltung, bei der Sie das Dokumentationssystem kennenlernen. Manchmal müssen Sie die Doku auf der Station lernen. Die Dokumentation muss sitzen! Wenn Sie eine Kurve aus dem Schwesternzimmer brauchen, immer erst fragen und nicht einfach nehmen. Es ist lästig und zeitraubend, wenn die Pflege den Unterlagen nachjagen muss. Und selbstverständlich müssen die Kurven nach der Bearbeitung zügig wieder zurück.

Erkundigen Sie sich nach Zuständigkeiten und Aufgabenverteilung. Wer macht

Blutentnahmen, Verbände, Blutkulturen, wer beauftragt Therapien? Die häufigste Quelle von Missverständnissen und Ärger ist die Arbeitsverteilung – entweder weil jemand nicht gemacht hat, was er sollte, oder weil er etwas gemacht hat, was jemand anders hätte machen sollen oder wollen oder was gar nicht angezeigt war.

Gefragt, was sie sich von den Kollegen im Team wünschten, um die Zusammenarbeit zu verbessern, gaben sowohl Ärzte als auch Pflegende an: „Auch mal mit anpacken." Wenn also eine Ärztin dabeisteht, wenn Schwestern einen Patienten umlagern, bricht ihr kein Zacken aus der Krone, wenn sie mit anfasst.

Unentbehrlich: Das Kitteltaschenbuch

Schaffen Sie sich ein kleines Notizbuch an, am besten ein Oktavheft. Dieses Heft sollten Sie jeden Tag in der Kitteltasche haben. Darin notieren Sie die wichtigsten Telefonnummern: Notfallnummern, Intensivstation, Zentrallabor, die Durchwahlen der Oberärzte der Klinik – und die vielen weiteren Nummern, die Ihnen im Laufe der Einarbeitung begegnen.

Fangen Sie gar nicht erst an, etwas auf Zettelchen zu schreiben, denn es sammelt sich eine Menge, und manches möchten Sie mehrfach nachschauen. Das Heft ist nicht nur als Nummernverzeichnis wichtig, sondern Gedächtnisstütze für die vielen Fragen und Informationen, die jetzt auf Sie einprasseln.

Es ist Ihr Visitenbuch. Notieren Sie sich zu Ihren Patienten, was Sie tun müssen (Pat. X: Derma-Konsil, Pat. Y für Gastroskopie aufklären, Pat. Z: Procedere mit OA klären). Schreiben Sie Abkürzungen auf, die sie nicht kennen. Notieren Sie sich Namen und Ansprechpartner. Schreiben Sie auf, wenn Sie einem Patienten etwas versprochen haben (Ich schaue das nach, ich komme nachher nochmal zu Ihnen).

Auch Verständnisprobleme und Wissenslücken sollten Sie notieren. Wenn Sie jeden Tag nur ein oder zwei Fragen aus dem Heft nacharbeiten, erweitern Sie Ihr Grundwissen dramatisch.

15.4 Eine Frage der Haltung

Alles gelernt und nichts gekonnt, arrogant, begriffsstutzig, bequem, übereifrig – die Vorurteile gegenüber Neulingen werden auch Sie nicht ausrotten. Mit einer positiven, selbstbewussten und offenen Haltung können Sie aber einen guten ersten Eindruck machen, und der ist wichtig. Der erste Tag ist ein Schaulaufen. Seien Sie besonders achtsam, respektvoll und freundlich, auch unter Zeitdruck und auch auf dumme und möglicherweise provozierende Sprüche hin.

Wenn Sie neu auf eine Station kommen, dann fragen Sie viel und reden Sie wenig. Sie brauchen nicht zu erzählen, was für ein toller Hecht Sie sind oder wie ungeschickt das Team in ihrer letzten Famulatur war. Auch wenn in Ihrem Umfeld offenbar gern gelästert wird, beteiligen Sie sich möglichst nicht daran. Wenn Sie schlecht über andere reden, bleibt das an Ihnen hängen. Schließlich ist Ihnen dann zuzutrauen, dass Sie in deren Abwesenheit auch über diejenigen herziehen, die sie jetzt mit verächtlichen Geschichten unterhalten.

Sparen Sie sich alle „Auf der H2 machte man das aber immer so"-Kommentare, sondern fragen Sie, was hier üblich ist.

Stellen Sie sich unbedingt mit dem Pflegepersonal gut, denn die Schwestern und Pfleger prägen die Stimmung auf einer Station. Seien Sie nett, freundlich, offen, aber biedern Sie sich nicht an. Lernen Sie die Namen, lernen Sie, wie der Laden läuft, und tun Sie das, was immer hilft: Sehen, was die Leute machen, anerkennen, loben. (Dass eine angebrachte Entschuldigung Wunder wirkt, wissen Sie ja schon aus ► Kap. 10.)

Holen Sie sich Feedback von den Schwestern, und zwar in einer Weise, die ehrlich und ergebnisoffen ist. „Ich mache das hier zum ersten Mal und bin nicht sicher, wie die Gepflogenheiten bei Ihnen sind. War das okay so?“ Jemand, der sich offensichtlich Mühe gibt, das Pflegepersonal ernst nimmt, wissbegierig und lernfähig ist, wird nicht so leicht fertiggemacht.

Auch unter Kollegen gilt: Fragen hilft. Erkundigen Sie sich nicht nur nach den Abläufen, sondern nach Vorlieben und Erfahrungen der Kollegen. Lassen Sie sich nicht vereinnahmen, und seien Sie nicht zu vertrauensselig. Es kommt immer wieder vor, dass Forschungsergebnisse kurz vor der Veröffentlichung weggeschnappt werden.

Lernen Sie schnell die technischen Abläufe. Machen Sie sich mit dem Telefonsystem vertraut (wie leitet man weiter, wie klopft man an usw.).

Seien Sie überhaupt höflich – auch wenn sich im Klinikbetrieb die meisten herumschubsen und anschnauzen. Machen Sie das nicht mit. Auch Pförtner, technische Assistenten, Boten und die Leute aus der Verwaltung sind Menschen. Machen Sie einen Antrittsbesuch bei der Klinikseelsorge und merken Sie sich deren Telefonnummer. Diese Leute können nicht nur mit traurigen Patienten umgehen, sondern haben überhaupt ein feines Händchen mit Menschen und Stimmungen. Melden Sie sich für Balint-Gruppen an, wenn es welche gibt.

15

Stapeln Sie nicht hoch. Wenn Sie merken, dass Sie etwas nicht oder nicht gut können, dann sagen Sie es. „Ich habe das noch nie alleine gemacht. Könnten Sie einmal gucken, ob ich das richtig mache?“ Offenheit ist entwaffnend und damit ziemlich schwer angreifbar. Es ist besser, Sie bitten um Rückhalt, als wenn Sie scheinbar siegesgewiss losziehen und nachher Schadensbegrenzung betreiben und sich entschuldigen und schämen müssen.

Übernehmen Sie sich nicht. Lassen Sie sich Zeit, Station, Institution und Leute kennenzulernen. Sie müssen nicht gleich die nächste Fortbildung halten oder die nächste Fallvorstellung bestreiten. Sie können sich auch erst einmal ansehen, wie das hier üblich ist und dann, passend vorbereitet, Ihren Einstand geben. Wenn Sie gefragt werden, dann sagen Sie nicht Nein, sondern: „Ja, gerne mache ich eine Fallbesprechung, aber ich würde es gern übernächste Woche machen.“

Grenzen Sie sich ab. Tun Sie, was Sie sollen, aber nehmen Sie nicht jeden Affen auf Ihre Schulter. Sagen Sie rechtzeitig, wenn Sie ein Forschungsprojekt haben oder beginnen möchten, und verhandeln Sie mit Ihrem Chef, wie sich das mit der Klinik vereinbaren lässt.

Bleiben Sie cool, wenn man Sie testet, und seien Sie schlagfertig. Das heißt nicht, dass Sie geistreiche oder gar freche Konter auf provozierende Sprüche auswendig lernen sollen, wie es viele Ratgeber suggerieren. Es reicht, wenn Sie nicht verstummen und ratlos oder ertappt gucken. Gut ist eine Gegenfrage: Gilt Händedesinfizieren bei Ihnen als Trödelei? Wenn Ihnen nichts Geistreiches einfällt, tun Sie das, was Ärzte immer tun sollten: Spiegeln. Nehmen Sie die Vorlage auf und geben Sie zurück, was Sie verstanden haben. „Ich habe den Patienten verunsichert, weil ich ihm gesagt habe, dass die Lage ernst ist?“ Das ist besser als ein: „Hätte ich ihn anlügen sollen?“ Denn das wäre provokant.

Extrem wichtig ist Ihre Körpersprache. Zeigen Sie nicht, wenn Sie etwas unangenehm überrascht, zucken Sie nicht zurück und machen Sie sich nicht klein. Also: Gerades Rückgrat, erhobener Kopf, offener Blick und feste Stimme. Wenn berechtigte Kritik kommt, so nehmen Sie sie mit Haltung an, reden Sie sich nicht heraus. Seien Sie klar und entschuldigen Sie sich, wenn nötig (Sie wissen ja, es ist öfter nötig, als Sie dachten).

▶ Fassungslos

Manchmal habe ich das Gefühl, ich muss die ganze Verantwortung für die Station übernehmen, weil die Jungärzte zu doof sind. Wir haben auf der nephrologischen Station viele sehr junge, unerfahrene Stationsärzte, die bestimmte Patienten übernehmen. Neulich ordnete ein junger Arzt zwei Ampullen „Foskavir“ an, und eine Kollegin hat die angehängt, dabei kann das sehr nierentoxisch sein. Der Patient hat die 12-fache Menge bekommen! Eine junge Ärztin fragte mich, wie viel Atosil sie einem aggressiven dementen Patienten geben solle. Und dann macht sie einen Haken bei einem Kalium von 2,6! Manche sagen, die Ärzte lernen aus ihren Fehlern, aber ich bin immer nur fassungslos!

25-jährige Krankenschwester ◄

15.5 Interessenkonflikte

Es ist vollkommen normal und richtig, dass Sie andere Interessen haben als Ihr Chefarzt. Wer seine Facharzt-Weiterbildung anfängt, muss zusehen, dass er lernt, was er braucht, und zwar in der angemessenen Zeit. Dazu soll das Ganze in netter Atmosphäre und gut vereinbar mit dem Privatleben sein.

Der Chefarzt dagegen hat vor allem ein Interesse an fleißigen, produktiven und verlässlichen Mitarbeitern. Er möchte, dass die Patientenbetreuung gut läuft, und angesichts seiner administrativen Aufgaben hat er nicht viel Zeit für die Lehre übrig. Wenn z. B. die Ambulanz rappelvoll ist, muss vor allem zügig und selbstständig gearbeitet werden – das wünscht sich der Chef. Die Weiterbildungsassistenten wünschen sich dagegen ausführliche Nachbesprechungen der Fälle, um daran zu lernen.

Nur ein Kompromiss kann die verschiedenen Interessen vereinen. Im Zweifel müssen Sie Besprechungen einfordern. Es liegt auch im Interesse des Chefs, Ihnen entgegenzukommen, weil zufriedene Assistenten nicht nur besser kommunizieren und arbeiten; wenn sich herumspricht, dass Ausbildung und Atmosphäre auf einer Station gut sind, zieht das auch neue Assistenten an.

Weiterbildungsassistenten sind nicht nur Arbeitstierchen, sondern müssen etwas lernen. Schauen Sie genau, ob die curricularen Vorgaben realistisch sind. Es ist schön, wenn im Ausbildungscurriculum steht, dass Sie nach 42 Wochen eine bestimmte Behandlung durchführen. Aber dafür müssen Sie in der Zeit die nötigen Grundlagen gelernt haben, und der passende Patient muss da sein. Wenn Sie Sorge haben, dass das nicht klappt, sprechen Sie es rechtzeitig an.

Wenn die Stimmung garstig wird, Ihre Weiterbildung stagniert und Sie sich gemobbt fühlen, sollten Sie handeln. Bleiben Sie äußerlich ruhig und stark, aber richten Sie sich nicht darauf ein, das unnötig lange auszuhalten. Sprechen Sie mit Kollegen – sehen die das Problem auch? Dokumentieren Sie die Vorfälle. Sprechen Sie mit einem wohlwollenden Vorgesetzten. Versuchen Sie, die Fronten zu klären – allein oder mit Hilfe. Wenn das nicht möglich ist, kann es ratsam sein, die Fühler nach einer neuen Stelle auszustrecken.

► Immer geheult

Vor meinem ersten Nachtdienst habe ich nicht geschlafen und war dann im Dienst so fertig, dass ich irgendwann geheult habe. Das mit dem Schlafen wurde besser, aber das erste halbe Jahr habe ich trotzdem in fast jedem Nachtdienst geheult. Dabei ist nie etwas schlimm schiefgegangen, und ich habe auch keinen richtigen Fehler gemacht, aber ich hatte immer solche Angst davor, und die Anspannung hat mich fertiggemacht!

AiPlerin ◄

15.6 Der erste Nachtdienst

Die wichtigsten Telefonnummern sollten Sie sowieso parat haben. Außerdem sollten Sie vorher rekapitulieren, wie Sie bei typischen Notfällen vorgehen. Lesen Sie lieber nochmal nach über Herzinfarkt, Schlaganfall, akutes Abdomen, Lungenembolie, unklares

Fieber, Herzrhythmusstörungen, Anaphylaxie, Hypovolämie, Sepsis, Asthma, TBVT, gastrointestinale Blutung, Pankreatits, Lungenödem … Ein Kitteltaschenkompendium mit den wichtigsten Vorgehensweisen für den Notfall ist eine gute Idee, denn Abläufe, Medikamente und Dosierungen wirbeln im Notfall im Kopf leicht durcheinander.

Auch wenn's schwerfällt, sollten Sie vorschlafen. Dazu vernünftig essen und trinken. Das heißt, nicht zu fett und süß, denn das hält nicht lange vor, und nicht zu viel Kaffee, denn danach folgt gern ein Leistungsabfall. Proviant packen – leichte Snacks und Nervennahrung helfen Durchhalten.

Seien Sie früh genug da, um sich mit allem vertraut zu machen: den Piepser bedienen und immer tragen! Kitteltasche checken: Stethoskop, Untersuchungsleuchte, Stifte, Arzneimittel-Büchlein? Gucken Sie sich auch an Ihrem Arbeitsplatz um.

Stellen Sie sich allen vor, versuchen Sie sich die Namen von allen zu merken und machen Sie sich mit den Patienten vertraut: Notizen auf dem Übergabebogen helfen und Nachfragen beim Pflegepersonal auch.

Wenn's wild wird – Ruhe bewahren! Es ist normal, sich anfangs überfordert zu fühlen. Zögern Sie nicht zu fragen, Hilfe zu holen und den Hintergrund anzurufen. Dafür ist er da. Überlegen Sie aber vorher, was jetzt am wichtigsten ist, und formulieren Sie klare Fragen.

Interprofessionelle Kommunikation

Inhaltsverzeichnis

J. von Campenhausen, *Ärztliche Kommunikation für Medizinstudierende*, https://doi.org/10.1007/978-3-662-61749-6_16

16.1 Multidisziplinäres und berufsgruppenübergreifendes Reden und Arbeiten

Es gehört zu den hartnäckigsten Legenden, dass Patienten die Qualität eines Krankenhauses maßgeblich nach dem Essen beurteilten. Es stimmt allerdings, dass zum Gelingen einer medizinischen Behandlung weit mehr gehört als eine kluge Ärztin, moderne Maschinen und aufmerksames Pflegepersonal. Damit das Gesamtkunstwerk Krankenhausbehandlung gelingen kann, müssen die verschiedenen Disziplinen im Medizinsystem gut zusammenarbeiten, und das funktioniert nur mit Kommunikation, nicht nur innerhalb der Ärzteschaft, sondern auch über Disziplingrenzen hinweg. Pflegekräfte, Physiotherapeuten, OP-Planer, Hebammen, Servicekräfte, Psychologen, Diagnostik, Ernährungsberater, Schreibdienste für Befunde und Patientenmanagement tragen allesamt dazu bei, dass Patienten gut versorgt werden.

Weil sie so viele sind, weil sie so verschiedene Aufgaben und Zuständigkeiten haben, ist es essenziell, dass alle diese Protagonisten miteinander reden, sich absprechen, sich besprechen und sich austauschen.

„Interprofessionelle Kommunikation" ist das abstrakte Schlagwort für die kurzen Wortwechsel zwischen Pfleger und Ärztin, die gemeinsame Visite, die Telefonate mit Planungsstellen, Fall- und Dienstbesprechungen und unzähligen weiteren Situationen, in denen die Vertreter verschiedener Disziplinen miteinander reden.

16

„Das Krankenhaus gleicht einem komplizierten Uhrwerk. Darin gibt es breite, schmale, große und kleine Rädchen, aber alle haben eine gemeinsame Aufgabe: die Uhrzeiger genau in eine Richtung zu bewegen", heißt es in der Zeitschrift Pflegemanagement [44]. Für manches stimmt das Bild. Findet die Visite zu spät statt, verschieben sich Untersuchungstermine auf den nächsten Tag. Ineffiziente Übergaben, unbedachte Terminplanung, widersprüchliche Informationen von verschiedenen Stellen und bürokratische Hürden machen alle Beteiligten unzufrieden, und immer sind „die anderen" schuld. Kompetenzgerangel und Vorwürfe schaden der Stimmung und schlagen sich immer auch in stockenden Abläufen sowie im Behandlungserfolg und der Patientenzufriedenheit nieder.

Damit die verschiedenen Professionen effizient, wertschätzend und auf Augenhöhe miteinander reden, ist mehr als guter Wille nötig. Es ist Aufgabe der Klinikorganisation, Strukturen zu schaffen und Prozesse einzuführen, die es den Disziplinen ermöglichen, an einem Strang zu ziehen – und in eine Richtung. Dazu gehören berufsgruppenübergreifende Fortbildungen, gemeinsame Besprechungen und vor allem das gesicherte Wissen um die Kompetenzen, Zuständigkeiten und Arbeitsabläufe der anderen Rädchen im Krankenhausgetriebe. Wenn alle Beteiligten den gesamten Komplex kennen, das gemeinsame Ziel, Patienten gut und erfolgreich zu behandeln, im Auge haben und sich regelmäßig darüber austauschen, ist das Ideal erreicht. Und weil es schwer ist, eingeübte Verhaltensweisen und verkrustete Strukturen zu ändern, sollte das interdisziplinäre Zusammengehen schon in der Ausbildung eingeführt werden.

Die Weltgesundheitsorganisation (WHO) hat 2010 ein Rahmenpapier für interprofessionelle Ausbildung veröffentlicht, denn ein „kooperativer und praxistauglicher Gesundheitsarbeiter ist jemand, der gelernt hat, in einem interprofessionellen Team zu arbeiten, und darin kompetent ist". Interprofessionelle Ausbildung sei ein notwendiger Schritt, um eine Klinikbelegschaft kooperativ und einsatzfähig auf die Bedürfnisse des Gesundheitssystems vorzubereiten. „Nach 50 Jahren Untersuchung stellen die WHO und ihre Partner fest, dass es ausreichend Evidenz gibt, dass interprofessionelle Ausbildung eine effektive praktische Zusammenarbeit ermöglicht." [45]

Erst schleppend finden interprofessionelle Unterrichtsformate Einzug in die Ausbildung von ärztlichem und Pflegepersonal in Deutschland. Wer in einer Klinik arbeitet, muss sich in der Regel auf eigene Faust erarbeiten, wie er mit den Profis der anderen Disziplinen redet und arbeitet.

16.2 Grabenkämpfe, Kompetenzgerangel, Schweigen und tote Patienten

In der Zeit von 1991 bis 1995 starben auf der Kinderherzstation des Bristol Royal Infirmary 34 Kinder unter einem Jahr nach Herzoperationen, die unter normalen Umständen hätten überleben müssen. Insgesamt starben auf der Station in neun Jahren 170 Kinder, deren Prognose in jedem anderen Krankenhaus sehr gut gewesen wäre. Weitere 30 Kinder erlitten schwere Hirnschäden. Der „Bristol Heart Scandal" wurde 1998 untersucht. Aus 673.963 Seiten medizinischer Dokumentation, 816 Zeugenberichten und 42.071 anderen Dokumenten und Zeugenbefragungen wurde ein 12.000 Seiten starker Bericht erstellt. Er hatte 14 Millionen britische Pfund gekostet. Ergebnis:

Die Analyse bestätigte der Station schlechte Organisation, gescheiterte Kommunikation, mangelnde Führung, Paternalismus und ein Scheitern darin, den Patienten ins Zentrum der Bemühungen zu stellen. Die Autoren seien geschockt gewesen von den Zuständen.

In einem öffentlichen Bericht zu den Vorgängen heißt es 2001: „Die Geschichte der Kinderherzstation in Bristol ist keine Geschichte über schlechte Menschen. Es geht auch nicht um Menschen, denen es egal gewesen wäre oder die absichtlich Patienten geschadet hätten. Es geht um Menschen, die menschliches Leiden bewegte, die hingebungsvoll und motiviert waren. Leider fehlte es manchen an Einsicht, und sie verhielten sich falsch. Viele schafften es nicht, miteinander zu kommunizieren und gemeinsam effektiv im Interesse des Patienten zu arbeiten. Es gab einen Mangel an Führung und an Teamwork." [46]

Die Missstände in Bristol sind ein besonders drastisches Beispiel, wie mangelnde Kommunikation und die daraus resultierende schlechte Zusammenarbeit Patienten gefährden. Und nicht nur die Kinder und ihre Familien leiden. Die Operateure (es waren nur Männer) werden mit ihren Ergebnissen ebenso wenig zufrieden gewesen sein wie die dramatisch unterbesetzten und mangelhaft qualifizierten Krankenschwestern. Und weil die Stimmung auf einer solchen Station schlecht ist, werden auch Stellen dort nicht gut besetzt, der Personaldurchsatz ist hoch, was wiederum der Zusammenarbeit und dem Austausch schadet.

In deutschen Kliniken ist die Situation weniger dramatisch. So richtig gut funktioniert der Austausch zwischen Ärzteschaft und Pflegepersonal trotzdem selten. Das liegt nicht nur an schlechter Gesprächskultur, sondern ist ein Strukturproblem.

Nicht nur die Ärzteschaft in der Klinik ist hierarchisch organisiert. Der gesamte Klinikbetrieb kann es hinsichtlich der Hierarchiestufen mit dem Militär oder der katholischen Kirche aufnehmen. Das gilt für die Verwaltung wie auch für die Pflege, die eine Parallel-Hierarchie darstellt: Die Pflegedirektion steht über der Pflegeleitung, die über der Stationsschwester steht, der die Pflegekräfte der Station untergeordnet sind, die wiederum Hilfsschwestern und Pflegeschüler unter sich haben.

Die pflegerische Versorgung liegt in der Verantwortung des Pflegepersonals, nur die medizinischen Aufgaben delegiert eine Ärztin oder ein Arzt – egal, ob an Hilfs- oder Stationsschwester.

Auch die Pflege delegiert. In vielen Krankenhäusern nehmen Servicekräfte die Essensbestellungen auf und sind für das Bringen und Abräumen der Mahlzeiten zuständig. Die Bilanzierung von Trink- und Essensmengen der Patienten sind aber Sache der Pflege. Die Servicekräfte müssen wissen, was und wie viel Patienten essen dürfen und sollen, auch wann jemand für eine OP oder wegen bestimmter Diagnostik nüchtern bleiben muss. Auch Hol- und Bringdienste werden von Dienstleistern übernommen.

Gleichzeitig setzt die Pflege die Anordnungen und Empfehlungen der Physio- und Ergotherapeuten um, und auch Psychologen, Hebammen, Ernährungsberater reden mit.

Israelische Forscher beobachteten vor 25 Jahren, was auf einer Intensivstation vor sich geht, und stellten fest, dass für einen durchschnittlichen Patienten 178 verschiedene Handlungen nötig sind, vom Lagern über Absaugen und Legen einer Infusion bis zur Medikamentengabe [47]. Sie alle erfordern Können und sind mit Risiken behaftet. Erstaunlicherweise passierten nur bei einem Prozent der Handlungen Fehler – das entspricht „nur" zwei Fehlern pro Patient und Tag. Heute dürften es mehr Handgriffe in größerer Eile und damit vermutlich mehr Fehler sein. Die Folgen selbst banaler Unregelmäßigkeiten können aber fatal sein. Das beginnt beim Wundliegen, einem verrutschten Schlauch oder verlegten Zugang beim Lakenwechsel, einer Lungenentzündung als Folge schlechter Mundhygiene und endet noch nicht bei offenen Wunden und Problemen mit Dialyse- und Beatmungsgeräten. Schnell verwischen hier die Zuständigkeitsgrenzen. Wer hätte bemerken müssen, dass Handlungsbedarf besteht, und wer muss handeln?

16

Der Chirurg Atul Gawande berichtet in seinem Buch „Checklist-Strategie" [48] von einem Patienten, dessen Bruch und Gallensteine erfolgreich operiert werden, der dann aber fast an Multiorganversagen stirbt, weil Zugänge nicht steril, sondern infiziert waren. Gawande nennt es das „prinzipielle Puzzle der modernen medizinischen Versorgung": So viele Aufgaben, so viele Handgriffe, so viele Fähigkeiten sind nötig, um einen Patienten gut zu pflegen und zu behandeln. Und die Antwort der Medizin ist Spezialisierung und Superspezialisierung. Niemand kann alle Handgriffe beherrschen, alle Symptome sofort richtig deuten, jede Operation durchführen, jeden Patienten im Auge behalten. Deshalb sind Kommunikation und Kooperation in der Klinik lebensentscheidend. Nur wenn Ärzte und Pflegende miteinander reden, können sie gemeinsam das Puzzle lösen.

▶ Und dann wundern sich die Schwestern

Das Wischen, Waschen und Essen-Verteilen im Pflegepraktikum hat mir nichts ausgemacht, aber wie die Schwestern uns behandelt haben, war unverschämt. Auf meine Fragen kam: „Das erklär ich dir nicht, das verstehst du eh nicht." Über Ärzte: „Das kann ich auch, dazu muss ich mit nicht jahrelang ein schönes Studentenleben machen." Und über Patienten: „Mit dem brauchste nicht zu reden, der ist dement und kriegt eh nix mit." Auf jeder Station gibt es mindestens eine Pflegekraft, die einen unbedingt in die Pfanne hauen will. Und dann wundern sich die Pfleger und Schwestern, wenn die Studis und Ärzte ein schlechtes Bild von der Pflege haben?

Medizinstudent im 4. Semester ◀

16.3 Kooperation statt Grabenkämpfe

Von den vielen Berufsgruppen, die im Krankenhaus zusammenarbeiten, sind Pflege und Ärzteschaft diejenigen mit den meisten, häufigsten und wichtigsten Berührungspunkten – und damit auch mit dem größten Konfliktpotential. Beide Berufsgruppen arbeiten oft unter extremem Zeitdruck – das erschwert den Austausch.

Die Bundesärztekammer und die Verbände des Deutschen Pflegerates haben deshalb 1999 mit Unterstützung des Gesundheitsministeriums das Modellprojekt InterKiK (Interprofessionelle Kommunikation und Kooperation im Krankenhaus) ins Leben gerufen. Das Projekt sollte die offene Kommunikation und die patientenorientierte Abstimmung von Arbeitsabläufen fördern. Nach einer ausführlichen Bestandsaufnahme entwickelten Ärzte und Pflege gemeinsam Prozesse, um Aufnahmen und Entlassungen zu standardisieren, und legten Visitenzeiten fest. Fachleute fordern aber weiterhin, dass der bisher eher zufällige Kommunikations- und Informationsfluss verbindlich geregelt werden muss. Dazu müssten auch Hierarchien abgebaut werden.

Die geforderten gemeinsamen Besprechungen und interprofessionellen Visiten sind schöne Ideen, doch ihre Einführung scheitert oft an Zeitmangel, Unwägbarkeiten oder der mangelnden Bereitschaft, sich verbindlich festzulegen. Im Abschlussbericht von InterKiK heißt es wenig überraschend: „Die Kooperation zwischen Ärzten und Pflegenden ist stark optimierungsbedürftig."

Dass es zwischen den Berufsgruppen gelegentlich knirscht, ist wenig verwunderlich. Die Pflegekräfte sind viele, sie verbringen viel Zeit mit den Patienten, sie sind weisungsgebunden und müssen bisweilen Anordnungen ausführen, die sie nicht unterstützen. Außerdem ist Gesundheits- und Krankenpfleger ein Ausbildungsberuf und damit gesellschaftlich weniger angesehen und schlechter bezahlt.

Die Ärztinnen und Ärzte verbringen nur wenig Zeit mit den Patienten, geben aber an, wie mit ihnen zu verfahren ist. Oft reden sie nicht verständlich mit den Patienten, sodass Pflegekräften die Aufgabe zufällt, verunsicherte oder irritierte Patienten zu beruhigen und zu erklären, was die Frau Doktor gemeint hat. Der Klinikalltag lässt es oft nicht zu, dass Ärzte zu festen Gesprächszeiten kommen. Das führt zu Unberechenbarkeiten und Wartezeiten, die alle Beteiligten belasten. Außerdem wechseln die Ärzte auf der Station, sodass die Pflege sich auf immer neue Gesichter und Charaktere einstellen muss.

Die Studienlage zu Konflikten ist dünn, aber die Anekdoten sind umso zahlreicher. Pflegekräfte fühlen sich durch unbedachte Äußerungen herabgesetzt oder bei der Visite vorgeführt. Ärzte berichten von mangelnder Mitarbeit bis hin zur Boykotthaltung, bisweilen lassen sich die Pflegekräfte ihre Mitarbeit durch Gefälligkeiten erkaufen. Ärzte beklagen, dass Krankenschwestern vor Patienten über sie lästern und damit ihrer Glaubwürdigkeit schaden. Pfleger fühlen sich unterfordert und sind enttäuscht, wenn ihre Einschätzung nicht gefragt ist. Noch immer bestehen die klassischen Vorurteile: Ärzte seien arrogant, Pflegekräfte hätten einen Minderwertigkeitskomplex. Vermeintliche Kränkungen, verletzte Eitelkeiten, Arbeitsverweigerung, verpasste Aufmerksamkeiten, ungeschickte Äußerungen, mangelndes Verständnis für die Arbeitslast des anderen und vermutete Lieblosigkeiten machen beiden Seiten das Leben schwer. Am Ende entzünden sich Konflikte an stehen gelassenen Kaffeetassen, einem Blutfleck auf dem frischen Laken beim Braunüle-Legen und der Frage, wer die Befunde abheften muss.

Laut dem Picker Report 2014 fanden zwei Drittel der 11.000 befragten Pflegekräfte in Deutschland Kommunikation und Koordination zwischen Ärzteschaft und Pflege verbesserungswürdig, Raum für Verbesserungen innerhalb der eigenen Berufsgruppe sahen dagegen nur ein Drittel der Schwestern und Pfleger [49].

Juristisches

Die sogenannte „vertikale Arbeitsteilung" ist auch juristisch interessant. Nicht immer decken sich Befugnis und Befähigung, also das rechtliche Dürfen und das tatsächliche Können. Bespiel: Ein Arzt weist eine Pflegekraft an, bei einem Ulcus cruris einen Druckverband anzulegen. Der Arzt hat hier die Anordnungsverantwortung, d. h., er entscheidet, welche Maßnahme angezeigt ist. Die Pflegekraft hat die Durchführungsverantwortung, d. h., sie steht dafür gerade, dass der Verband ordnungsgemäß angelegt wird und die Hygienevorschriften eingehalten werden. Was aber, wenn die Kraft, die die ärztliche Anordnung erhält, nicht entsprechend geschult ist? Dann muss sie – zum Schutz des Patienten – die Ausführung verweigern, denn sonst liegt ein Übernahmeverschulden vor. Den richtigen Adressaten für die Anordnung zu finden fällt allerdings wieder in die Verantwortung des Arztes. Der Arzt hat das Anordnungsrecht, darf also die Aufgabe delegieren, die Pflegekraft hat ein „Remonstrationsrecht“, kann also die Übernahme verweigern, wenn sie nicht gerechtfertigt erscheint oder die Kraft sie nicht ordnungsgemäß ausführen kann.

16.4 Was hilft? Wertschätzen, Anpacken und klare Zuständigkeiten

Verschiedene Befragungen zeigen, dass vor allem die Pflegekräfte Kommunikationsprobleme zwischen den Berufsgruppen wahrnehmen. Sie beklagen, dass Absprachen nicht eingehalten werden und Ärzte nicht zur vorgesehenen Zeit zur Visite kommen. Und egal, welche Befragung man ansieht, auf Platz 1 der Mängelliste hält sich stets die Äußerung, man fühle sich nicht ausreichend wertgeschätzt.

Der Hunger nach Anerkennung wiegt schwerer als Zeitdruck und Arbeitsbelastung und treibt bisweilen skurrile Blüten, indem Pflegekräfte sichtbare Zeichen dieser ominösen Anerkennung einfordern. Wertschätzung hat zwei Komponenten: Sie manifestiert sich im Umgangston, spielt aber vor allem dann eine Rolle, wenn die Aufgabenverteilung nicht klar, fair und befriedigend ist. Wer sich Konflikte zwischen den Berufsgruppen ansieht und die Zusammenhänge, in denen das Wertschätzungs-Argument vorgebracht wird, sieht, dass der angeblich nicht wertschätzende Ton ein Symptom ist, aber nicht die Ursache von Missstimmung.

Was ist anders, wenn es gut läuft? Gut kommunizierende interprofessionelle Teams haben keine hierarchische Rollenverteilung. Die Aufgabenverteilung am Gesamtkunstwerk Patientenversorgung mit seinen vielen Handgriffen und Erfordernissen ist klar geregelt. Beispiel Schmerztherapie: Schmerzen sind ein wichtiges Diagnosekriterium und zeigen die Behandlungsqualität. Um einen Schmerzpatienten gut zu behandeln, ist eine gut ausgebildete Pflegefachkraft notwendig, die den Schmerz erkennt, ihn bewerten und deuten kann (Schmerzassessment). Für die schnelle und sichere Therapie der Schmerzen benötigt das Team einen Schmerztherapeuten und eine Ärztin, die Schmerzen als Diagnosehinweis deuten kann und die notwendigen Schritte zur Therapie einleitet. Jede einzelne Funktion ist wichtig, jede Person spielt eine wichtige Rolle, und nur wenn alle zusammenarbeiten, kann der Schmerzpatient gut behandelt werden.

In interprofessionellen Teams gehen alle Beteiligten auf Augenhöhe miteinander um. Die Kommunikation ist geprägt von folgenden Kriterien [50]:

- Der Umgang ist sachlich. Man verwendet eine emotionsarme Sachebene (siehe Abschn. 16.5).
- Die Beteiligten verwenden die medizinische Fachsprache.
- Die Sprache ist dabei menschlich und respektvoll.
- Das Wissen wird von einer Profession zur anderen weitergegeben.
- Dadurch werden Konflikte verhindert.
- Die Kommunikation ist lösungsorientiert und kostet weniger Zeit.

Wie man etwas formuliert, verändert auch die Wertung dessen, was man sagt. Wenn man sachlich über die eigenen Beobachtungen redet und die klar definierten Fachbegriffe verwendet, wertet das die Arbeit auf. Es ist eben nicht banal, wie sich der Patient fühlt, sondern die medizinische Krankenbeobachtung ist eine wichtige Voraussetzung für die richtige Behandlung. Die medizinische Krankenbeobachtung ist Aufgabe der Pflege. Sie darf nicht als Smalltalk abgetan werden.

Zur sachlichen, respektvollen und höflichen Sprechweise gehört auch, dass Wünsche und Bedürfnisse oder gar Vorwürfe nicht unterschwellig eingeflochten werden, sondern klar, am besten in einer „Ich-Botschaft“, formuliert werden. Dabei werden Wichtiges und weniger Wichtiges deutlich unterschieden.

Wenn stetig sachlich und verständlich Informationen ausgetauscht werden, haben alle Beteiligten den gleichen Kenntnisstand und können mithelfen, das Behandlungsziel zu erreichen. Außerdem erleichtert die faktenorientierte Sprechweise die Dokumentation. Spätestens, wenn man nüchterne Daten aufschreiben muss, wird klar, wie mühsam die Sachinformation manchmal aus unstrukturierten, unklaren, emotionalisierten oder ironischen Redebeiträgen herausgearbeitet werden müssen – und wie viel Raum für Missverständnisse das lässt.

Und die Wertschätzung? Wenn jeder seine professionelle Rolle füllt und alle Rollen wichtig sind, erscheint es befremdlich, den einen oder anderen besonders zu würdigen, weil er seinen Job macht. Das Wertschätzungsgefälle setzt eine Lagermentalität voraus: „Die da sind arrogant und nehmen kommentarlos hin, was wir machen. Die können ihre Befunde schön selber abheften." „Die da nehmen keine Rücksicht auf unseren Zeitdruck und müssen immer gebeten werden, mitzumachen." „Die hören nicht zu, wenn ich etwas anrege." „Die setzen nicht um, was ich anordne."

Wenn jeder seine Rolle im Team hat und der sachliche Austausch und die professionelle Zusammenarbeit funktionieren, ist die Wertschätzung selbstverständlich.

16.5 Die Sache mit den Ohren

Es liegt in der Natur der ärztlichen Arbeit, dass Ärztinnen und Ärzte in der Klinik in der Regel keine festen Gesprächszeiten garantieren können. Sie sind oft unter Zeitdruck, sodass sie sich nur Zeit für das Wesentliche nehmen können. Oft fällt ihnen nicht auf, dass ihre kompakten Äußerungen für Patienten und Pflegekräfte unbefriedigend und irritierend sind – obwohl sie doch sachlich richtig sind und gar nicht unfreundlich vorgebracht!

Grund für Missverständnisse und Unbehagen ist meist eine undurchsichtige Gemengelage aus unbefriedigter Erwartung, veränderter Perspektive und anderer Interpretation. In diesem Zusammenhang ist es extrem hilfreich, sich das bekannte Vier-Ohren-Modell des Psychologen und Kommunikationswissenschaftlers Friedemann Schulz von Thun anzusehen.

Das Vier-Ohren-Modell (oder Kommunikationsquadrat) geht davon aus, dass jede Äußerung auf mehreren Ebenen eine Botschaft sendet. Mit der Sachinformation liefert der Sprecher auf verschiedensten Ebenen unausgesprochene Nachrichten, die erheblich dazu beitragen, wie seine Äußerung aufgenommen wird und wie er wahrgenommen wird.

Nach Schulz von Thun sind die vier Ebenen:

- **Sachinformation**
  Die Information, die die Ärztin oder der Arzt geben: Eine Anweisung, was zu untersuchen oder was wie zu dosieren ist.
- **Selbstauskunft**
  Mit der Art und Weise, was und wie es gesagt wird, offenbart der Sprecher etwas über sich selbst. Das kann sein: „Ich bin wichtig, in Eile und kann viele Fremdworte." Oder auch: „Es wurmt mich, dass ich eine schlechte Nachricht überbringen muss. Ich fühle mich dem nicht gewachsen."
- **Beziehungshinweis**
  Mit Formulierung und Sprechweise wird auch deutlich, was der Sprecher von seinem Gegenüber hält. Die Äußerung zeigt, wie man zu ihm steht und was man ihm zutraut.
- **Appell**
  Der Appell meint das, was der Sprecher bewirken will – und zwar auch jenseits der Arbeitsanweisung. Neben „Legen Sie einen Druckverband an" kann das sein: „Nimm wahr, dass ich rücksichtsvoll, freundlich und kooperativ bin". „Ich nehme Rücksicht auf Deine begrenzten Möglichkeiten, nimm Du auch mal Rücksicht auf die Zwänge, die ich aushalten muss!"

Das Modell hat sich als nützlich erwiesen, weil es Missstimmungen und kommunikative Schieflagen gut erklärt. Es zu verinnerlichen heißt nicht, dass Sie bei allem, was Sie sagen, gedanklich vier Sprachebenen bedienen oder deuten müssten. Es ist aber hilfreich, sich klarzumachen, dass eine vermeintlich klare und gar nicht unfreundliche Äußerung anders aufgenommen wird als Sie denken, weil unausgesprochene Botschaften mitreisen. Ihre Eile kann als mangelnde Wertschätzung gedeutet werden, freundliches Erklären nimmt mancher als Zeichen dafür, dass Sie ihn für begriffsstutzig halten.

Was tun? Die pragmatische Lösung heißt: Sichern Sie sich die Deutungshoheit über Ihre Äußerungen, indem Sie die anderen Ebenen ansprechen. Dazu müssen Sie keine Vorträge halten und ausführen, wie sehr Sie das Pflegepersonal schätzen und was Sie von sich selbst denken. Es wertschätzende Bemerkungen, ehrlich gemeintes Nachfragen, offenes Zuhören und eine Bemerkung zur eigenen Situation können Misstöne verhindern.

Machen Sie sich klar, dass der Subtext, den Sie unwissentlich mitsenden, eine Wirkung hat, und versuchen Sie, wenig Raum für Interpretationen zu lassen. Je technischer und spezialisierter die Mitglieder eines medizinischen Teams sind und je sachlicher der Umgangston ist, desto weniger beklagen sie Kommunikationsmängel. Im OP wird extrem sachlich gesprochen – das lässt in der Regel wenig Raum für Misstimmungen. Auch Pflegekräfte, die spezialisiert weitergebildet sind wie „Pain-Nurses“, „Parkinson-Nurses“ und Wundexperten fühlen sich als ebenbürtige Partner der Ärzte.

16

Nehmen Sie alle Pflegekräfte als die Experten wahr, die sie sind: Fachkräfte, die den Patienten viel Zeit und Aufmerksamkeit widmen und mit ihrer Sachkenntnis eine unverzichtbare Rolle im Team spielen. Klären Sie die Zuständigkeiten und sprechen Sie an, wenn der Austausch nicht gut klappt.

► So kann einen kein ärztlicher Kollege mobben!

Viele Krankenschwestern machen uns jungen Kollegen das Leben unheimlich schwer. Ich habe immer noch Angst vor den Schwestern, weil mir klar ist, welche Macht die haben. Allein dadurch, dass sie mehr Zeit mit den Patienten verbringen und mehr Kontakt haben. Wenn die über einen Arzt lästern und abfällige Bemerkungen machen, ist der AiPler ruiniert. Irgendwie müssen die Schwestern uns immer zeigen, dass wir nicht besser sind. Wir springen von Notfall zu Papierkram, vom Angehörigengespräch zum Visitenwagen, und dann ist die Braunüle raus oder läuft para. Ich habe Kollegen erlebt, bei denen die Hälfte der Medi-Verschreibungen vom Pflegepersonal boykottiert wurde. So kann einen kein ärztlicher Kollege mobben wie die mit ihrer Blockadehaltung.

AiPler im ersten Jahr ◄

16.6 Eltern und Kinder

Auf pädiatrischen Stationen ist die Verständigung oft schwierig, weil zusätzlich zu den kleinen Patienten die Eltern hinzukommen. Sie sind besorgt, unsicher und oft ungeduldig, und nicht selten befinden sie sich in einer emotionalen Ausnahmesituation. Gleichzeitig möchten viele Eltern ihr Kind mitversorgen. Es ist für Kinder schön, wenn vertraute Personen sich kümmern. Gleichzeitig nehmen die Eltern den Pflegekräften Arbeit ab. Dafür müssen die Eltern aber besonders gut verstehen und umsetzen, was sowohl ärztlich als auch pflegerisch angeordnet und empfohlen ist.

In der Regel ist es das Pflegepersonal, das die Eltern einweist, was wo zu finden ist und wie das Kind versorgt werden soll. Auch sonst verbringen Krankenschwestern und Pfleger naturgemäß mehr Zeit mit Patienten und damit auch mit den Angehörigen als

Ärzte. Sie kennen deshalb die Persönlichkeiten, die Lebensumstände und die Gefühlslagen der Familie weit besser als je eine Ärztin oder ein Arzt.

Gerade auf pädiatrischen Stationen ist es deshalb besonders sinnvoll, interprofessionelle Visiten einzuführen. Die Pflegekräfte können nicht nur mehr über die kleinen Patienten berichten als die meisten Ärzte; sie sind auch oft die besseren Vermittler, wenn es um medizinische Informationen geht.

Erfahrene Krankenpfleger und -schwestern sind auf allen Stationen oft in der Situation, dass Sie erklären müssen, was der Herr Doktor gemeint hat, wenn die Visite herausgerauscht ist. Wenn sie Betten machen oder Verbände wechseln, gibt es viel Zeit, in denen Patienten Verständnisfragen loswerden oder aber emotionale Belange äußern. Das sollte man sich zunutze machen, aber nicht so, wie es auf mancher onkologischen Station läuft: Die Ärztin überbringt eine Diagnose und verlässt den Raum; die Krankenschwester findet eine aufgelöste Patientin vor und muss nun trösten, beschwichtigen und erklären. Oft machen Pfleger das sehr gut, sind aber unzufrieden, weil sie das Gefühl haben, Sie müssten die Kommunikationsmängel der Ärzte ausbügeln.

Besser ist es, wenn das Reden nicht nebenher passiert, sondern als Aufgabe der Pflege anerkannt und gewürdigt wird. Beziehen Sie die Pflege immer mit ein, wenn Sie eine ganze Familie im Patientenzimmer haben. Sie selbst profitieren davon, dass Pfleger Ihnen manche Erklärarbeit abnehmen und dafür sorgen, dass die Compliance gut ist. Wenn Sie diese Leistung würdigen, verbessern Sie die Zusammenarbeit im Team und die interprofessionelle Kommunikation!

► Besser als der Arzt

Als unsere Tochter in der 31. SSW mit 1410 g Gewicht auf die Welt kam, wurde sie gleich auf die Intensivstation gebracht. Ich wurde versorgt und konnte schließlich im Rollstuhl zu ihr. Sie lag in einem Inkubator. Der Oberarzt erklärte uns, dass sie unter einem Atemnotsyndrom leide und eine CPAP-Beatmung brauche. Überhaupt brauchte er viele Fachbegriffe. Er meinte, bei dieser Diagnose sterben die Kinder nur in bestimmten Fällen, und als ich nachfragen wollte, klingelte sein Telefon – ein Notfall, er verließ das Zimmer. Da standen wir nun, und ich habe geweint. Dann kam eine Intensivschwester, guckte sich die Patientenakte an und erklärte uns in Ruhe, was los ist, was die Beatmungsmaschine macht und wie es weitergehen soll. Ich bin ihr heute noch dankbar. Sie konnte viel besser erklären als der Arzt.

Mutter eines Frühchens ◄

Juristisches

Inhaltsverzeichnis

J. von Campenhausen, *Ärztliche Kommunikation für Medizinstudierende*, https://doi.org/10.1007/978-3-662-61749-6_17

17.1 Wer offen redet, fürchtet keine Klage

„Sie haben das Recht zu schweigen. Alles, was Sie sagen, kann und wird vor Gericht gegen Sie verwendet werden." Diese Sätze kommen in jedem amerikanischen Film bei der Festnahme des Bösewichts vor. Ob Ärztinnen und Ärzte diese Sätze im Kopf haben, wenn sie sich eine Äußerung des Bedauernd verkneifen oder wenn sie ihren Patienten wortkarg mitteilen, dass sie mit einem Bein im Gefängnis stünden, wenn Sie z. B. eine Empfehlung gäben?

Für Ärzte jedenfalls gilt das Gegenteil. Wer gut erklärt, wer gut kommuniziert, wer Zweitmeinungen zulässt und klug erörtert und wer Emotionen des Patienten anspricht, gerät selten in die Gefahr, sich vor Gericht für sein Tun verantworten zu müssen. Den wenigsten Patienten, die gegen ihren Arzt klagen, geht es um Geld; es geht um Genugtuung, und die fordert man nicht von jemandem, mit dem man klar und offen spricht.

Generell haben Ärzte nichts zu befürchten, wenn sie vernünftig versichert sind und ihr Handeln legitim ist. Dazu müssen drei Grundvoraussetzungen erfüllt sein:

1.) Jeder ärztliche Eingriff erfordert eine Indikation. Das heißt, der Auftrag des Arztes, zur Heilung beizutragen, muss die geplante Maßnahme gebieten. Art und Umfang der Maßnahme müssen fachmedizinisch und berufsethisch angemessen sein. Der Eingriff oder die Maßnahme muss eine Besserung beim Kranken erwarten oder wenigstens erhoffen lassen.

2.) Der Patient muss sein Einverständnis zu der Maßnahme geben. Manchmal muss die Einwilligung oder Zustimmung der gesetzlichen Vertreter reichen oder die „mutmaßliche Einwilligung" – etwa, wenn ein Patient schwerverletzt ist und nicht mehr sprechen und damit der lebensrettenden Behandlung nicht zustimmen kann. Dieser Punkt bietet am meisten Diskussionsstoff. Die Angelsachsen sprechen vom „informed consent" (Einwilligung nach erfolgter Aufklärung), einem Konsens, der hierzulande gern als „informierte Einwilligung" diskutiert wird.
Die Besonderheiten, Fallstricke und Ausnahmen sind vielfältig: Bei Kindern z. B. müssen beide Sorgeberechtigten einem Eingriff zustimmen. Unvorhergesehene Erweiterungen einer Operation gelten als „mutmaßlich erteilt", wenn sie lebenswichtig sind. Die Aufklärung um alle Unwägbarkeiten der Geburt müssen rechtzeitig erfolgen, weil eine Schwangere mit Beginn der Wehen nicht mehr einwilligungsfähig ist, etc. Im Notfall kann ein Arzt eine zweifelsfrei gebotene Maßnahme allerdings ausnahmsweise selbst verantworten.

3.) Der Arzt muss den Regeln seines Fachs und der Sorgfaltspflicht genügen.

Wenn Sie nicht schludern, eigenmächtig oder unverantwortlich handeln, haben Sie wenig zu befürchten. Im ▶ Kap. 11 (Entschuldigung) klang es schon an. Patienten klagen nicht, weil es ihnen Spaß macht, dem Arzt eins auszuwischen, oder weil sie sich horrende Geldsummen erhoffen. Befragungen zeigen, dass Patienten die Mühsal, die Kosten und den Ärger einer Klage aus dem Gefühl der Gekränktheit auf sich nehmen. Sie klagen, weil sie in dem Gefühl leben, dass man nicht offen und ehrlich mit ihnen war, sie nicht anständig behandelt hat, sich nicht ausreichend gekümmert und nicht entschuldigt hat. Dass man offenbar gar nicht wahrgenommen hat, was inwiefern schiefgegangen ist. Den meisten ist es wichtig, dass einmal offiziell festgestellt wird, dass man ungut an ihnen gehandelt hat – sei es durch mangelhafte Aufklärung, ärztliche Fehler bei einer OP oder eine Fehldiagnose. Es geht tatsächlich ums Recht-Haben, verbunden mit der Hoffnung, dass so etwas nicht wieder passiert.

Das müssen Sie wissen und ernst nehmen, denn diese starke Motivation sollte Sie dazu bringen, die Situation des Patienten ausdrücklich anzuerkennen. Wenn etwas nicht gut gelaufen ist, so ist es unschätzbar wertvoll, wenn Sie sagen: „Das Ergebnis ist nicht so, wie sie und ich uns das erhofft haben. Das kann leider immer passieren, aber dass es so schlimm kommt, ist selten. Es tut mir sehr leid, dass es bei Ihnen nun so gelaufen ist. Lassen Sie uns gemeinsam überlegen, wie wir jetzt vorgehen." Selbst wenn Sie Ihr Vorgehen nach wie vor richtig finden, der Patient unzufrieden ist, so sollten Sie darauf eingehen: „Sie sind enttäuscht von dem Ergebnis, das verstehe ich, und das tut mir leid. Ich habe getan, was ich konnte, und das, was geboten und möglich ist. Sie hatten sich so viel mehr erhofft. Aber leider gibt es keine Garantie dafür, dass die Therapie bei jedem anschlägt." Es ist erfahrungsgemäß unwahrscheinlich, dass jemand gegen einen offenen, anteilnehmenden und konstruktiven Arzt vorgehen möchte.

Eine weitere wichtige Motivation für das Klagen ist der Gedanke, dass man anderen Patienten das gleiche Elend ersparen möchte. Dieses Gefühl kommt dann auf, wenn keine angemessene Resonanz auf gefühlte oder tatsächliche Mängel bei einer Behandlung erfolgt. Wenn niemand auf das Fehlverhalten der Ärzte reagiert, erweckt das beim Patienten den Eindruck, als wäre es den Ärzten egal, als würde das schon immer so gemacht und ginge ohne Rücksicht auf Verluste so weiter. Das ist eine schreckliche Vorstellung, wenn man leidet und glaubt, dass das vermeidbar war.

Wenn Sie das Gefühl bekommen, dass ein Patient ernsthaft unzufrieden ist, weil etwas nicht gut lief, ist es deshalb wichtig, dass Sie 1.) sagen, dass das in der Form noch nie passiert oder sehr selten ist, und 2.) versichern, dass Sie darauf achten werden, dass das in der Form nicht wieder passieren kann.

Wenn Sie also den Empfehlungen aus den vorherigen Kapiteln folgen, sollten Ihre Patientinnen und Patienten keinen Grund haben, so viel Frustration anzusammeln, dass sie Ihnen juristisch an den Karren fahren wollen. Sie sollten nicht in dem Eindruck leben, dass es Ihnen egal ist, wie es um sie steht, und sie sollten nicht glauben, dass Ihnen (tatsächliche oder vermeintliche) Fehler dauernd passieren und dass Sie auch in Zukunft nichts dagegen unternehmen werden.

Eine Verbraucherzentrale hat eine Anleitung verfasst, wie man bei einem Behandlungsfehler vorgehen kann und sollte. Darin heißt es, der häufig geäußerte Grund für Klagen laute: „Wenn er sich doch um mich gekümmert hätte." Es ist das Gefühl, vom Arzt nicht gut begleitet und betreut und damit alleingelassen worden zu sein, es ist ein Ruf nach Zuwendung. Es geht also am Ende immer um Emotionen. Wer die negativen Emotionen seiner Patienten ernst nimmt, hilft damit nicht nur der Seelenhygiene des Patienten und der eigenen als Arzt, sondern er verhindert juristischen Ärger.

17.2 Wenn es ernst wird

Sie kennen den Unterschied zwischen Recht und Gerechtigkeit? Die Tatsache, dass es Krieg gibt, heißt nicht, dass erwachsene Menschen das Recht hätten, einander umzubringen. Es gibt kein Recht auf gesunde Kinder, auf Gesundheit, auf Therapieerfolg und auch nicht darauf, dass Menschen fehlerfrei arbeiten. Man kann weder gegen einen Virus oder ein Unwetter klagen, auch nicht vor dem Menschenrechtsgerichtshof. Rechte setzen Menschen Grenzen, sie fixieren, was Leute einander antun dürfen und was nicht. Es gibt kein Recht, verschont zu werden von dem, was Menschen weder bewirken noch verhindern können. Es gibt ein solidarisches Recht auf Gesundheitsfürsorge, aber keines auf Gesundheit.

Wenn trotz allem doch ein unzufriedener Patient klagt, weil er meint, Sie hätten ihm etwas angetan oder etwas unterlassen? Dann helfen Ihnen zwei Dinge: gute Kommunikation und sorgfältige Dokumentation. (Eine gute Versicherung und ein guter Anwalt sind freilich Pflicht.) Suchen Sie das Gespräch mit dem

Patienten. Wenn Sie in einer Klinik angestellt sind, ist die Versuchung groß, das der Rechtsabteilung zu überlassen. Aber der Patient meint Sie, er verklagt Sie, und deshalb müssen Sie von Anfang an erscheinen – auch wenn es Ihnen unangenehm ist. Schon zum ersten Gespräch sollten Sie sich bereits juristisch beraten und auch begleiten lassen. Die allermeisten Fälle enden nicht vor Gericht, sondern können vorher einvernehmlich beigelegt werden. Wählen Sie für ein solches Gespräch einen neutralen Ort. Das kann die Kanzlei Ihres Anwalts sein oder ein anderer Raum. Ihre Praxis ist ungeeignet, weil sich der Patient damit in Ihren Hoheitsbereich fügen muss, der mit unguten Emotionen verbunden ist.

Gehen Sie vorher noch einmal mit Ruhe durch die Unterlagen. Dazu reicht es nicht, wenn Sie die Akte überfliegen. Setzen Sie sich mit dem Krankheitsbild generell und dem besonderen Verlauf auseinander. Sie müssen wissen, warum Sie jeden Schritt so und nicht anders gegangen sind und wie und warum es zu den unerwünschten Ergebnissen kommen konnte.

Wenn Sie zu dem Gespräch erscheinen, sind Sie nicht Arzt, sondern Zeuge und Ihr eigener Verteidiger. Jetzt reicht es nicht, nur anteilnehmend und bedauernd aufzutreten. Sie sollten zwar nach wie vor menschlich, freundlich und höflich sein, aber kompetent, informiert und erfahren auftreten. Sagen Sie ruhig, dass es Sie bekümmert und Ihnen leidtut, dass der Patient nicht das erwartete und erhoffte Behandlungsergebnis erreicht hat, aber seien Sie sehr klar darin, dass Sie richtig und angemessen vorgegangen sind.

17

Fast jeder Klage liegt ein schlechtes Behandlungsergebnis zugrunde. Deshalb sollten Sie Erklärungen zur Hand haben, warum es in diesem Fall so kommen konnte. Das ist der entscheidende Punkt. Ob der Patient vor Gericht zieht und dort am Ende Recht bekommen kann, hängt davon ab, ob Sie nachvollziehbar begründen können, wie sich der Fall entwickelt hat. Ihre Ausführungen müssen offen, souverän und plausibel sein. Das schlechte Ergebnis kann mit mangelnder Compliance des Patienten, seltenen Wechselwirkungen mit Medikamenten oder einem unvermeidlichen Risiko durch den Eingriff begründet werden. Haben Sie für diese Begründungen Zahlen mit Quellen zur Hand.

Bleiben Sie die ganze Zeit professionell. Fallen Sie nie aus der Rolle, lassen Sie sich nicht provozieren. Beantworten Sie keine Fragen, die Unterstellungen oder Fehler enthalten („Was haben Sie in den zwei Wochen unternommen, bis sie gesagt haben, dass die Diagnose falsch ist?" – „Die Verdachtsdiagnose war zu dem Zeitpunkt nicht falsch."). Bleiben Sie extrem sachlich. Werden Sie nicht persönlich, nicht emotional und schon gar nicht abwertend. Man einigt sich leichter, wenn man einander höflich und respektvoll begegnet. Das gilt auch für den gegnerischen Anwalt.

Ihre Dokumentation sollte lückenlos und plausibel sein. Machen Sie sich klar, dass jeder Patient das Recht auf eine Kopie seiner Krankenakte hat. Alle persönlichen Befunde gehören formal dem Patienten, müssen aber vom Arzt aufgehoben werden. Natürlich können Sie unmöglich alles aufschreiben, was Sie mit einem Patienten besprochen haben. Sie sollten aber glaubhaft sagen können, dass Sie grundsätzlich und immer umfassend aufklären, wenn in der Akte „Aufkl. OP" steht.

Eine gute Dokumentation schützt nicht nur Sie selbst, sondern auch Ihre Kollegen. Achten Sie bei der Dokumentation darauf, dass sie keine subjektiven Meinungsäußerungen, unnötige Wertungen oder gar Anschuldigungen einbauen. Beispiel: „Die alte grüne Duranaht spricht für eine Duraverletzung anlässlich der Voroperation, bei der zudem der Recessus lateralis nicht ausreichend dekompensiert wurde." Dieser Satz in einem OP-Bericht ist eine Schuldzuweisung an den Kollegen, der vor Ihnen operiert hat. Es ist unnötig, ungefragt die Voroperation zu dokumentieren und zu bewerten.

Die folgende Aussage in einem Arztbrief bewog den Patienten zu einer Klage: „Für die muskuläre Inkontinenz des offenbar teilresezierten Internums wird sich nichts verbessern lassen, zumal zu befürchten steht, dass an mehreren Stellen eine Beschädigung erfolgt ist.“ Aber warum muss ein Chirurg Mutmaßungen über Fehler des Voroperateurs anstellen? Spielt es eine Rolle, dass er fürchtet, dass es möglicherweise Beschädigungen gibt?

17.3 Mit einem Bein im Gefängnis?

Tatsächlich ist es strafbar, Medikamente oder Hilfsmittel in bestimmter Weise zu verschreiben, an bestimmte Anbieter zu verweisen oder Patienten zu Eingriffen weiterzuvermitteln. Strafbar ist dabei aber nicht das Rezept oder die Empfehlung, sondern die mögliche Vorteilsnahme. Wenn der Betrieb für Rehatechnik sich erkenntlich zeigt, weil ein Arzt alle Patienten dorthin empfiehlt, wird es heikel. Die Kick-Back-Zahlungen der Pharmaindustrie für die Verordnung bestimmter Medikamente sind schon lange in Verruf. Was noch? Wann immer Arztverhalten finanziell belohnt wird, ist das ein Hinweis auf illegale Vorteilsnahme. Verboten ist es,

- Prämien für „Kundenpflege“ einzustreichen für das Überweisen von Patienten an bestimmte Fachärzte, Krankenhäuser, Apotheken, Optiker, Sanitätshäuser,
- Geld für „Anwendungsbeobachtungen“ der Pharmafirmen zu nehmen (diese Variante versuchte man, nachdem die Kick-Back-Zahlungen verboten wurden),
- sich als Arzt an einer Gesellschaft zu beteiligen, die Anteile an einem Labor, einem Optikergeschäft, einem Sanitätshaus hält, wenn sich die Gewinnausschüttung an der Zahl der weitervermittelten Patienten orientiert,
- die Dumpingpreise für das „Basislabor“ in Anspruch zu nehmen, wenn daran die Verpflichtung geknüpft ist, die Aufträge für teure Speziallabor-Analysen dorthin zu geben,
- sich beim Kongressbesuch irgendetwas bezahlen zu lassen, was über Tagungsgebühr und Reisekosten hinausgeht (also: Rahmenprogramm oder Verlängerungstage, Kosten für Begleitpersonen),
- Honorare für Fachvorträge auf Kongressen zu nehmen.

Das klingt viel. Umfragen haben aber gezeigt, dass die meisten Ärzte keine unseriösen Angebote bekommen. Wenn ein Patient ratlos ist, wo er Rat und Hilfe, Hilfsmittel, Pflege oder eine bestimmte Untersuchung bekommen kann, so dürfen und sollen Sie natürlich helfen und eine Empfehlung geben. Wenn Sie nicht sicher sind, ob die Kollegen wirklich gut sind, so können Sie das sagen: „Ich habe noch keine Erfahrung mit dieser Praxis, aber sie ist nah und neu und nicht so überlaufen.“ Sie brauchen keine Werbung für andere zu machen. Wenn Sie aber gut mit bestimmten Menschen zusammenarbeiten, so ist es nur gut, wenn Sie Patienten dorthin verweisen. Sie dürfen sich das nur nicht bezahlen lassen, genauso wenig wie Sie andere Zuweiser entlohnen, wenn sie Ihnen Patienten schicken.

▶ Ich bin Laie, aber ich kann einen Arzt schon beurteilen

Natürlich bin ich Laie, aber ich kann schon beurteilen, ob ein Arzt mich vernünftig behandelt oder nicht. Ich habe z. B. eine Fachärztin erlebt, die nur blöde Sprüche abgedrückt hat: „Ich weiß nicht, ob ich Sie auf den Stuhl lassen soll. Nachher machen sie mir den mit Ihrem Übergewicht noch kaputt, und ich hab den Schaden.“ (Ich wog damals 90 kg.) Und anstatt die Vorsorge zu machen, wollte sie dauernd nur ihre überteuerten Präparate verhökern, irgendwelche Nahrungsergänzungsmittel, die nichts mit der Sache zu tun haben. Auf die Frage, ob sie mir wegen meiner heftigen vorzeitigen Wechseljahresbeschwerden helfen kann, meinte sie nur schnippisch: „Ach was, das ist in ihrem Alter wohl normal." Aber ich war 39! Also, ich brauche da kein medizinisches Hintergrundwissen, um zu urteilen, dass sie keinen Bock hat oder kein Wissen. Ich war nicht die Einzige, die sich beschwert hat. Es haben sich viele beschwert.

Eintrag in einem Forum ◄

17.4 Gefällt mir nicht?

Im Internet wird alles bewertet: Küchenmaschinen, Kinofilme, Restaurants, Bastelanleitungen und natürlich auch Ärzte. Für Menschen, die ohne persönliche Empfehlung einen neuen Facharzt suchen, sind Arztbewertungsportale wichtige Quellen, um sich ein Bild von einer Praxis oder einem Klinikarzt zu machen. Eine Umfrage der Universität Erlangen-Nürnberg ergab, dass ein Viertel der Bevölkerung ein solches Portal zur Ärztesuche genutzt hatte; zwei Drittel der Nutzer hatten den Arzt oder die Ärztin aufgrund der Bewertungen ausgewählt. Jameda ist der größte Anbieter von Arztbewertungen in Deutschland und zählt monatlich 3,5 Millionen Besucher. Gute Noten auf Bewertungsportalen sind gute Werbung für Sie, schlechte dagegen können geschäftsschädigend sein. Es ist also nicht banal, was im Internet über Sie zu lesen ist.

Leider können Sie sich nicht aussuchen, ob Sie im Bewertungszirkus mitspielen wollen. Ein Münchner Arzt hatte deswegen gegen Jameda geklagt. Der Kollege war nicht einmal schlecht bewertet worden, er wollte einfach nicht im Internet vorkommen, wollte keine Bewertungen über sich lesen und sich nicht von Laien benoten lassen. Er verlor den Prozess.

17

Trotzdem müssen Sie sich nicht alles gefallen lassen. Der Bundesgerichtshof stellte fest, dass Jameda die Pflicht habe, die Bewertungen zu prüfen, wenn der betroffene Arzt das fordert. Arztbewertungsportale müssen bestimmte Kriterien erfüllen. Die wichtigste: Der Betreiber muss die E-Mail-Adresse der im Netz anonymen Bewertenden speichern.

Liegt eine Beschwerde vor, so muss das Portal die Bewertung zurückverfolgen. Der Bewertende muss dann nachweisen, dass er tatsächlich behandelt worden ist, und die Aussage des Patienten muss dem Arzt weitergeleitet werden (entweder mit Einwilligung des Patienten oder anonymisiert). Entpuppt sich die Bewertung als ungerechtfertigt, so muss das Internetportal sie löschen.

Schon viele Ärzte haben sich wegen unliebsamer Bewertungen an ihre Ärztekammer gewandt oder gar gegen Bewertungen geklagt – doch das nützt wenig und kostet Sie unnötig viel Zeit, Nerven und Geld. Doch Sie müssen keine bösen Wertungen im Netz dulden. Am sinnvollsten und erfolgversprechendsten ist wie immer die direkte Ansprache. Schreiben Sie dem Online-Portal zügig eine Mail und beklagen Sie sich über die entsprechende Äußerung auf der Seite. Schreiben Sie nicht erbost und gekränkt, und beißen Sie nicht um sich, sondern bleiben Sie höflich und sachlich. Begründen Sie, warum und inwiefern sie nicht in Ordnung ist, und bitten Sie darum, die Bewertung zu entfernen. Bei Jameda kümmert sich ein mehrköpfiges Team um solche Fälle. Die Mitarbeiter kontaktieren den Autor der fraglichen Bewertung. Antwortet er nicht oder kann er die Bewertung nicht glaubhaft begründen, so wird sie gelöscht.

Gut für Ihre Position ist es, wenn Sie mehrere gute Bewertungen vorweisen können. Es ist nicht unehrenhaft, zufriedene Patienten zu bitten, einmal eine Bewertung zu schreiben (besser und authentischer als Bewertungen selbst zu verfassen oder bei Jameda zu kaufen). Erzürnte Patienten, die sich falsch behandelt fühlen, können online einigen Schaden anrichten, indem Sie unter vielen Adressen in vielen Portalen garstige Äußerungen über Sie verbreiten. Spätestens das sollte Sie davon abhalten, unzufriedene Patienten ziehen zu lassen, ohne dass Sie gesagt haben, dass es Ihnen leid tut, dass es nicht gut gelaufen ist (siehe ► Kap. 11 Entschuldigung).

▶ Soll er sich ruhig mal ärgern

Oha, jetzt hat mein alter Hausarzt meine Bewertung in einem Bewertungsportal gefunden. Ich musste sie jetzt nochmal bestätigen, unten drunter stand schon der rechtliche Hinweis, dass es in seltenen Einzelfällen dazu kommen kann, dass man anonym meine Antworten an den Dr. oder seinen Rechtsanwalt schicken kann. Na, da bin ich aber mal sehr gespannt… Hauptsache, es haben schon ein paar gelesen.

Er hat mich jahrelang behandelt und immer nur gegen alles angeredet, was ich angebracht habe. Jetzt, im Nachhinein, wo ich meinen neuen Hausarzt habe und endlich auf dem Weg der Genesung bin, weiß ich, was er falsch gemacht hat. Und ich finde, das sollten neue Patienten auch wissen. Ich habe immer auf ihn vertraut und gehofft, dass es schon richtig ist, was er tut. Aber im letzten Jahr hat er sich nur stur gestellt, als ich anfing, mich selber zu informieren.

Nun gut, auf einen Rechtsstreit habe ich bestimmt keinen Bock. Aber ich habe ja noch mehr E-Mail-Adressen, um meine Meinung kundzutun. Soll er sich ruhig mal ärgern :-)

Eintrag in einem Forum ◀

17.5 Schweigepflicht

Auch wenn Ihre Patienten Sie beschäftigen, wenn Sie für sie Rat suchen oder in Forschung oder Lehre von Ihren Patienten berichten, achten Sie die ärztliche Schweigepflicht! Die umfasst nicht nur Diagnosen, Laborwerte und Therapien, sondern viel mehr. Sie müssen auch schweigen über Anamnese und Prognose, psychische Auffälligkeiten oder körperliche Mängel Ihrer Patienten. Auch Informationen über die wirtschaftliche Situation, familiäre Umstände, persönliche und berufliche Probleme fallen unter die Schweigepflicht. Sie dürfen nicht einmal preisgeben, dass ein Patient bei Ihnen in Behandlung war!

Es ist nicht nur eine Frage von Standesehre und Berufsgeheimnis, dass Sie nicht über Ihre Patienten plaudern. Verstöße gegen die ärztliche Schweigepflicht sind folgenreich:

- Strafrechtlich: Wer ein Geheimnis offenbart, kann eine Geldstrafe oder eine Freiheitsstrafe von bis zu einem Jahr bekommen (§ 203 StGB)
- Zivilrechtlich: Das Ausplaudern von Geheimnissen oder das Weitergeben von Informationen kann zu Schadensersatz oder Schmerzensgeldzahlungen führen (§ 823 II BGB in Verbindung mit § 203 StGB). Das Herausgeben ärztlicher Informationen kann Persönlichkeitsrechte verletzen. So musste ein Psychiatrie-Professor Schadensersatz zahlen, weil er einer klagenden Ehefrau im Scheidungsprozess ein psychiatrisches Attest über den Ehemann weitergegeben hatte.
- Auch die Ärztekammer kann sich einschalten, wenn Sie Informationen weitergeben: Wenn Sie gegen § 9 der Berufsordnung verstoßen, reichen die Sanktionen von einer Warnung über einen Verweis bis zur Geldstrafe von 50.000 Euro. Im schlimmsten Fall erkennt man Ihnen die Mitgliedschaft ab.

Machen Sie es sich deshalb zur Gewohnheit, zu klären, wem Sie berichten dürfen. Fragen Sie Ihre Patientinnen und Patienten, ob Sie Familienmitgliedern Auskunft geben dürfen, und machen Sie eine entsprechende Gesprächsnotiz mit Datum in der Akte. Das kostet Sie Sekunden, sichert Sie aber ab, wenn es zum Streit kommt.

Zum Streit kommt es z. B. bei Scheidungen, wenn es um Unterhaltszahlungen für Frau oder Kinder geht, aber auch, wenn Sie von einem Urlaub eines Patienten erzählen, der offiziell krankgeschrieben war und nun deswegen seinen Job verliert, wenn jemand in Begleitung einer Person bei Ihnen war, von der niemand wissen sollte, wenn ein Hauskauf platzt, weil Sie erwähnt haben, dass jemand finanzielle Probleme hat, oder ein Mensch keinen Ausbildungsplatz erhält, weil Sie über Vorerkrankungen geschwatzt haben.

Scheinbar banale Informationen über Menschen, Situationen oder Meinungen können zum Problem werden, wenn ein unglücklicher Zufall es will. Deshalb sollten Sie sowie alle Mitarbeiter – wie Sprechstundenhilfen, Praktikanten, Studenten und auch Ihre Abrechnungsstelle – die Schweigepflicht sehr ernst nehmen.

Ausnahmen sind gesetzliche Offenbarungspflichten. Sie sind im Infektionsschutzgesetz und dem Gesetz zur Bekämpfung von Geschlechtskrankheiten festgeschrieben. Wenn damit Gefahren abgewendet werden können, dürfen und müssen Ärzte und Behörden bisweilen die Rechte von Patienten verletzten. Wenn ein Covid-19-Patient isoliert wird, so kann er nicht wegen Freiheitsberaubung klagen. Eltern verlauster Kinder können sich nicht auf die Schulpflicht berufen, wenn ihren Kindern der Schulbesuch untersagt wird.

Die Schweigepflicht besteht über den Tod des Patienten hinaus. Das heißt, dass Sie auch Kindern, Ehefrau oder anderen potenziellen Erben keine Auskunft geben dürfen, wenn Sie nicht ausdrücklich von der Schweigepflicht befreit worden sind. Auch das ist keine banale Aussage. Gern wird hier der literarisch verarbeitete Fall des Dr. Riedel herangezogen. Nachdem seine Frau an einer Vergiftung gestorben war, wurden der Schweizer Arzt und seine Geliebte 1926 ohne Verhör verhaftet und in einem Geschworenenprozess zu 20 Jahren Haft wegen Giftmordes verurteilt. Erst nach fünf Jahren im Gefängnis erwirkte der Arzt eine Revision, bei der viele Ärzte zu Wort kamen und klar wurde, dass Frau Riedel lange selbstmordgefährdet war und sich offenbar umgebracht hatte. Das verschwieg der pflichtbewusste Arzt von Frau Riedel – leider zum Nachteil des nun ruinierten Gatten.

In der Praxis geht es in der Regel um den mutmaßlichen Willen des Verstorbenen. Dabei kann es sein, dass sich dieser unausgesprochene, aber wohlverstandene Wille mit dem Tod ändert. Klingt verschroben? Natürlich möchte ein Mann zu Lebzeiten nicht, dass jemand von seiner gut verborgenen Alkoholsucht erfährt. Nach seinem Tod könnte man allerdings seine Geschäftsfähigkeit anzweifeln und mögliche Dummheiten, die der stille Trinker im Suff begangen hat, zugunsten seiner Erben anfechten.

Es bleiben allerdings immer Grauzonen. Nachdem der Germanwings-Pilot Andreas Lubitz ein vollbesetztes Flugzeug vermutlich absichtsvoll hatte abstürzen lassen, klagten Hinterbliebene der Opfer gegen seine Hausärztin. Sie hatte eine Psychose diagnostiziert, aber niemandem darüber Auskunft gegeben. Denkbar wäre auch das Szenario, dass die Ärztin den Arbeitgeber informiert und damit die Fliegerkarriere des jungen Mannes ruiniert, der dann klagt – oder zum Amokläufer wird und Menschen tötet, deren Angehörige die Ärztin verklagen … Wie man es dreht und wendet, kreative und emsige Juristen können Anhaltspunkte finden, die einem Arzt eine Mitschuld an den Geschehnissen geben – aber wahrscheinlich ist das nicht.

Serviceteil

J. von Campenhausen, *Ärztliche Kommunikation für Medizinstudierende*, https://doi.org/10.1007/978-3-662-61749-6

Literaturverzeichnis

1. Ende M (2005) Momo. Thienemann, Stuttgart/Wien, S 14–15
2. Tonbandabschrift aus: Arthur Kleinman (1988) The illness narratives. Suffering, healing and the human condition, Basic Books, USA
3. Tamblyn R et al (2007) Physician scores on a national clinical skills examination as predictors of complaints to medical regulatory authorities. JAMA 298(9):993–1001. https://doi.org/10.1001/jama.298.9.993
4. Grol R, Mokkink H, Smits A et al (1985) Workload and job satisfaction of general practitioners and the quality of patient care. Fam Pract 2:128–135
5. Davidson W et al (1994) Relation between physician characteristics and prescribing for elderly people in New Brunswick. Can Med Assoc J 150:917–921
6. Dugdale DC, Epstein R, Pantilat SZ (1999 Jan) Time and the patient – physician relationship. J Gen Intern Med 14(Suppl 1):S34–S40. https://doi.org/10.1046/j.1525-1497.1999.00263.x
7. Schillinger D et al (2003) Closing the loop. Physician communication with diabetic patients who have low health literacy. Arch Intern Med 163(1):83–90. https://doi.org/10.1001/archinte.163.1.83
8. Fehlenberg D, Simons C, Köhle K Die Krankenvisite – Chance für ein weiterführendes Gespräch. In: von Uexküll T, Adler R, Herrmann JM, Köhle K, Langewitz W, Othmar W (Hrsg) Schonecke und Wolfgang Wesiack: Psychosomatische Medizin. Modelle ärztlichen Denkens und Handelns, 6. Aufl. Urban & Fischer, München/Jena, S 448
9. Fritzsche K, Geigges W, Richter D, Wirsching M (Hrsg) (2003) Psychosomatische Grundversorgung. Springer, Berlin/Heidelberg, S 289
10. Verghese A. Die Berührung eines Arztes. Vortrag im Juli 2011 in Edinburgh für TED Global. www.ted.com/talks/abraham_verghese_a_doctor_stouch?language≠de Stand. Zugegriffen am 13.05.2017
11. Tonbandabschrift aus: Arthur Kleinman (1988) The illness narratives. Suffering, healing and the human condition, Basic Books, USA
12. Adherence to Long-Term Therapies. Evidence for action. (2003) WHO Genf http://www.who.int/chp/knowledge/publications/adherence_full_report.pdf
13. BCG Focus (2003) The hidden epidemic. FInding a cure for unfulfilled prescriptions and missed doses https://www.bcg.com/documents/file14265.pdf Zugegriffen am 19.10.2020
14. Martin LK, Haskard-Zolnierek KB, DiMatteo MR (2010) Health behaviour change and treatment adherence. Evidence-based guidelines for improving healthcare. Oxford University Press, New York
15. Martin LK, Haskard-Zolnierek KB, DiMatteo MR (2010) Health behaviour change and treatment adherence. Evidence-based guidelines for improving healthcare. Oxford University Press, New York, S. 41
16. Kegan R, Lahey LL (2009) Immunity to Change. How to overcome it and unlock the potential in yourself and your organization. Harvard Business Press, Boston
17. Ariely D (2010) Fühlen nützt nichts, hilft aber. Droemer, München, S 12
18. Volpp K et al (2008) A test of financial incentives to improve warfarin adherence. BMC Health Serv Res 8:272. Published online 2008 Dec 23. https://doi.org/10.1186/1472-6963-8-272
19. Grimmsmann T, Himmel W (2016) Comparison of therapy persistence for fixed versus free combination antihypertensives: a retrospective cohort study. BMJ Open 6:e011650. https://doi.org/10.1136/bmjopen-2016-011650
20. Fritzsche K, Geigges W, Richter D, Wirsching M (Hrsg) (2003) Psychosomatische Grundversorgung. Springer, Berlin/Heidelberg, S 174
21. Kroenke K, Mangelsdorff D (1989) Common symptoms in ambulatory care: incidence, evaluation, therapy and outcome. Am Journ Med 86:262–266
22. Krogsbøll LT, Jørgensen KJ, Larsen CG, Gøtzsche PC (2012) General health checks in adults for reducing morbidity and mortality from disease: cochrane systematic review and meta-analysis. BMJ 345:e7191. https://doi.org/10.1136/bmj.e7191
23. Tonbandabschrift aus: Arthur Kleinman (1988) The illness narratives. Suffering, healing and the human condition, Basic Books, USA
24. Ptacek JT, Eberhardt TL (1996) Breaking bad news; a review of the literature. J Am Med Assoc 276(6):496–502
25. Kaye P (1996) Breaking bad news: a 10 step approach. EPL Publications, Northhampton
26. General Medical Counsil (2008) Consent: patients and doctors making decisions together. Manchester. ISBN: 978-0-901458-31-5
27. Tolstoi L (1985) Der Tod des Iwan Iljitsch. In: Die Kreutzersonate. Erzählungen. Zürich, S 209
28. Christakis NA, Lamont EB (2000) Extent and determinants of error in doctor's prognoses in ter-

minaly ill patients: prospective cohort study. Br Med J 320:218 ff
29. Gawande A (2015) Sterblich sein. Fischer, Fankfurt am Main
30. Lenz S (2014) „Die Fähigkeit zu sterben – meine psychologische Arbeit mit Krebskranken. Rowohlt, Reinbek bei Hamburg
31. Frankl VE (2005) trotzdem ja zum Leben sagen. Ein Psychologe erlebt das Konzentrationslager, 9. Aufl. Kösel, München, S 103
32. Büssing A, Koenig HG (2008) The benefit through spirituality/religiosity scale – A 6-item measure for use in health outcome studies. Int J Psychiatry Med 38:493–506
33. von Hirschhausen E (2016) Wunder wirken Wunder. Rowohlt, Reinbek
34. www.gesetze-im-internet.de/vvg_2008/VVG.pdf § 105 Versicherungsvertragsgesetz (VVG)
35. Whited MC, Wheat AL, Larkin KT (2010) The influence of forgiveness and apology on cardiovascular reactivity and recovery in response to mental stress. J Behav Med 33:293. https://doi.org/10.1007/s10865-010-9259-7
36. Brooks W, Alison HD, Schweitzer ME I'm sorry about the rain! superfluous apologies demonstrate empathic concern and increase Trust. Soc Psychol Personal Sci 5(4):467–474. https://doi.org/10.1177/1948550613506122
37. Ariely D (2010) Fühlen nützt nichts, hilft aber. Droemer, München
38. Mazor K et al (2013) More than words: patients' views on apology and disclosure when things go wrong in cancer care. Patient Educ Couns 90(3):341–346. https://doi.org/10.1016/j.pec.2011.07.010
39. Kleinman A (1988) The illness narratives. Basic Books, USA
40. Dutton K (2013) Psychopathen. Was man von Heiligen, Anwälten und Serienmördern lernen kann. DTV, München, S 26
41. Board BJ, Fritzon K (2005) Disordered personalities at work. Psychol Crime Law 11(1):S 17–32
42. Amador X (2015) Streitgespräche auflösen – Wie Sie gemeinsam ans Ziel kommen. Georg Thieme, Stuttgart
43. MFT Medizinischer Fakultätentag der Bundesrepublik Deutschland e.V. (2015) Nationaler Kompetenzbasierter Lernzielkatalog Medizin, Berlin. http://www.nklm.de/files/nklm_final_2015-07-03.pdf. Zugegriffen am 18.10.2020
44. Risse L (2015) Interprofessionelle Zusammenarbeit als Erfolgsfaktor. CNE Pflegemanag 3:6 S 6–9
45. World Health Organization (2010) Framework for action on interprofessional education and collaborative practice. Genf. https://apps.who.int/iris/handle/10665/70185
46. Bristol Royal Infirmary Inquiry (2001) Learning from Bristol: the report of the public inquiry into children's heart surgery at the bristol royal infirmary 1984–1995. Stationery Office, London
47. Donchin Y et al (1995) A look into the nature and causes of human errors in the intensive care unit. Crit Care Med 23:294–300
48. Gawande A (2013) Checklist-Strategie. Wie Sie die Dinge in den Griff bekommen. Btb, München, S 40
49. Picker Report (2014) Wie die Erfahrungen von Patienten und Mitarbeitern Qualität und Sicherheit im Krankenhaus verbessern. http://loewenstern.vl-pr.de/wp-content/uploads/2015/12/PICKER_REPORT.pdf
50. Forster A (2014) Visite! – Kommunikation auf Augenhöhe im interdisziplinären Team. Springer Heidelberg, New York

Stichwortverzeichnis

L

M

N

O

P

R

S

T

U

V

W

Z